体調管理は天気予報で!!

村山貢司の健康気象学

一般財団法人気象業務支援センター
専任主任技師 気象予報士
花粉学会評議員
環境省熱中症委員会委員
村山貢司 著

東京堂出版

はじめに

日本は春夏秋冬の四季の変化がはっきりした国で、春のサクラから、夏雲に雷、秋の紅葉、冬の雪景色などその季節特有の景観を楽しむことができますが、海外では、雨季と乾季、あるいは長い冬と短い夏の2つの季節に分類される地域が多くなっています。四季折々の変化が楽しめる一方で、気象の急激な変化も多いのです。そして季節の変わり目には必ずといってよいほど雨の降りやすい時期があります。その代表が梅雨でおよそ40日も雨の季節が続きます。ほかにも夏と秋の間にある秋の長雨、秋から冬の間にあるサザンカ梅雨、春先のナタネ梅雨があります。細かくいえば四季のほかに4回の雨の季節があり、季節が入れ替わる時期には気象が安定せずに、天気が急変したり、気温が大きく変動したりすることが多いのです。

病は気から、という言葉があります。広辞苑には「病は気の持ち方ひとつで悪くもなり、良くもなる」と記されています。あるいは「病は気の持ちようによって起こる」という解釈もあります。この場合の「気」は、私たちの気分という意味合いが強くなりますが、これをストレスと解釈する方が現代的だと思います。また、中国流に「気」をもっと広い意味に解釈すると漢方医学、中医学の予防、治療の考え方に近くなるようです。

表1　ストレスの要因

物理的要因	生物的要因	社会的要因	個人的要因
気象変化	疲労	病院の有無	遺伝的要素
・気温	飢え	病院の距離	性格
・湿度	睡眠不足	社会保障	学歴
・気圧	禁煙	通勤	趣味
・日照時間	ダイエット	政治	家族
太陽光		上下関係	年齢
大気汚染		近隣関係	
騒音など			

現代人にストレスはつきものであるとよくいわれ、多くの人はストレスとは仕事や人との付き合いの中で生じていると考えていますが、ストレスはそれだけではありません。**表1**のように大きく4つのグループに分類され、その第1は暑さ寒さなどの気象の変化や騒音などの物理的な要因です。第2のグループは肉体的な疲労や飢えなどの生物学的な要因になります。そして、第3のグループが不安や興奮などの精神的な要因、ほかには病院の有無や距離、上下水道の整備、居住環境などの社会的要因があります。こう見ると人間はあまりにも多くのストレスの要因を抱えていることがわかります。前述したように多くの人はストレスとは会社関係、対人関係がほとんどだと誤解し、なかにはストレスと無縁のように振る舞う人もいますが、どんな

人でも気がつかないうちにさまざまなストレスを感じているのです。中でもすべての人が毎日のように感じているのが、気温の変化、湿度や風の変化、光の強弱などの気象の変化です。「病は気象から」といい切ってしまうのは問題があるかもしれませんが、気象が私たちの健康に大きな影響を与えていることは間違いない事実です。騒音は静かなところに逃げることが可能ですが、気象の変化から逃げるためには人工的に気象条件をコントロールした場所にいくしかありません。

昔から季節の変わり目に体調を崩したり、持病が悪化したりするといわれています。これは天気の急変に伴う気温や湿度、気圧の変化に身体のリズムがついていけないことが原因です。医学や生気象学の用語に超過死亡率という言葉があります。これはもっとも死亡率が低い季節や月を基準に、これより死亡率がどの程度高くなるかを計算したもので、簡単にいえば死亡率がもっとも低い季節や月が私たち日本人にとってはもっとも快適な気候ともいえます。

図1は平成16年における月別の1日平均死亡者数を示したものです。図から明らかなように死亡者数は1月から2月がもっとも多く、6月から9月にかけて低くなっています。蒸し暑い6月、猛暑の7月、8月そして残暑の9月、このように並べると嫌な季節という

図1　月別の1日平均死亡者数（全国）（平成16年）

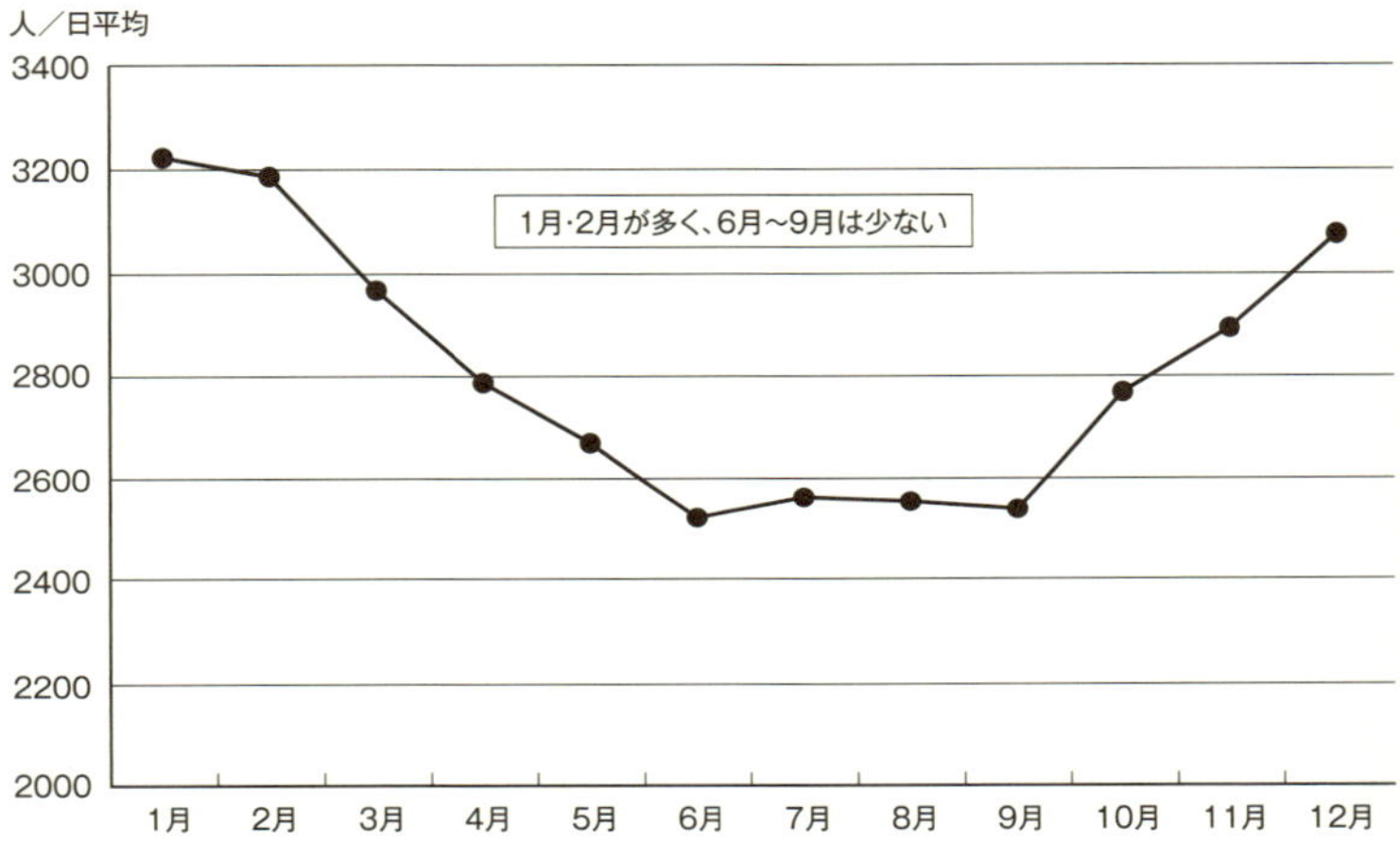

イメージがありますが、少なくとも死亡するような大病にはなりにくい季節なのです。快適な季節といえば、多くの人は初夏や秋をイメージされると思いますが、暑い時期が身体にもっともよいのです。昔からお葬式は暑い時期と寒い時期に多い、といわれますがこの図からこの言葉は間違いで、寒い時期に多いのです。なぜこのような言葉ができたのかといえば冬はともかく、夏は暑い戸外で汗をかきながらお葬式を待っていた記憶だけが鮮明に残っているからなのでしょう。なぜ寒い時期に死亡者が多くなるかといえば、気象が私たちの健康に大きな影響を及ぼしているからなのです。

もちろん、病気の中には気象とまったく関係ないものがあります。**図2**は同じ平成16年の四大死因別の月別死亡者数を示したものです。図

図2　四大疾患の月別死亡者数（平成16年）

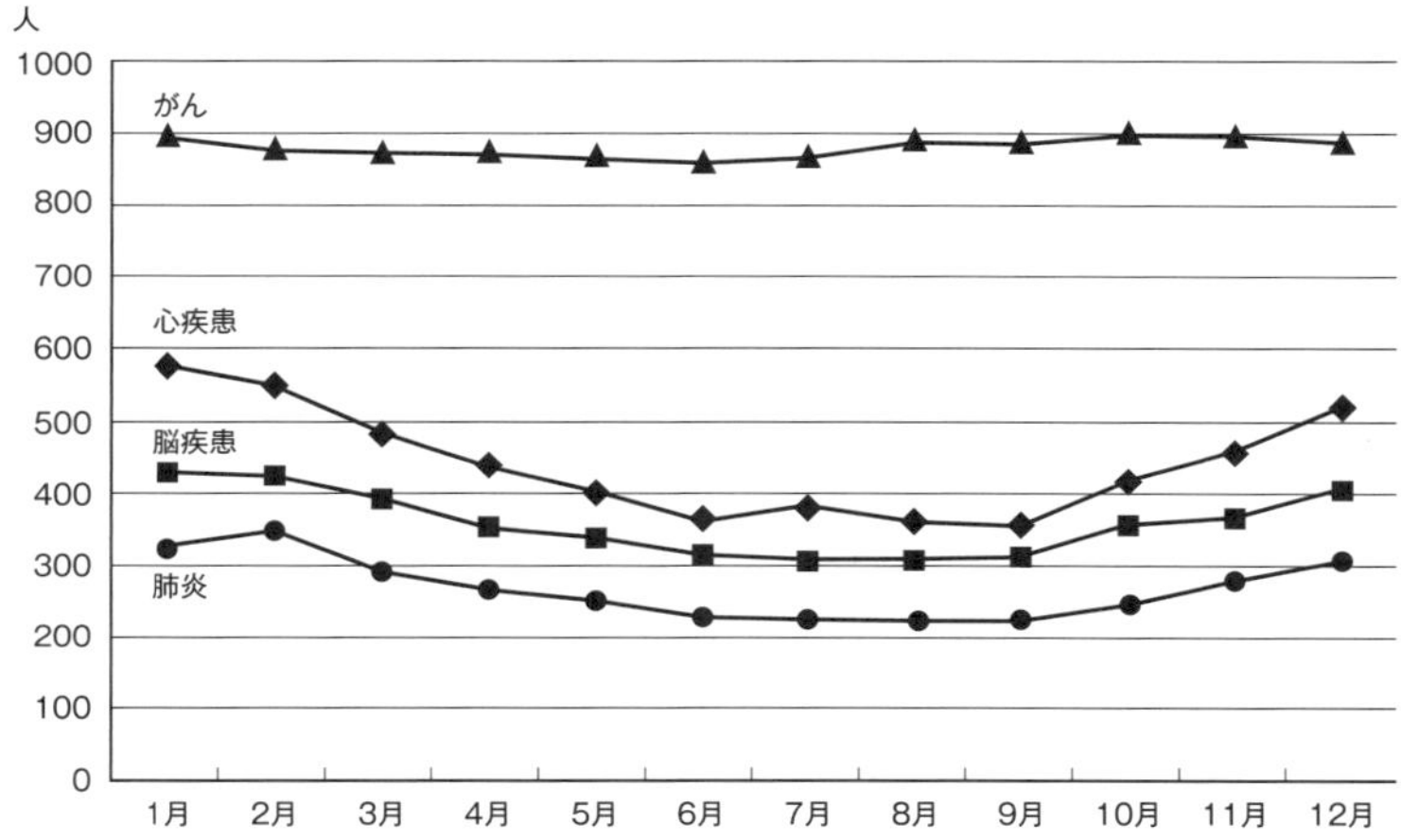

からわかるように、癌《がん》にはまったく季節の影響がありません。癌を防ぐには食習慣、禁煙、運動などの生活習慣をよくするしかないのです。一方、第2位の心疾患、第3位の脳疾患、第4位の肺炎はいずれも夏に比べて冬の死亡者が圧倒的に多く、冬は夏に比べておよそ1.5倍にもなっています。注目していただきたいのは第4位の肺炎で2月がもっとも多くなっています。これはインフルエンザの流行による影響です。季節による気象の変化が病気に大きな影響を与えているのであれば、気象の変化を緩和することによって病気になるのを防ぎ、持病の悪化を抑えることが可能になります。このような気象、生活環境と病気の関係を研究する学問を生気象学とよんでいます。

気象が直接、間接に影響する疾病にはさまざ

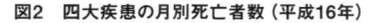

図3　天気変化と体調の関係（福岡義隆、テルモ2004年を改変）

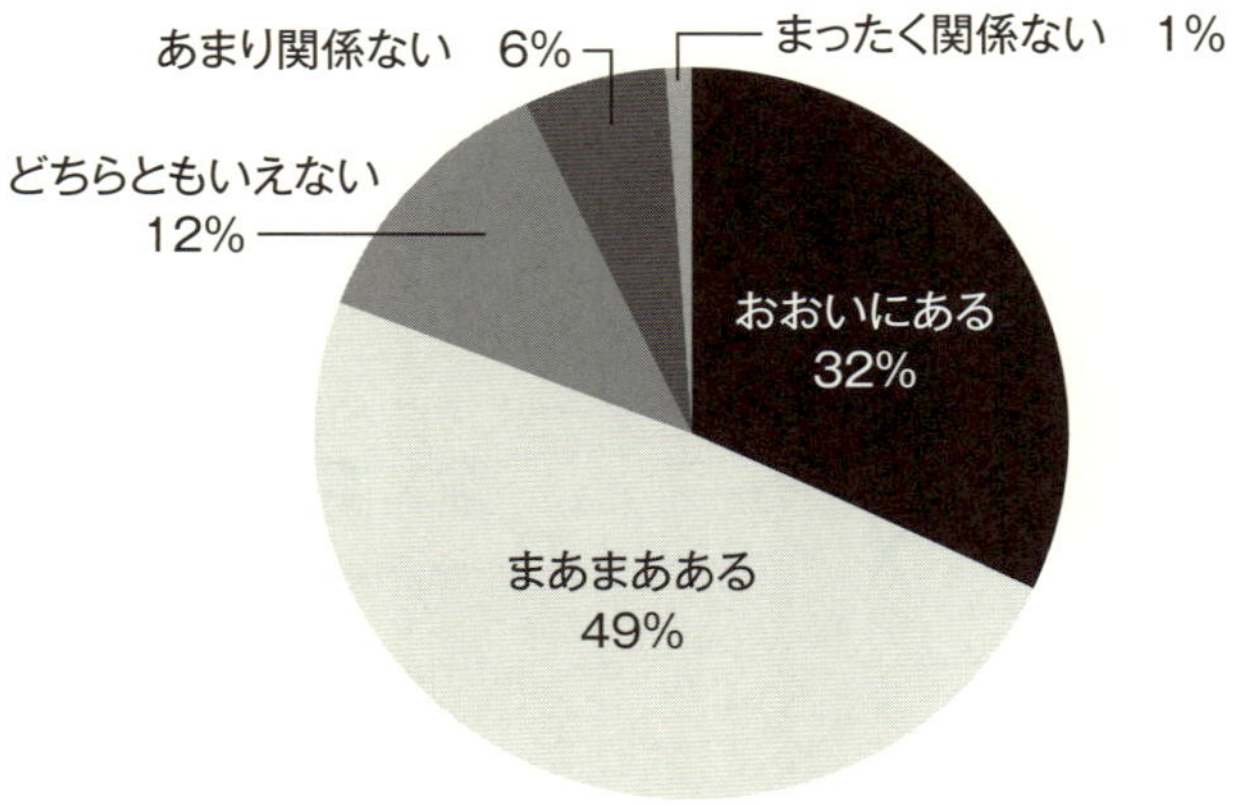

まなものがあり、気象条件の中で気温は生活にも大きな影響を与えます。初夏から夏の高温はカビやダニの繁殖が盛んになり、結果としてハウスダストが増加しアレルギーが悪化し、食中毒発生の原因となります。一方、低温はインフルエンザの増加や循環器系の疾病につながります。湿度は気温によって変化し、乾燥した空気は鼻粘膜の損傷、インフルエンザの増加につながります。湿度が高いとカビやダニの繁殖を盛んにすることになります。ほかにも気圧の変化、日照時間、紫外線の強度など多くの気象条件が私たちの健康に影響しています。中でも低気圧に伴う寒冷前線の通過時には気圧、気温、湿度、風速などが大きく変化するために多くの病気に関係するといわれています。

実際に私たちがどの程度気象の影響を受けて

図4　天気の影響をどの程度感じるか（福岡義隆、テルモ2004年を改変）

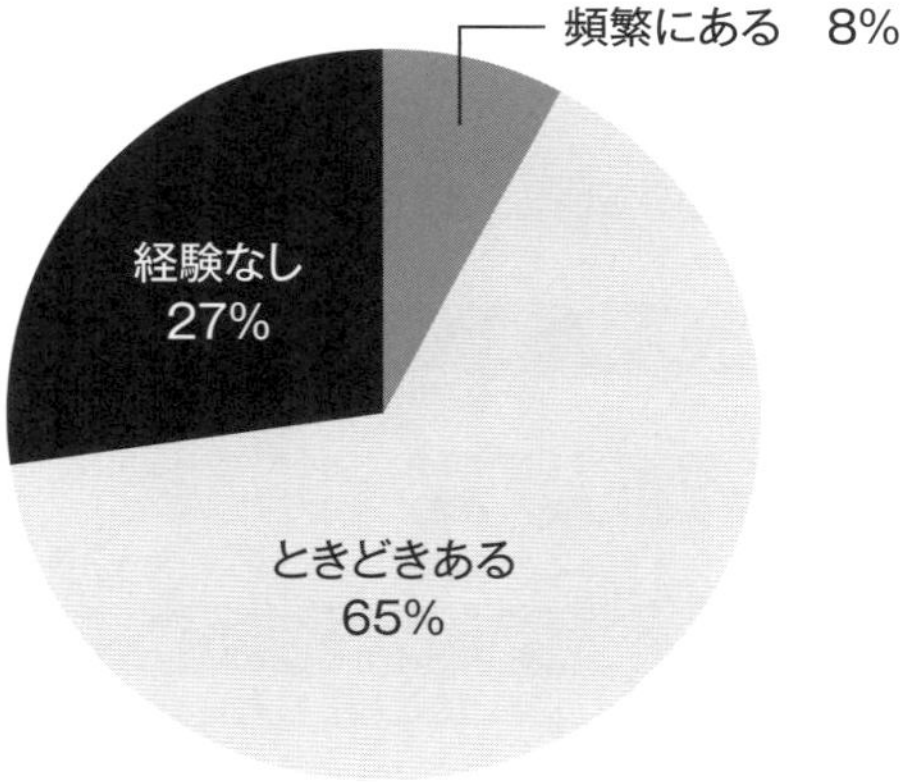

いるかの調査があります。立正大学の福岡義隆先生と㈱テルモなどが実施したアンケート調査です。調査は２００４年1月に40歳から60歳の健康な人７５０名、慢性の疾患をもつ人７５０名の合計１５００名にアンケートを行い、回答の回収数は健康な人６０２名で80・３％、慢性疾患をもつ人５６６名で75・５％でした。その結果を見ると**図3**のようになります。天気の変化が健康に対して大いに影響があると答えた人は32％、まあまあると答えた人が49％で、合わせて81％にもなっています。これに対してあまり関係ない、まったく関係ないと答えた人の合計は７％ですから、日本人の多くが天気の変化が健康に影響を与えていると感じています。

図4は実際に健康に対して天気の影響を感じた度合いを聞いたものです。頻繁に感じている人

図5　天気変化でどんな影響を受けたか（福岡義隆、テルモ2004年を改変）

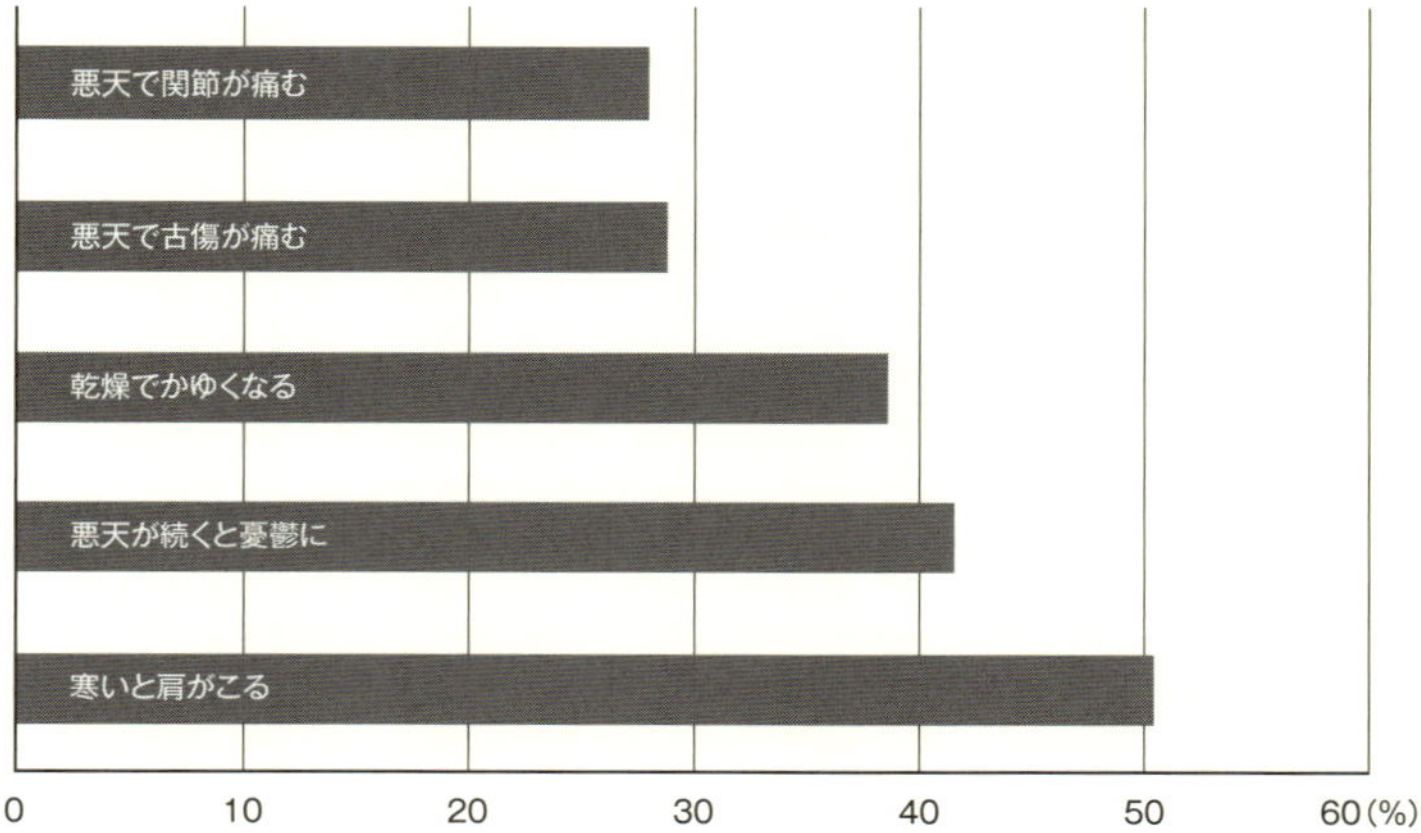

が8%、ときどき感じる人が65%で合計は73%です。つまり日本人の80%は天気が健康に影響を与えると考えており、実際に70%以上の人が実際に影響を感じているのです。影響を感じた人にどんな影響を感じたかを聞いたのが**図5**です。もっとも多かったのは「寒いと肩がこる」で、およそ半数の人が感じています。ついで「悪天が続くと憂鬱《ゆううつ》になる」、「乾燥するとかゆみを感じる」で40%前後になっています。さらに「悪天で古傷が痛む」、「悪天で関節が痛む」というものでともに30%近くになっています。古傷が痛むと関節が痛むをまとめて考えると「悪天で古傷や関節が痛む」人は合計で57%にも及んでいます。慢性疾患をもつ人にどの程度の頻度で感じるかを聞いたところ、**図6**のようにリウマチと頭痛の人は30%以上の人が頻繁に影響を受

けており、喘息、皮膚アレルギー、低血圧の人も20％以上が頻繁に影響を受けていると感じています。ときどき影響を受けると答えた人を含めると慢性疾患をもつ人の70％から90％が天気の影響を受けています。健康な人でさえ、天気の影響を受けていると答えた人の合計は60％を越えているのです。

地球の温暖化の影響で気温が上がり、日本の気候も温帯の気候から亜熱帯の気候に近づいています。気温の上昇で増加している病気に、夏の熱中症や泌尿器結石、脳梗塞《のうこうそく》などがあり、スギ花粉症の原因となるスギ花粉も夏の気象の変化で増加が続いています。亜熱帯への気候の変化はマラリアやデング熱などの感染症の危険が日本にも拡大する可能性を秘めているのです。

さらに、東京や大阪などの大都市では、都市

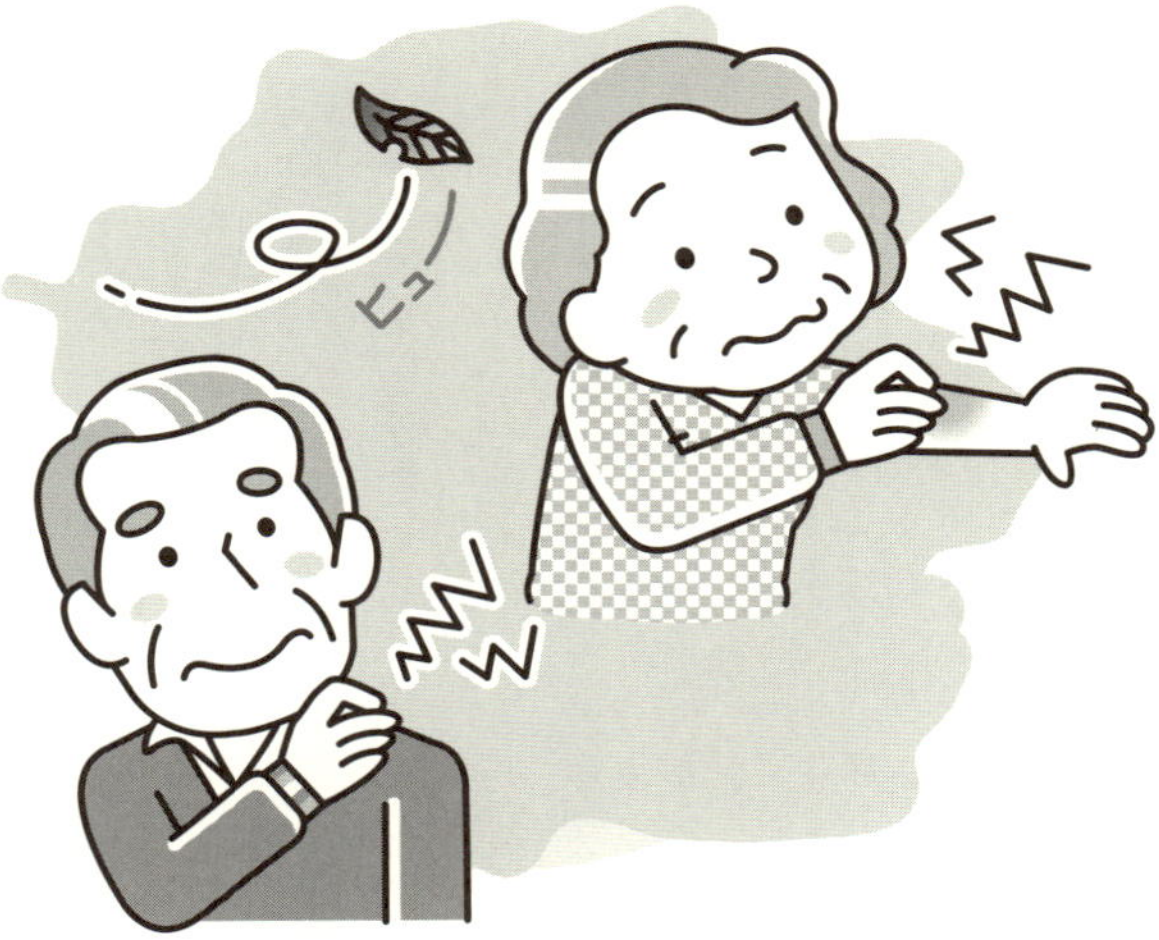

寒いと肩がこる、空気が乾燥すると肌にかゆみを感じる、など、多くの人が天気の影響を感じている。

図6　慢性疾患を持っている人への影響度（福岡義隆、テルモ2004年を改変）

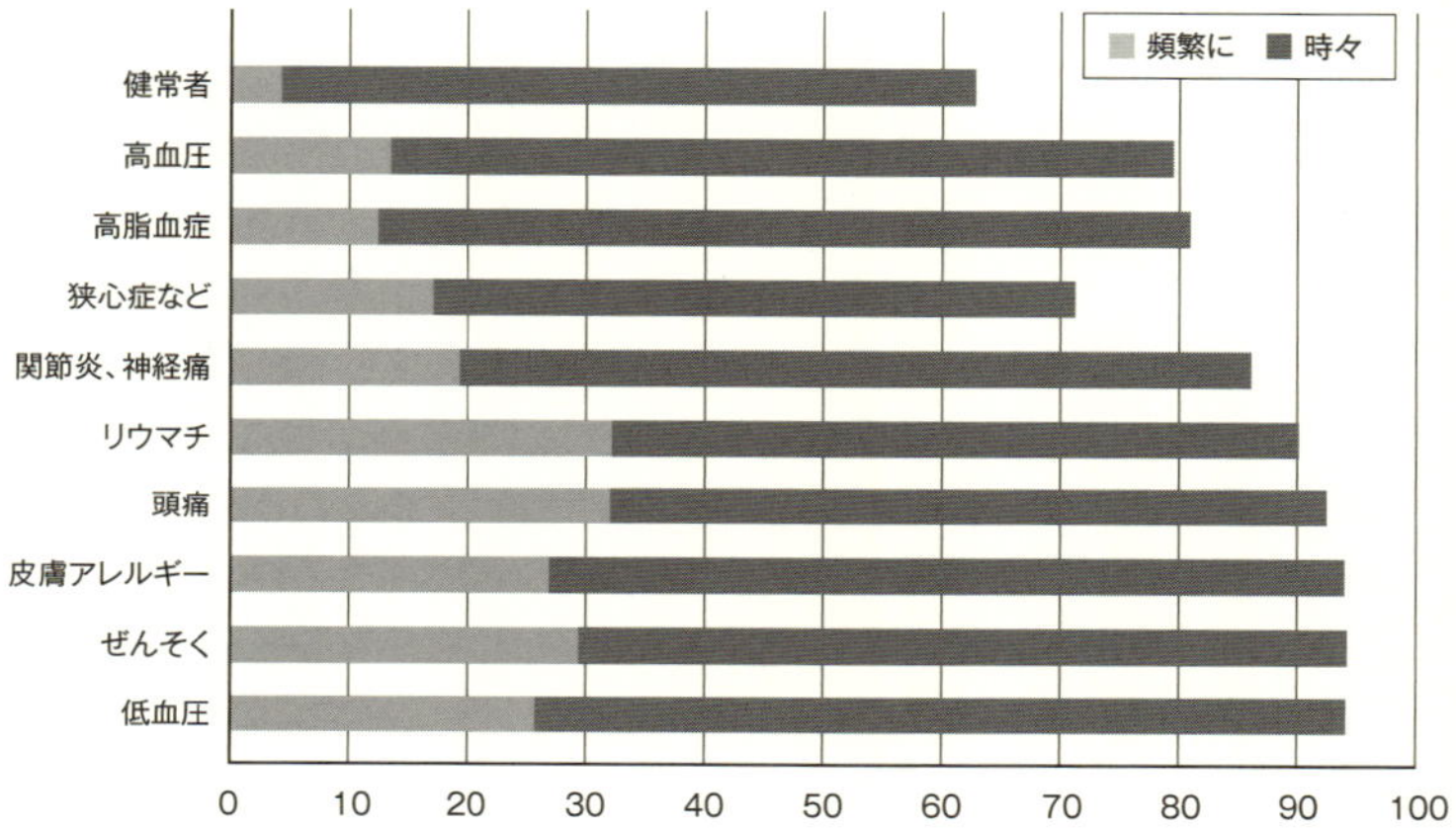

化による高温に加え、湿度の低下、大気汚染の悪化、騒音など健康に悪影響を与える因子が多くなっています。私たちはますます気象を含め、環境の変化に注意しなければならないでしょう。

日本人の多くは病気になると医療機関に行き、治療、投薬を受けるというのが今までの生活でした。気象、環境が急激に変化する中で私たちが健康を守るためには病気との関係を考え直す必要があります。自分の病気のことを知り、どのようなときに持病が悪化し、発作が起きるかを知っておきましょう。その中には気象の変化によるものが多く含まれているはずです。持病が悪化した日を日記やカレンダーに記録し、後で気温や湿度との関係を調べるとよいでしょう。

気象が関係する場合には前日の気象情報から予防策を立てることが可能になりますし、医療機関にその情報を伝えることでより適切な治療を受けることが可能になります。気象情報とまったく関係ない場合には、食べ物の影響、生活習慣、仕事や勉強などのストレスが原因かもしれません。いずれにしても病気の原因を知り、積極的に予防策をとることが大切です。

本書では月ごとの気象の特徴とその気象によってその月に注意しなければならない病気や健康に関わる点について解説したものです。

第2章 春

第3章　夏

第4章 秋

第5章　冬

第 1 章

気象と病気、天気予報の利用

気象情報の利用法

気象情報の中で皆さんがもっとも知りたいことは、どんなことだと思いますか？
NHKが行った調査では、
（1）当日の最高気温
（2）週間予報
（3）当日の予報
の順でした。
一方、健康面への影響を考えた場合に重要なのは、
（1）寒冷前線の通過
（2）気温の変化
（3）湿度の変化
になります。
健康に悪影響を与える気象は以下のような場合です。
（1）朝の気温に比べて昼の気温が上がらないか、逆に下がってしまう場合
（2）前日よりも気温がかなり下がる日、当日でも短時間に気温が低下する日

（3）湿度が低くなる場合
（4）低気圧の接近で気圧が下がる日
（5）逆転層ができる日
（6）寒冷前線が通過する日
（7）くもりや雨の日が続き、日照時間が短い場合

このような場合に発作が起きたり、持病が悪化したりすることが多くなります。前日夜の気象情報でこれらの点をチェックしておきましょう。

毎日の天気予報を有効に利用するために、天気予報で使われる言葉の意味を知っておきたいものです。たとえば、曇り一時雨と曇りときどき雨の違いです。ときどき雨の方が雨の時間が長いのは、なんとなくわかると思います。正確には一時雨は予報の対象時間の4分の1未満が雨、ときどき雨は4分の1以上2分の1未満が雨の降る時間ということになります。予報は雨の降る時間を対象にしており、雨が強いかどうかはわかりません。強い雨が予想される場合には、実際の予報文は「曇りときどき雨、雷を伴って強く降る」などとなっているのですが、テレビの予報画面では強さまではわかりません。詳しく知りたいときは気象庁のホームページを見るとよいでしょう。

気温の予想は平均誤差が2度から3度あることも知っておいてください。後で述べるように、天気予報で予想している気温は、「直射日光が当たらない、芝生の上の温度」です。私たちが感じる体感温度とは違っている場合がよくあります。天気予報の気温予想では、前日との差が表示されています。前日との差が5度で衣服1枚に相当します。湿度の予想はNHKの一部の放送で流されていますが、湿度は呼吸器の病気やインフルエンザ、花粉症の症状になどに影響しますからもっと頻繁に放送してほしいと思います。

降水確率は傘をもつかどうかの目安になりますが、降水確率は「1ミリメートル以上の雨または雪の降る確率」です。実際には1ミリメートルに満たない雨の回数はかなり多くなっています。**図7**は2006年の6月から7月にかけての2か月間で東京都心で雨が降った日数とそのうち1ミリメートル以上の雨が何日であったかを示したものです。2か月間で1ミリメートル未満の弱い雨を含め、雨が降った日は48日、そのうち1ミリメートル以上の雨が降った日は22日でした。雨がまったく降らなかった日は13日でした。1ミリメートル未満の弱い雨の場合は確率予報の対象になりませんから、降水確率が低くても雨の降る日はかなり多いということになります。また、降水確率が80%のように高い数値でも雨が降らないことがあります。一般の人は予報が外れたと感じると思います。しかし、降

図7　東京都心での雨の日数

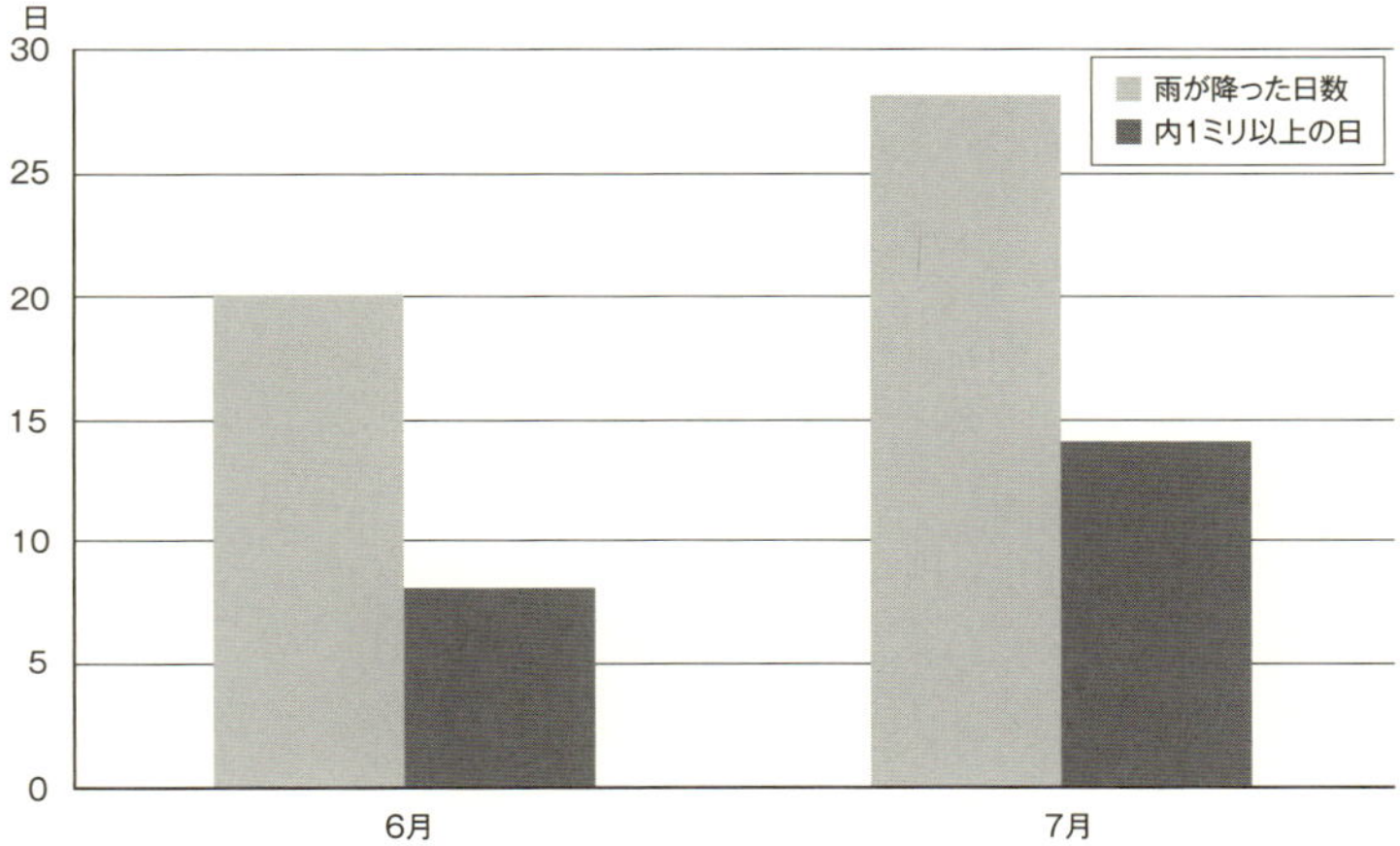

水確率はたとえば80％の予報が１００回出たらそのうち80回雨が降るというのが正確な意味になります。つまり、80％の予報でも１００回のうち20回は雨が降らないのです。野球の打率に例えるとわかりやすいのですが、イチロー選手は毎年3割を超える打率を記録しています。ある試合でイチロー選手が2打席凡退すると誰もが3打席目にヒットが出るだろうと期待します。しかし、イチロー選手でもノーヒットの試合はかなり多く、期待を裏切ることがよくあります。シーズンを通してみるとノーヒットの日もありますが、複数のヒットを打つことも多く、結果的には3割を超えているのです。降水確率が30％と同じで、イチロー選手は１００回打席に立てば、そのうち30回以上はヒットを打つということなのです。

ほかに、天気の解説で「不安定」という言葉が出たら、雷や局地的な大雨に注意が必要です。また、「寒気」という言葉は、夏は雷に、冬は北日本の大雪につながることがよくあります。

朝と昼の気温差ですが、夜の気象情報では最低気温と最高気温の予想が連続して伝えられることが多いので、最高気温から最低気温を引いた数値が5度以下なら喘息などの呼吸器系の病気、関節痛、神経痛など痛みを伴う病気は要注意になります。次に前日との気温差ですが、テレビの天気予報では前日との気温差が気温予想の画面に表示されています。前日との差が5度以上なら要注意で、下がる場合には衣服を1枚余分に用意する、逆に上がる場合には上着を薄手のものにする、風通しがよい衣服にするなどのことが必要です。湿度の予想は表示しないことが多いのですが、NHKの夜の関東向けの気象情報の中では翌日の最小湿度と前日との差を放送しています。他の地域や見逃した場合には、民間気象会社のホームページに時間単位の気温や湿度の予想が表示されているものがありますので利用してください。気圧の変化や寒冷前線の通過は天気図のうち翌日の予想天気図でわかります。低気圧が発達する場合は気圧の変化が大きくなります。寒冷前線は自分の住んでいる地域をいつごろ通過するかが問題になります。逆転層の発生については予報の中で触れられることはありませんが、最低気温が低く、風が弱い日と覚えておいてください。日照時間は週間予報を見るとよいでしょう。

「気温」から読み取れること、注意すべき病気や症状

気温は気象情報の中ではおなじみのもので、テレビの視聴者調査でも気象情報のうちで、もっとも関心の高い項目になっています。気温が昨日より5度低いから1枚余分に着て出かける。つまり、日常から気象情報を使って暑さ、寒さの対策を行っているわけです。夏の高温は熱中症の直接的な原因になりますし、低温は血管が収縮するために、血圧の変化、脳などの循環器系の病気の原因になっています。間接的には高温は花粉やダニ、カビの増加によってアレルギーを増加させ、低温はインフルエンザウィルスを活発化させることになります。人間の体温は年間を通じて36度から37度の間でほぼ一定に保たれており、このような機能の恒常性を維持するということから、ホメオスタシスといいます。人間の体温が一定なのは体の内部で発生する熱の量と外部に逃がしている熱の量を同じにしているからです。これは地球の温暖化の問題とよく似ています。地球はその熱のほとんどを太陽

光からもらっており、もらったのと同じだけの熱を赤外線の形で宇宙に逃がしています。ところが、空気の中に二酸化炭素が増えると、その機能が狂ってきます。空気中の二酸化炭素は地球が宇宙に向かって逃がそうとする熱をいったん吸収してしまいます。吸収された熱は半分が宇宙空間に向かって再び放出されますが、残りは地球に向かって放出され、地球を暖める働きをしてしまいます。結局太陽からもらった熱と地球が逃がす熱の量の収支が合わなくなって、地球の温度が上がっていくのが温暖化の問題です。人間の体温もまったく同じ仕組みで、身体はものを食べたり、筋肉を動かしたりすることによって熱を作り出しています。寒いときに身体の震えがくるのは、身体が筋肉を強制的に動かして、熱を作ろうとしている現象になります。人間は体温を一定に保つために、暑いときは皮膚表面の抹消血管を拡大し、汗をかくことで熱をなるべく早く外部に放出しようとします。この機能が追いつかないと、体温がどんどん上がり、熱中症やさまざまな障害を起こします。体温が42度以上になると、脳細胞が凝固し、半熟のゆで卵と同じように冷やしても元に戻らなくなってしまいますから、平常の体温から見た許容範囲は非常に狭いのです。逆に体内で産生する熱よりも外部に奪われる熱が多くなれば、体温はどんどん下がり、低体温症から死亡にいたります。気温が下がった場合には、皮膚表面が冷やされるために、皮膚表面に近い抹消血管が収縮し、血流が悪くなります。そのぶん、身体の中心部を流れる血液

図8　気象台の観測風景

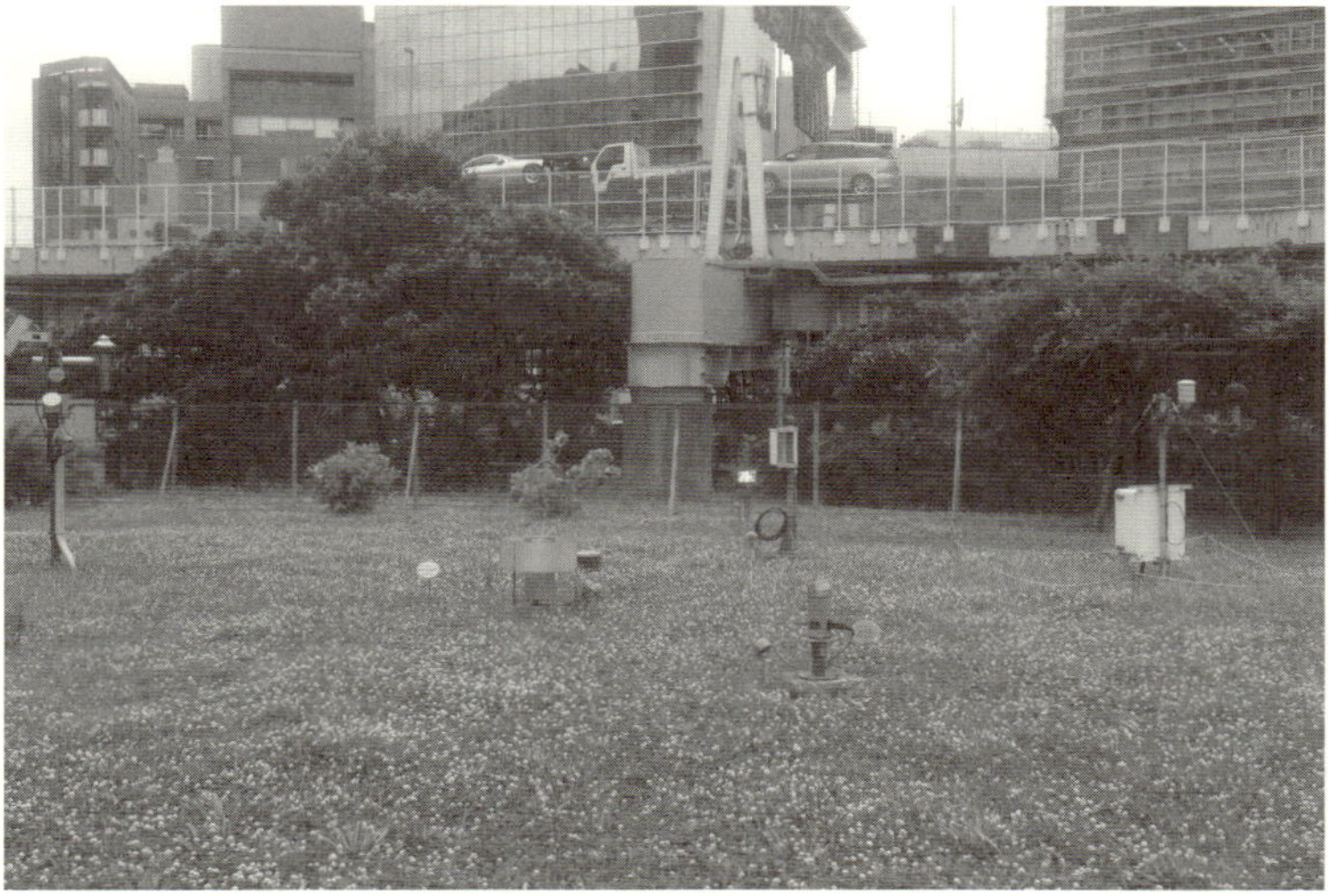

が多くなり、血圧を上昇させることになります。これが気温の低い季節に高血圧や脳出血が多い原因になっています。

テレビやラジオ、新聞で報じられる気温はどのようにして観測しているのか、それが私たちが感じる温度とどの程度違っているのかを知っておく必要があります。夏や冬に気象情報の気温を聞くと、自分で感じている温度とはだいぶ差があるように感じますが、これは当然のことなのです。気象情報で報じられる気温は気象台の構内（図8）やアメダスの観測所で観測されたもので、ある程度の広さをもった芝生の上で、しかも直射日光の当たらない場所での数値になります。昔各学校にあった百葉箱を思い出してください。現在の気温の観測の機械は形が変わっていますが、

図9　天気予報の気温と実際の気温の違い

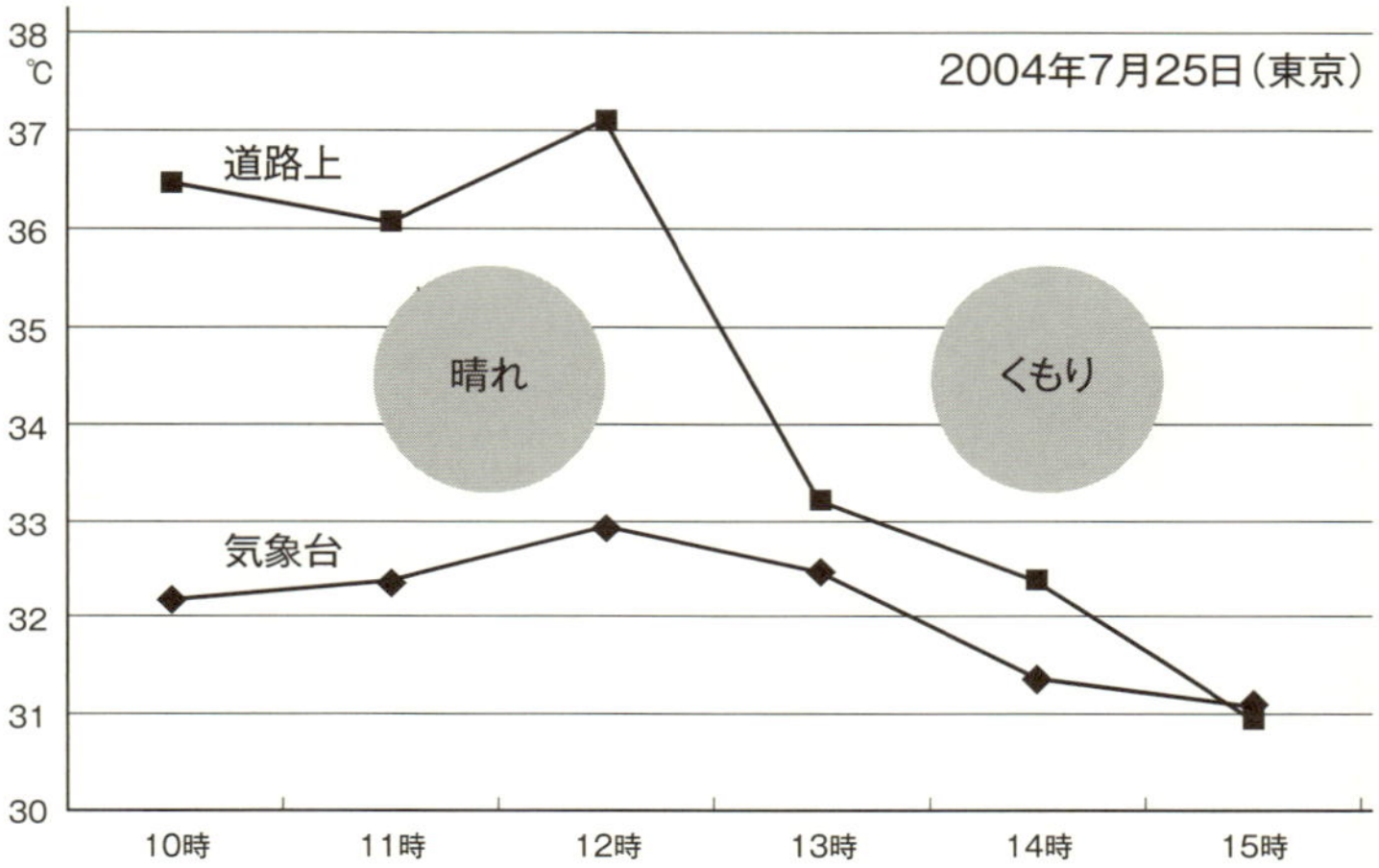

基本的には広い芝生の上に設置された百葉箱の中の温度になります。百葉箱は白く塗られて光を反射し、しかも風通しがよいように作られていますから、気象台で観測している気温は風通しのよい、日陰の気温ということになります。

実際に私たちが生活している日なたの気温とどの程度違うのでしょうか。**図9**は気象台の観測した気温とそのすぐ横の日なたで観測した気温を比較したものです。観測した場所は数メートルしか離れていませんが、気温に大きな差があります。とくに晴れている場合の気温差が大きくなっています。日陰の芝生の上に対して、太陽光が当たる場所では平均して5度くらい気温が高くなっています。真夏に、最高気温が32度だった場合、日なたの道路を歩いている人の周囲はおよそ37度になっており、体温より高い状態になっているわけです。太陽が雲に隠れてもしばらくは道路上の気温の方が高いままです。これは日射によって暖められたコンクリートやアスファルトから熱が放射されているからです。日差しがなくなってある程度時間が経過すると気温差は小さくなってきます。地面からの熱の放射は小さな子供にかなり影響を与えます。もともと空気は熱の伝導率が小さく、温度が上がりにくい性質なのです。気温が上がるのは、まず、太陽光によって地面が暖められ、そこからの熱の放射によって地面付近の空気が暖められ、気温が上がって軽くなった空気がしだいに上の方に移動していくことです。このため昼間は、地面に近いほど気温が高くなっています。小さい子供の場合には、より気温の高い地面に近いところにいるわけで、高温時の対策は大人より子供の方に注意する必要があります。

冬になるとこの関係が逆になります。晴れている日中は同じように地面付近の気温が高いのですが、朝夕は地面付近の方が気温が低くなっています。空気は暖められると軽くなって上昇しますが、冷やされると重くなって地面付近に冷たい空気が溜まるようになります。よく、足元から冷えるという言い方をしますが、冬はまさに足元の方が気温が低いのです。冬に出される霜注意報は、最低気温が4度か5度の予想になると発表されます。これは地上1.5メートルの気温が4度でも地面付近は0度以下になることを意味しています。

実際に観測する気温のほかに、身体で感じる温度を体感温度といい、いくつかの表示方法があります。一番知られているのが夏の不快指数になります。人間が暑いと感じるのには気温のほかに、日射、湿度、風速などが影響します。日射は太陽の光のことで、**図9**でみたように日射があるのとないのとでは、真夏は5度以上気温に差があります。湿度と風速は主に汗の乾きに影響しています。気温が上がり、体温が上昇してくると、人間の身体はさまざまな方法で身体の熱を外部に逃がそうとしますが、もっとも効率的なのが汗をかいて、その汗が蒸発する際に身体から熱を奪ってくれるというものです。空気は温度によって含むことのできる水蒸気量が決まっています。つまり、空気が乾燥していて湿度が低いときには皮膚の表面からどんどん汗が蒸発していきますが、湿度が高いと汗が蒸発しにくく、体温が下がりにくくなります。皮膚の表面から汗が蒸発すると体の周囲の空気は湿度が高くなってしまいます。風がないと身体の周囲にはいつまでも高温多湿の空気が残り、蒸し暑く感じます。風が吹くと、身体の周囲の高温多湿の空気を遠くに運び、新たな空気がまた汗を蒸発させてくれますから、涼しく感じるわけです。室内で扇風機を回したときに涼しく感じるのは、扇風機の風が身体の周囲の高温多湿の空気を遠くに運び、新たな乾いた空気が汗の蒸発を促進してくれるからなのです。極端な例ですが、湿度100％のサウナ風呂のような環境では扇風機を回しても涼しく感じることはありません。

不快指数は気温と湿度を組み合わせたもので、次の計算式から算出されます。

不快指数＝０・８１×気温＋０・０１×湿度×（０・９９×気温－１４・３）＋４６・３

しかし、不快指数には風の要素や日射の影響が考慮されていません。夏に多い熱中症の場合は体温の上昇がもっとも影響しますので、気温、湿度、日射、風の影響を組み込んだ湿球黒球温度＝ＷＢＧＴが使われています。ＷＢＧＴについては熱中症の項で解説します。風は風速１メートルにつき身体で感じる温度が１度下がるといわれています。冬の体感温度を表現するためにウィンドチルという指数がありますが、この指数はカナダのような寒さの厳しい国で使われることが多く、日本ではあまり使われていません。

「湿度」から読み取れること、注意すべき病気や症状

気象情報で使われる湿度は相対湿度になります。実は湿度50％といっても夏と冬では空気中の水蒸気量が大きく違っています。**図10**は気温とそのときに1立法メートルの空気が含むことのできる水蒸気量を示したものです。気温が30度のときには1立法メートルの空気はおよそ30グラムの水蒸気を含むことができます。湿度１００％の状態は30度の空気が30グラムの水蒸気を含み、これ以上含むことのできない状態で、自然界では濃い霧の中や水の表面に接している空気ぐらいしかありません。湿度50％というのは、最大含むことの

図10　気温と飽和水蒸気量

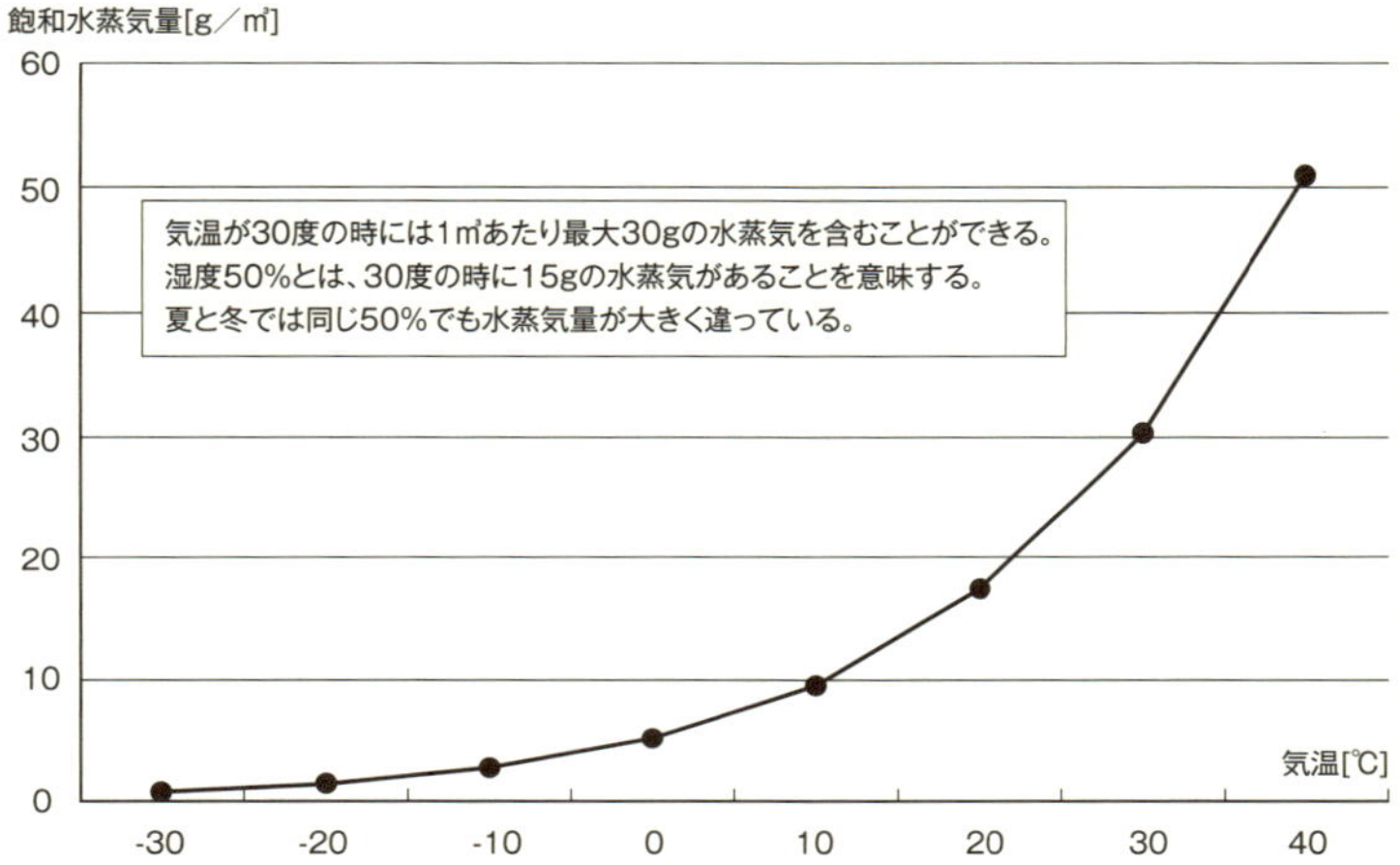

できる水蒸気量の半分、つまり30度の空気が1立方メートルあたり15グラムの水蒸気を含んでいる状態です。気温が10度になると含むことのできる水蒸気量は9グラムに減少します。このとき湿度が50％なら4.5グラムしか水蒸気がないことになります。夏と冬では同じ湿度でも空気中の水蒸気量は大きくちがっているのです。汗が蒸発するときには1グラムにつき、およそ540カロリーの熱が身体から奪われます。湿度が低いほど肌から汗が蒸発しやすいために、気温の高い夏は涼しく感じますが、冬は同じ気温でも湿度が低いほど寒く感じるようになります。人間の皮膚は汗をかかなくても、常に多少の水分が表面を潤しています。湿度が低いとこの水分が蒸発するために身体の表面から熱が奪われ、寒く感じるわけです。

湿度は私たちの感覚に大きな影響を与えるだけではなく、健康にも大きな影響を与えます。初夏から夏にかけて湿度が高くなると、カビやダニが繁殖しやすくなり、アレルギーの原因となります。また、高温多湿の条件では食べ物が腐敗しやすく、食中毒が増加する原因となっています。秋から冬にかけて湿度が低くなる季節はさらに影響が大きくなります。まず、空気が乾燥している方がさまざまな粒子が飛散しやすいということがあげられます。喘息の大きな原因であるハウスダスト、これは家の中のほこりやダニの死骸《しがい》、糞《ふん》などの微粒子ですが、空気が湿っているとまり遠くには飛びませんが、乾燥していると遠方まで飛散しやすいのです。ダニは夏の間に盛んに繁殖し、気温が下がってくると死ぬものが多くなります。このハウスダストがもっとも多いのが9月下旬から10月になり、最近は11月頃まで多い状態が続いています。この時期は秋の長雨が終わって空気が乾燥してくる季節にあたり、もともと多いハウスダウストが遠方まで飛散して、喘息患者が増加していきます。さらに乾燥した空気は咽喉や鼻の粘膜を損傷することが多く、これが呼吸器系の病気の引き金になることがあります。典型的なのがインフルエンザで、湿度とインフルエンザの流行の間には有意な関係があります。インフルエンザウィルスはほかの多くの病原菌が高温多湿の条件を好むのに対して、低温で乾燥した空気中を好みます。このために、空気が乾燥する冬の太平洋側で流行しやすくなります。とくに東京や大阪などの大都市は都

図11　東京における100年前と現在の湿度変化（東京）

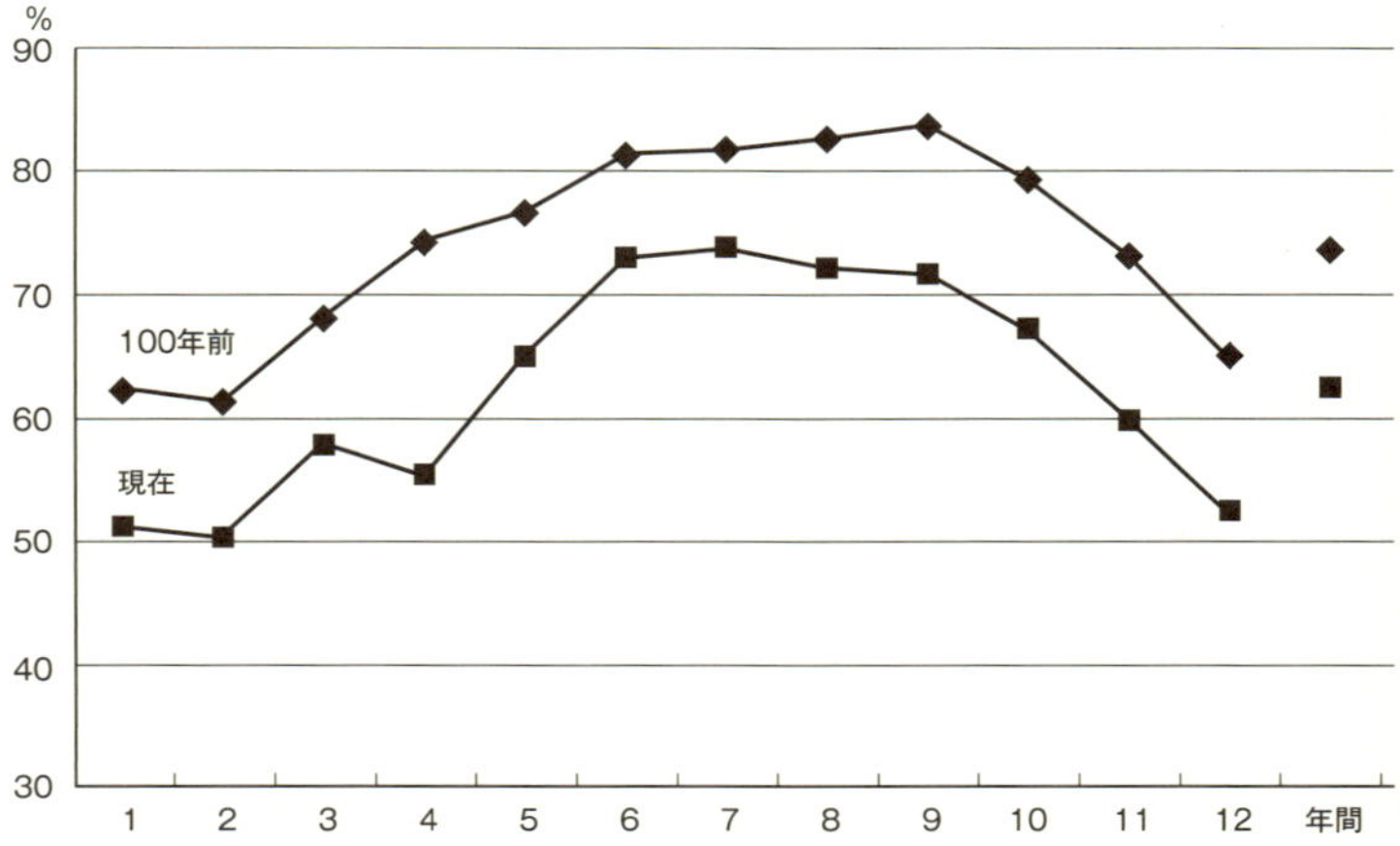

市化の影響で昔より湿度が低くなっており、大気汚染の悪化もあって呼吸器系の病気には注意が必要です。**図11**は東京における１００年前と現在の湿度の比較になります。東京ではこの１００年の間というより戦後になっておよそ12％湿度が低下しています。湿度が極端に低くなったのは、１９５０年代から60年代にかけての高度成長期にあたっています。つまり、都市がコンクリートやアスファルトにおおわれた時期になっています。地面がコンクリートでおおわれると、降った雨はそのまま下水に流れてしまい、その後地面からの蒸発がなくなってしまいます。都市化が進めば進むほど空気は乾燥することになります。

「気圧」から読み取れること、注意すべき病気や症状

低気圧が近づくと関節がいたむという人がよくいます。高気圧や低気圧は相対的なもので、地図の山と谷、または山と峠の関係によく似ています。何ｈＰａ《ヘクトパスカル》以下が低気圧ということではなく、周囲に比べて気圧が高く、閉じた等圧線で囲まれる部分が高気圧、逆に周囲より気圧が低く、同じように閉じた等圧線で囲まれる部分が低気圧になります。山では２０００メートルの峠もあれば、１０００メートルの山があるように、天気図では１０２０ｈＰａ以上の低気圧もありますし、１０００ｈＰａ以下の高気圧も存在します。低気圧が近づいたといっても、気圧のそのものの変化なのか、低気圧の通過に伴う天気や気温、湿度の変化が影響しているのかはっきりしない場合があります。

気圧は簡単にいえば、空気の重さと考えてください。空気の重さといってもぴんとこないと思いますが、空気にも重さがあり、平均すると１リットルあたり、１・２９３グラムになります。空気は大半が窒素と酸素ですが、少量の二酸化炭素や水蒸気を含んでいます。１リットルでわずか1.3グラム程度ですが、地上から上空までの高さを積み上げると、その重さはかなりのものになります。物理の標準単位でいう１気圧はおよそ１０１３ｈＰａになりますが、そのときの空気の重さは１平方センチメートルあたりで、およそ１キログラ

ムにもなっています。日常私たちにはこの気圧という力がいつも外から加わっているわけですが、その力を感じることはほとんどありません。日本人の男子成人の身体の表面積はおよそ1.6平方センチメートルとされています。身体全体にかかる空気の圧力はなんと16トンにもなっているのです。このような強い力を感じないのは、気圧が身体の周囲から均等にかかっていること、身体の内部からの同じような圧力とつりあっているからになります。この内部からの力と気圧という外部からの力のバランスが崩れたときに、関節炎などが再発することになります。

普段意識しない気圧の変化を感じることがあります。もっともわかりやすいのはエレベーターに乗ったときでしょう。耳がつんとしたり、耳鳴りがすることがあります。エレベーターで100メートル上昇すると気圧はおよそ10hPa低下します。この変化は自然界では起こりえない急な変化になります。耳の中にある鼓膜は非常に薄い膜で、外部の力がわずかに1%減少したことを感じているのです。高速のエレベーターに乗ると10秒程度で気圧、つまり鼓膜を外から押す力が1%、およそ10グラム減少し、内部の圧力が高くなってしまいます。鼓膜は細かい音の振動まで捕らえる繊細な器官ですから、1%の変化はかなり大きなものになります。この外部と体内の圧力の違いが、耳鳴りなどの原因になっています。短い時間に気圧が変化すると一時的に体内の圧力が外部からの力より強くなるために、血管が膨張したり、神経が炎症部分に接触したりするようなことが起きます。このために痛みを感じたりしますが、普通はしばらくすると身体の方で圧力を調整して、正常に戻ります。

エレベーターや飛行機の中で耳鳴りがしたときに、つばを飲み込むような動作をすると治るのは、強制的に耳の中の圧力を調整する動作なのです。

気圧は1日の中でも微妙に変化しますが、一般に気圧の変化が大きくなるのは、台風や発達中の低気圧が近づくとき、そして、低気圧や高気圧の移動速度が大きいときです。気圧の変化が10hPaでも低気圧の速度が30キロメートルの場合と60キロメートルの場合では時間あたりの変化量が倍も違います。気圧の変化に弱い人、関節痛やリウマチ、耳の病気などの持病をもっている人は、天気図で低気圧が発達するかどうかだけではなく、低気圧の速度にも注意してください。動きが速い場合は要注意です。

気圧の影響がもっとも強く出るのは標高の高い山での高山病です。気圧は標高が10 0メートル高くなるにつれて、およそ10hPaずつ低下し、1500メートルでは85%に、3000mメートルになると70%になります。その分だけ酸素量も減少するわけです。酸素を取り入れて体内の二酸化炭素と交換する機能が正常に働かず、血管は膨張して脳への血流が少なくなるなど、さまざまな影響が出てきます。高山病はヒマラヤなど5000メートルを越える山に多いのですが、日本でも2500メートルを越える山では軽い高山病になる人がいるようです。山で息が非常に苦しく、頭痛がするような場合には軽い高山病を疑ってみる必要があります。そんな場合には、少し低い地点まで降りるか、携帯用の酸素をもっていれば、それを吸入することで治ります。

「前線や台風」から読み取れること、注意すべき病気や症状

気象が原因で起きる病気はかなり多く、そのどれもが気温や気圧、湿度などが短時間に変化するときに起きています。これらの気象要素の多くが同時に、しかも短時間に変化する場合があります。ひとつは低気圧に伴う寒冷前線が通過するとき、もうひとつは台風が通過する場合です。**図12**のように日本付近を通過する低気圧は中心から南東に温暖前線、南西側に寒冷前線がのびているものが多くなっています。温暖前線は東側の冷たい空気の上に、西から暖かい空気が乗りかかるような構造になっており、天気の変化もゆっくりで、前線が通過すると気温が上がるタイプの前線です。多くの気象病は気温が低下することによって起きますから、気温が上がるタイプの温暖前線の影響は小さいのです。ただし、湿度はしだいに高くなり、気圧も低下しますから、関節痛などには影響します。

図12　寒冷前線

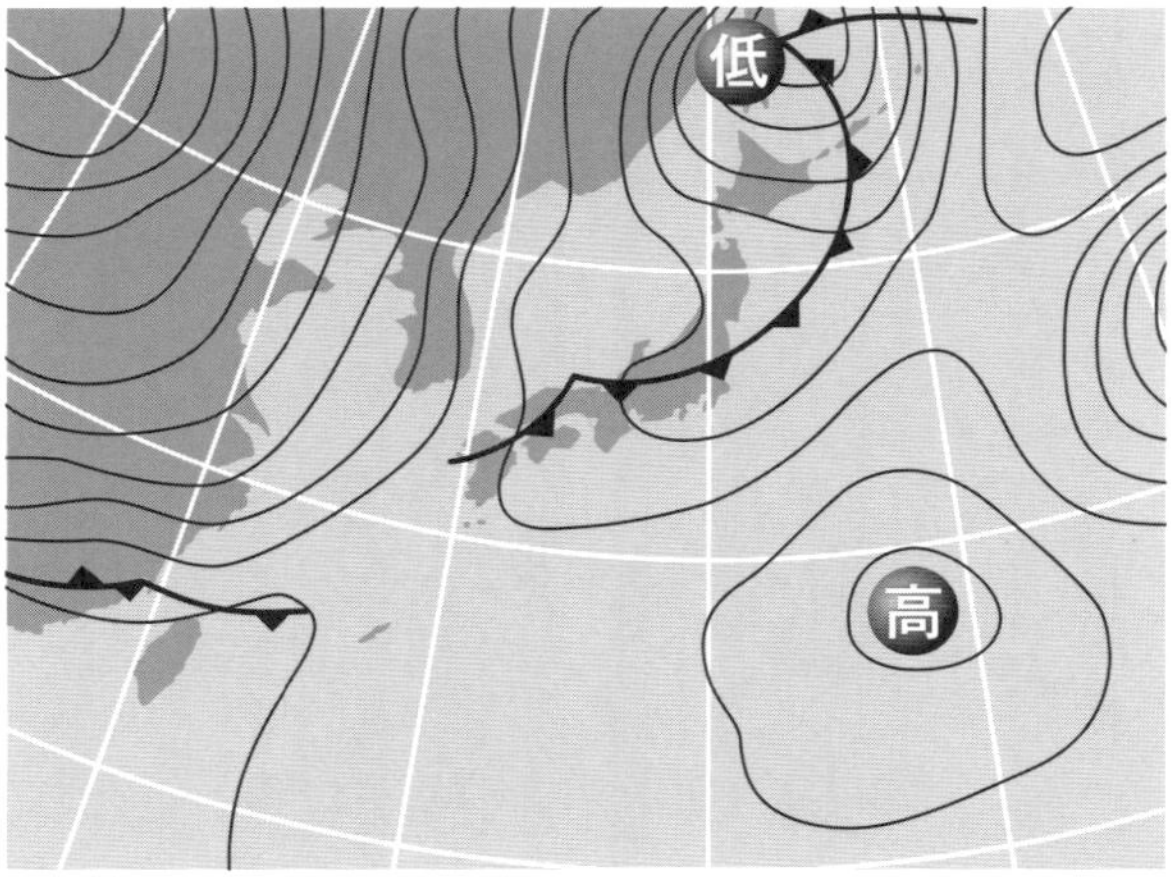

一方、寒冷前線は暖かい空気の下に大陸からのより冷たい空気がもぐりこむような構造になっており、狭い範囲に活発な雨雲があります。天気の変化も急であり、気温や湿度、気圧が短い時間に急激に変化するのが特徴です。このためにほとんどの気象病が寒冷前線が通過するときに悪化しています。もっとも顕著なのは気温の変化で寒冷前線通過によって4度から5度低下することが多くなっています。一般に5度の気温差は衣服1枚に相当するといわれていますから、同じ服装の場合には急激な気温の低下が身体に大きな影響を与えることになります。また、前線の通過後は乾燥した冷たい空気が流れ込んでくるために、湿度が急激に下がり、空気も冷たいことから、とくに呼吸器の病気には注意が必要で

す。とくに春先に多い、発達する低気圧の場合は、気象の変化がより激しくなりますから注意してください。天気図で、寒冷前線の通過が予想される場合には、1枚余分に着るものを用意する、室内を加湿する準備をしておくとよいでしょう。

昔から台風の接近、通過も病気の原因とされています。台風に伴う気象の変化でもっとも大きいのは気圧の変化です。台風は暖かい空気だけでできた巨大な低気圧ですから、通過しても気温の変化はあまりありません。一方で、気圧の変化は1日で30から50ｈＰａにもなり、もっとも大きな変化になります。気圧が関係する病気の場合には注意が必要です。昔から台風がくるといろいろな病気が悪くなるといわれていたために、台風が接近すると心理的なストレスから体調を崩す場合がありました。そのひとつが喘息《ぜんそく》の発作ですが、多くのデータを調べてみると喘息と台風の通過は関係がないことがわかりました。むしろ、通過してから数日経過した方が悪くなっているのです。これは、喘息の発作には気圧の変化があまり影響ないことを示しています。一方で、台風が通過して秋晴れになったときの方は悪くなっています。実は喘息にとっては高気圧に穏やかにおおわれて、朝晩に冷え込んだときの方が悪いということがわかっています。

「光」に関係する病気や症状

太陽の光は地球の命の源ですが、太陽光の中には人間にとって有害なものもあります。それが紫外線です。地球の生命は海の中で生まれ、進化をしました。しかし、その生命が陸地に上がるまでは数億年という長い時間が必要でした。生命が生まれた当時の地球には太陽から強い紫外線が降り注いでいました。紫外線の中でもっとも波長の短い紫外線は地球の生命の根源であるＤＮＡに致命的な影響を与えてしまいます。このために、地球の生命は海の中で暮らすしかなかったのです。やがて、生命の中に光合成をする植物が出現しました。ご存知のように植物は太陽の光と水と二酸化炭素で糖分を作り出します。そのときに酸素を出すのです。数十億年前の地球の空気は95％以上が二酸化炭素で、酸素はほとんどありませんでした。やがて植物が作り出す酸素が増加し、その一部は上空に上がってオゾンが生成されるようになります。このオゾンが波長の短い紫外線を吸収し、地上に降り注ぐ紫外線が弱くなりました、この時点で初めて地球の生命が陸上で暮らせるようになったのです。

太陽からの紫外線は波長の長い方からＵＶＡ、ＵＶＢ、ＵＶＣの３つに分類されています。植物の働きによって、地球の表面に届く紫外線はＵＶＡとＵＶＢの半分だけになったのです。今もＵＶＢの波長の短い部分とＵＶＣは上空にあるオゾン層に吸収されています。オゾン層の破壊が問題になるのは、もしオゾン層が消滅すれば人間の遺伝子を破壊するＵＶＣが地上に届くようになり、皮膚癌の増加どころか、人類の滅亡につながってしまうからなのです。

昔は太陽の光で人間の体内でビタミンＤが合成されるということで、日光浴を積極的に奨励していた時代もありました。また、太陽の光は人間の体内時計の調整にも関与するために、確かに光に当たった方がよいのです。人間の体内時計はなぜか25時間のサイクルになっています。これを24時間に調整しているのが、朝に目から入る光です。ただ、それは短い時間で十分です。

太陽からくる光で、私たちが認識できるのは赤から紫までの7色の光、いわゆる可視光線になります。これより波長の長い光を赤外線、短い部分を紫外線とよんでいます。赤外線は炭火焼の遠赤外線でおなじみのように、身体を温めてくれる効果があります。一方、紫外線は確かに人間の身体の中で、ビタミンＤを合成することに役立っていますが、障害の方がはるかに大きくなっています。その典型が紫外線による日焼けであり、長期間紫外線に当たることによって、皮膚癌の危険性も高くなります。ほかにも目の障害、光過敏症などプラス面よりマイナスの方がはるかに大きくなっています。長時間紫外線を浴びることは健康にとってマイナスなのですが、一方で、明るさは人間が気持ちよく暮らすために欠かせないものです。健康な人でもどんよりとした曇り空や雨の日が続くと気分がめいってきますが、うつ病の人や神経症の人は、暗い空はより気分を落ち込ませてしまいます。現在、うつ病の治療として注目されているのが、強制的に明るい室内を作って治療を行うものです。梅雨時などに、曇りや雨が続いた場合は、思い切って室内を明るくして過ごすのも、気分転換によいでしょう。

都市環境と健康

東京や大阪などの大都市に暮らす人にとって、都市化による環境の悪化も問題になっています。都市が大きくなり、地面がコンクリートやアスファルトでおおわれ、人や車、工場、オフィスが集中することによって、都市の気象は周辺の気象と違ったものになってきます。一番変化が大きいのは気温と湿度、それに大気汚染です。最近は猛暑が多いためにヒートアイランドが問題になっています。都市に集まる車や工場、オフィスから排出される熱が多くなる一方で、高層ビルの増加などで風が弱くなるために熱が逃げにくく、都市の中心部ほど気温が高くなる現象です。気温の等値線を引くと、地図上で都心部が島のような形に見えることから、ヒートアイランドとよばれています。また、都市の気温が上昇することによって湿度は相対的に低くなります。さらに地面がコンクリートやアスファルトでおおわれてしまうために、降った雨がすぐに下水に流れ込んでしまい、その後、地面からの水蒸気の補給がなく、より乾燥することになります。さらに、車や工場の排気ガスなどの大気汚染物質が都心部で高濃度になりやすく、外から大都市を見ると汚れた空気がドーム上に都市を包んでいるように見え、ポリューションアイランドとよばれています。

そのほかにも大都市では、風速の低下と逆にビル風などの突風、弱い雨の日数の増加など、郊外とは違った気象現象が起きやすくなり、これらをまとめて都市気候とよんでいます。都市気候は健康にとってよいものはほとんどなく、病気を悪化させる要因が周辺より高くなっているのです。

寒冷前線について書いたように、短い時間での気温や湿度の変化は気象病の原因になっています。大都市周辺から都心部に通勤、通学する人にとっては、毎日が寒冷前線の通過と同じような短時間の気象変化になっています。とくに冬のその傾向が強くなります。たとえば東京から50キロメートルの地域では真冬の朝の気温は都心部よりおよそ5度低いのが普通です。また、湿度も郊外の方が10以上高くなっています。この違いを1時間足らずの通勤、通学時間で体験しているわけです。真冬の朝に家を出たときには、気温が0度、湿度60％だったものが、1時間後には気温が5度、湿度40％の環境に変化します。長年にわたってこの短時間の変化を経験することになりますから、郊外から都心への通勤はかなり身体に影響する可能性があります。冬場は自宅周辺と都心での衣服の調整など、気象条件の変化にこまめに対応した方がよいでしょう。

温暖化の影響

過去100年の間に東京の気温はおよそ3度、日本全体では1度気温が上昇し、東京の3度の上昇分のうち2度は都市化の影響、残りの1度は地球の温暖化によるものです。温暖化や都市化による気温上昇は私たちの健康にどのような影響があるのでしょうか。気温の上昇は必ずしも悪いことばかりではありません。冬の気温が上昇することは家の内外の気温差が小さくなり、脳出血などの循環器系の疾患が減少する可能性があります。また、高温になり、空気中の水蒸気量が増加すれば、インフルエンザウィルスの活動が不活発になり、流行しにくくなる可能性も考えられます。しかし、日本の場合にはプラス面よりマイナス面の方がはるかに大きいと考えられています。

地球の温暖化では21世紀末には、日本の平均気温は現在より3度から4度高くなり、雨量も平均で10％前後増加すると考えられています。当然水や食料の問題も出てきますが、ここでは健康への影響を考えてみたいと思います。**図13**は21世紀末の年間の気温と現在の気温を比較したものです。２００４年の猛暑のとき、東京では最高気温が30度以上の真夏日が70日を超えましたが、21世紀末の東京は真夏日が年間でおよそ１５０日と5か月にもなります。気象では最高気温が25度以上の日を夏日といっていますが、この夏日はおよそ8か月間にもなると予想されているのです。残りの4か月間が秋、冬、春になるわけですが、0度以下に下がる日はなく、冬でも最低気温は10度前後になると考えられています。夏は現在よりも雨が多く、東南アジアのスコールのように激しい雨が降ったかとおもうと、すぐに晴れて非常に蒸し暑くなるでしょう。このような変化は徐々に起きるものではなく、50年後に予想されるような暑さがいつ出現してもおかしくありません。２００４年の猛暑ではもっとも暑くなった関東や北海道の北部では、平年よりも1.5度以上高い気温でした。単純計算ではこれは40年後か50年後に予想される陽気なのです。気温の上昇は当然、高温にともなう病気の増加、時期の拡大につながります。熱中症の増加、水分、塩分不足による夏の脳梗塞《のうこうそく》や泌尿器結石の増加、食中毒の増加、さらに花粉量の増加による花粉症患者の増加、症状の悪化などが心配されます。

また、温暖化の問題はいつも50年後、１００年後の話になっていますが、植物や昆虫の

図13　現在と21世紀末の最高気温

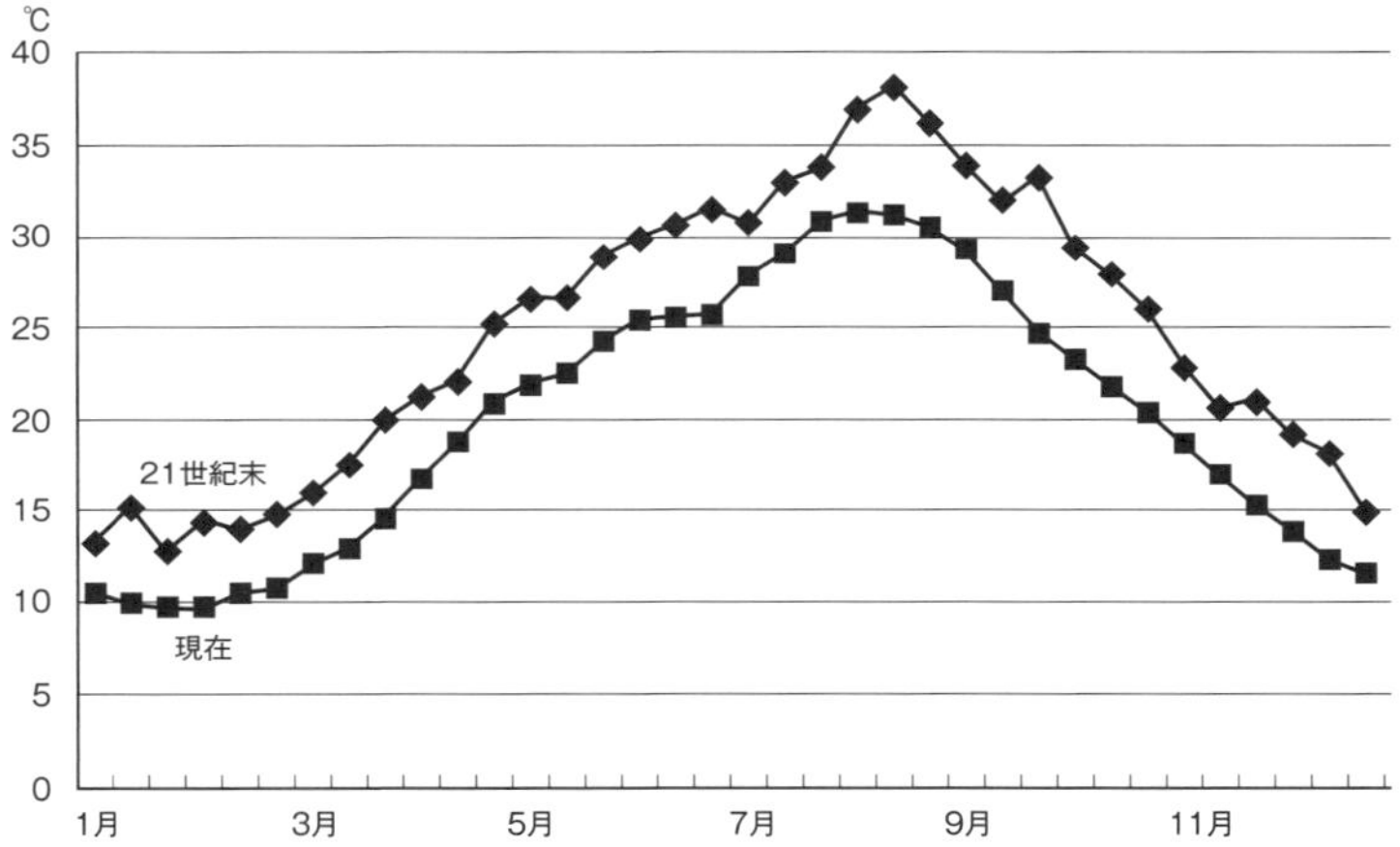

世界では確実に変化が起きています。たとえば、ナガサキアゲハという名前のアゲハチョウが日本にいます。名前のとおり、このアゲハチョウは九州に生息していたのですが、しだいに北上をしています。太平洋戦争前は九州と山口県の一部にしかいなかったものが、１９８０年代には近畿地方に、90年代には東海地方にまで北上し、最近は関東周辺でも生息が確認されています。また、蚊の仲間のヒトスジシマカ、一般にはヤブカといわれる種類ですが、このヒトスジシマカももともとは関東以西にしかいませんでしたが、最近になって急激に北上し、現在は東北地方北部で繁殖が確認されています。

気温の上昇に伴って、マラリアやデング熱などの熱帯や亜熱帯の感染症が北に拡大することが心配されています。アメリカでは数年前から西ナイル熱という熱帯の感染症が流行していますが、この西ナイル熱のウィルスを媒介している蚊は非常に種類が多いのですが、主な感染は日本で普通に見られるアカイエカで、ヒトスジシマカも感染能力は同程度といわれています。日本では２００５年に神奈川県の川崎市で、西ナイル熱の感染者が出ました。短期間ですが、アメリカに滞在中に蚊に刺されて感染したようです。

また、戦前に日本で流行したデング熱を媒介するのがヒトスジシマカです。西ナイル熱やデング熱は媒介する蚊は、日本でありふれた種類ですから、いつ流行してもおかしくはない状況になっており、東北や北海道でもその危険性が拡大しています。デング熱の危険性の高い地域は**図14**のように、日本のすぐ南の台湾まで広がっており、台湾と沖縄南部はわずかな距離しかありません。先進国ではアメリカの一部で危険性が指摘されています。

ＷＨＯ世界保健機構がとくに危険を警鐘しているのが、マラリアの北上、拡大です。マラリアを媒介するのはハマダラカという種類の蚊の仲間で、現在日本国内にはマラリアを媒介する種類のハマダラカはいないとされています。しかし、戦前に南洋と国内を軍隊が移動していた時代には日本でもマラリア患者はかなり多く、古くは明治の屯田兵《とんでんへい》の時代に北海道でマラリアが流行したという記録があります。成田などの国際空港の飛行機内の検

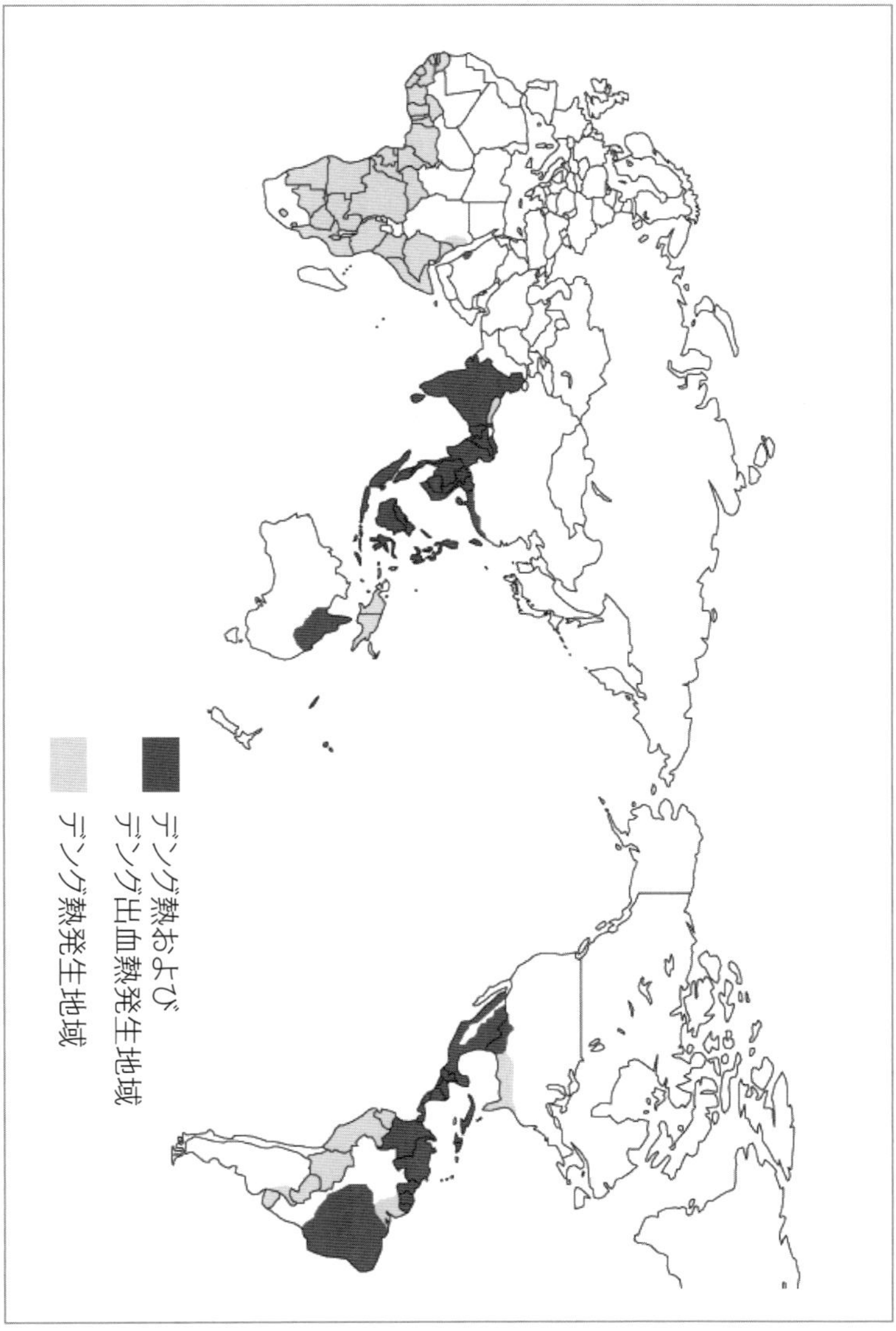

図14　デング熱の危険地域

査では外国から紛れ込んできたハマダラカが相当数確認されていますが、現在の日本の気候ではハマダラカが繁殖、越冬をすることができないために、流行はありません。しかし、前述したアゲハチョウのように昆虫はしだいに北上しており、四国の南部では熱帯性のトンボの繁殖が確認されています。今後、気温が4度も上昇すればハマダラカの国内での繁殖、越冬が可能になり、日本もマラリア汚染地帯になる危険性があるのです。

海外旅行では、誰しも水と食べ物には注意をしますが、これに加えて蚊に刺されないようにすることも大事なことで、しかも、熱帯地方だけではなくすでにアメリカなどの先進国でも注意する必要があります。

第2章

春

3月の天気と健康

気温の変化が非常に大きく
体調を崩しやすい月

3月の天気

春に3日の晴れなし、という言葉があります。晴れても翌日は曇り、次の日は雨と天気が目まぐるしく変わります。この春は主に3月から4月初めをさしています。日本付近を通過する高気圧や低気圧は上空の偏西風、いわゆるジェット気流に流されて西から東に移動します。このジェット気流がもっとも強いのが冬で、次が春になります。冬は大陸の高気圧におおわれてあまり天気の変化がありませんから、よけいに春の天気が変わりやすいと感じるのです。

3月は冬と本格的な春の変わり目になります。季節の変わり目には必ず雨の降りやすい時期があり、3月の場合はこの時期に咲いている花にちなんでナタネ梅雨とよんでいます。**図15**は2010年3月6日の天気図です。大陸の奥地には強い高気圧がありますが、真冬と違って日本の東にも高気圧があり、その間の本州南岸に前線や低気圧がありあります。この

3月
●南海上の前線が東西に伸びると天気がぐずつく
●低気圧が南海上で発達すると太平洋側でも雪になる

図15　2010年3月6日の天気図

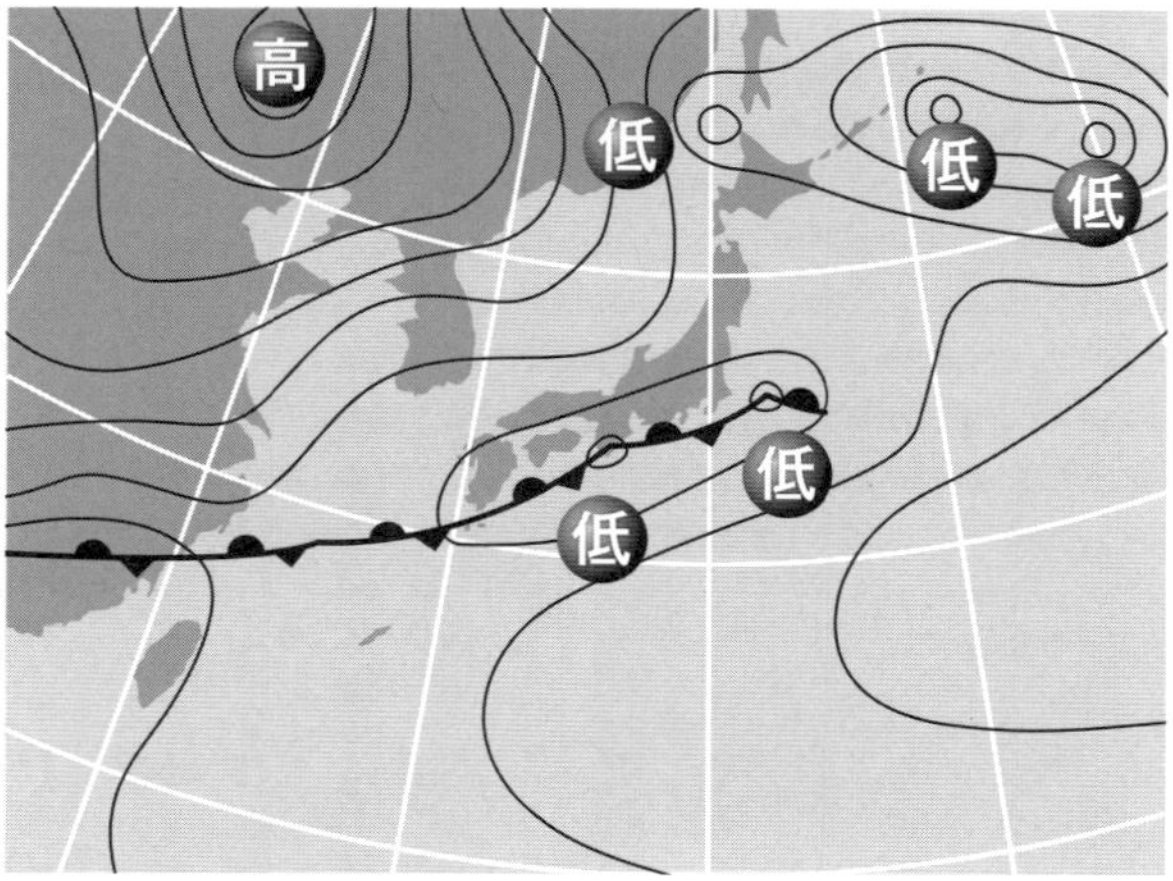

図16　2010年3月9日の天気図

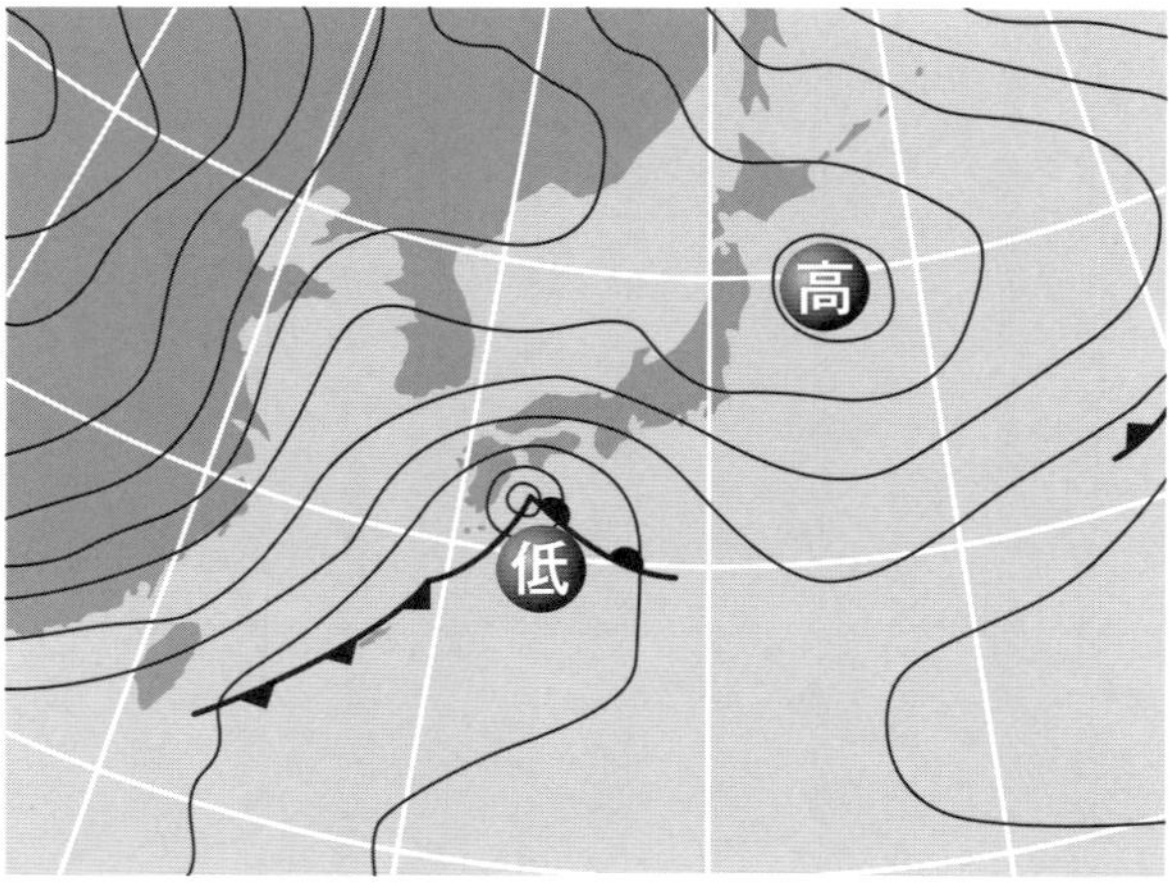

図17　月別の低気圧の平均速度

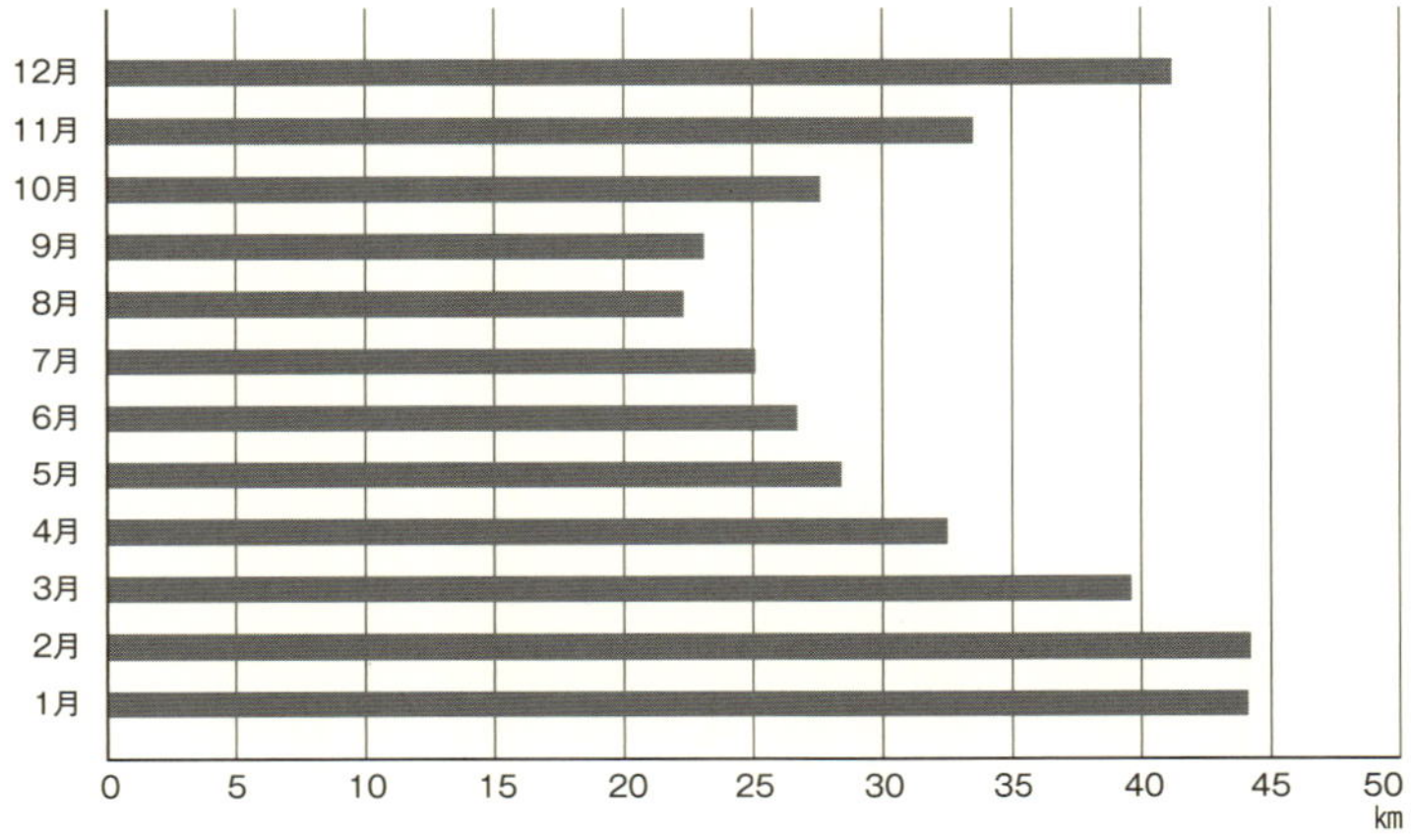

低気圧が一過性のものなら天気は周期的に変わりますが、前線が停滞すると太平洋側の地方では曇りや雨の日が続き、気温も低めになります。**図16**はこの3日後の天気図で、低気圧が発達しながら南海上を進みました。三陸沖の高気圧から冷たい空気が流れ込み、広い範囲で雪になり、中国地方や東北では大雪になりました。3月というと春というイメージがありますが、まだまだ冬が抵抗を続けている季節なのです。ちなみに東京の場合、雪がもっとも降りやすいのは2月で、ついで1月、3月の順になります。天気の変化が早く、それに伴って気温の変化が非常に大きいために体調を崩しやすい月です。

　春に3日の晴れなしと昔からいわれています。秋にも男心と秋の空という言葉がありますが、春のほうがはるかに天気が変わりやすいのです。**図17**は日本付近を通過する低気圧の速度を月別に比較したもので。日本付近を通過する低気圧高気圧の速度がもっとも速いのは12月から1月ですが、この時期は冬型の気圧配置になっていることが多く、もともと低気圧や高気圧の通過する回数自体が少なくなっています。春と秋を比較してみると、3月から5月の時期の移動速度は秋に比べてかなり速いことがわかります。つまり、春のほうは秋に比べて天気が変わりやすいわけです。気温の変化も秋より春のほうが大きく、しかも、秋の変化は急に寒くなるより、突然夏のような陽気に戻る場合が多くなっています。これに対して春は初夏の陽気になったかと思えば、真冬の寒さに逆戻りするようなことがしばしばあります。気分的にも気温差が同じでも暖かい方に戻るのと、寒さが戻る

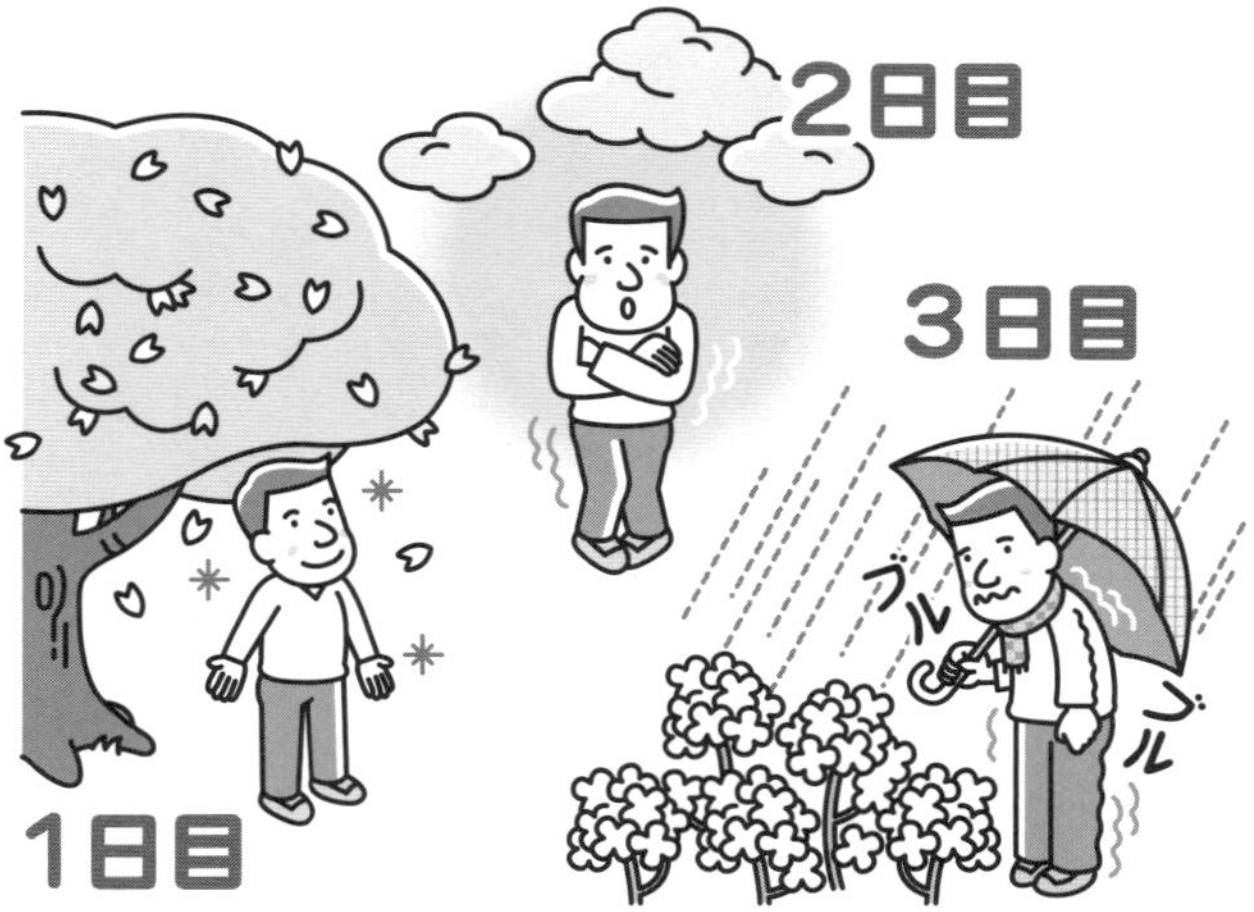

春に3日の晴れなし

図18　春は天気による温度差が大きい

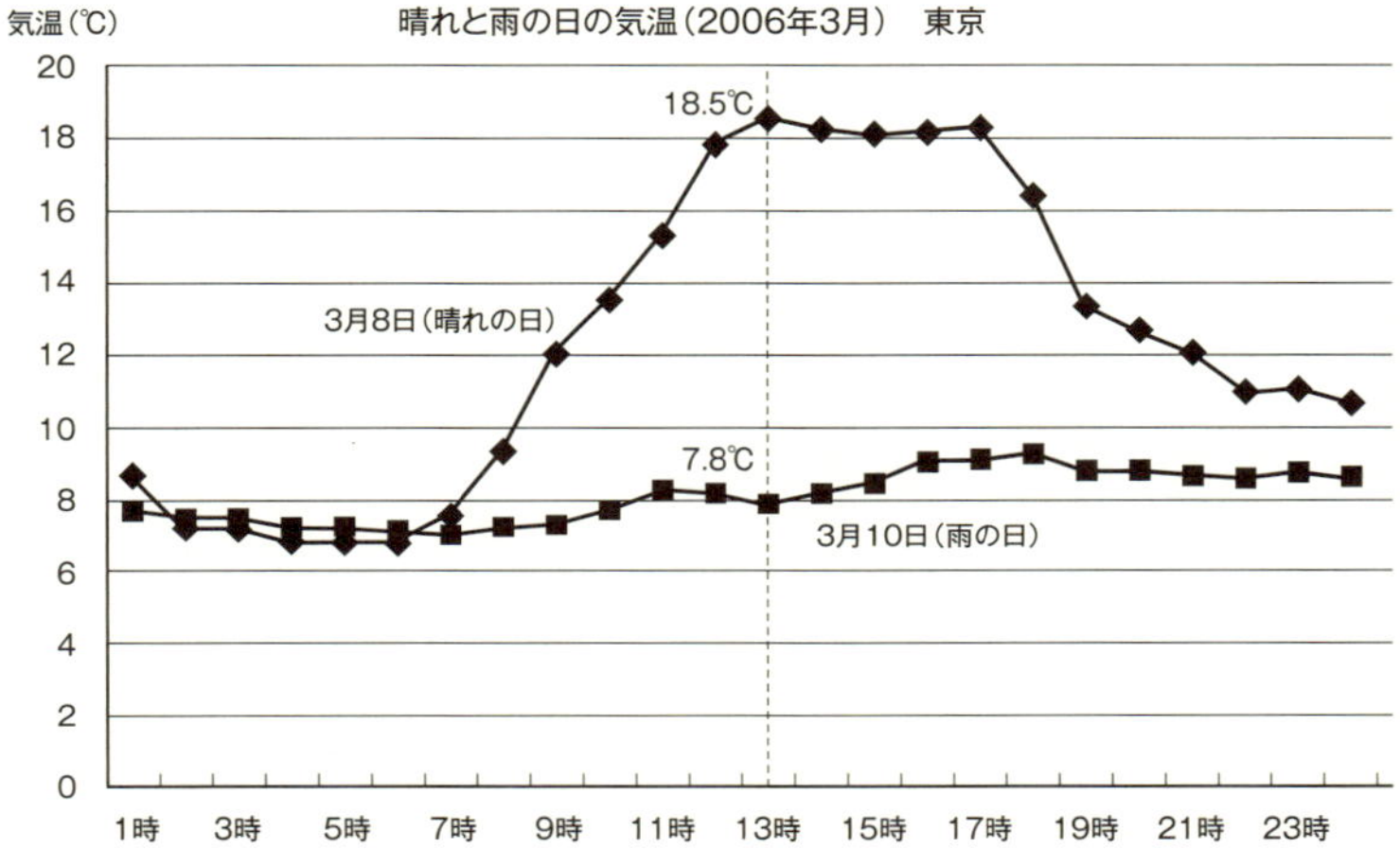

のではずいぶん感じ方が違ってきます。

もともと環境の変化でストレスが大きくなる時期に、気象の変化が激しく、とくに気温差が大きいことが重なって体調を崩しやすい時期になっています。**図18**を見てください。図は3月の晴れた日と雨の日の気温の変化を示しています。3月10日の雨の日の気温変化を見ると、晴れた日とはまったくパターンが変わっており、日中になっても気温がほとんど上がっていないのです。同じ13時の気温を見ると8日の18・5度に対して10日は7・8度で10度以上低くなっています。10日にもっとも気温が上がった時間は午後ではなく、夕方の6時、日没の頃でした。晴れた日なら気温が下がり始める時間です。身体の中心部の機能は日常のリズムのまま熱を産生し、体外に熱を逃がそうとしますが、身体の表面は外気の冷たさを感じて逆に皮膚や毛細血管を収縮させて熱を逃がさないように働いてしまいます。中心部からの情報や内分泌系の働きと身体の表面からの情報、働きがまったく逆になり、体調を崩してしまうことになります。短時間で整合がとれれば問題はないのですが、ずれた状態がしばらく続くと完全に身体のリズムが崩れてしまいます。

人間の身体には一日のリズムのほかに年間を通じた大きなリズムがあります。季節によって身体の機能が少し変化します。昔から「天高く馬肥ゆる秋」あるいは「食欲の秋」という言葉はよく知られています。秋は確かに穀物や果実の収穫期にあたり、食べ物が美味しい季節ですが、北半球に住む動物にとっては厳しい冬の準備をしなければならない季節でもあります。食べ物が豊富な秋にしっかり栄養を蓄え、冬を乗り切る準備のために脂肪を蓄える季節、それが秋なのです。動物園のシロクマは餌が豊富にありますから、本当は秋にたくさん食べる必要はないのですが、脳は冬に備えてしっかり食べるように命令します。人間もシロクマと同じで、現代では秋にたくさん食べる必要はないのですが、知らないうちに脳の指令で食べさせられているのです。日本人の身体には四季の気温の変化に合うような身体のリズムが刻み込まれています。季節が順調に進んでいるときはよいのですが、秋になって真夏のような暑さが来たり、1か月も早く木枯らしが吹いたりすると身体のリズムが崩れて体調を崩すことになります。

それでは、エアコンをつかって、1年中同じような気象条件で暮らすとどうなるでしょうか。当然ですが、身体によくないのです。朝から晩まで同じ気温や湿度の中にいると、身体の1日のリズムが変化するのに対して、外部の環境が一定ですから、最初は体調がよくても、時間とともに身体がもっているリズムが消えてしまい、単調な生活になってしまいます。これは、長期間の入院時に起きる現象です。また、身体のリズムが弱くなると、外部の環境に対しての反応が鈍くなってしまいます。つまり、病気に対しての抵抗力が弱くなってしまうのです。

天気予報では このキーワード に注意!!

・気温の低下（前日より5度以上上下がると要注意）
・低気圧の発達による気圧変化
・エアコンなどで気温変化を小さく

関節痛、リウマチ

気温や気圧の変化で悪化する

図19　リウマチの月別発生率

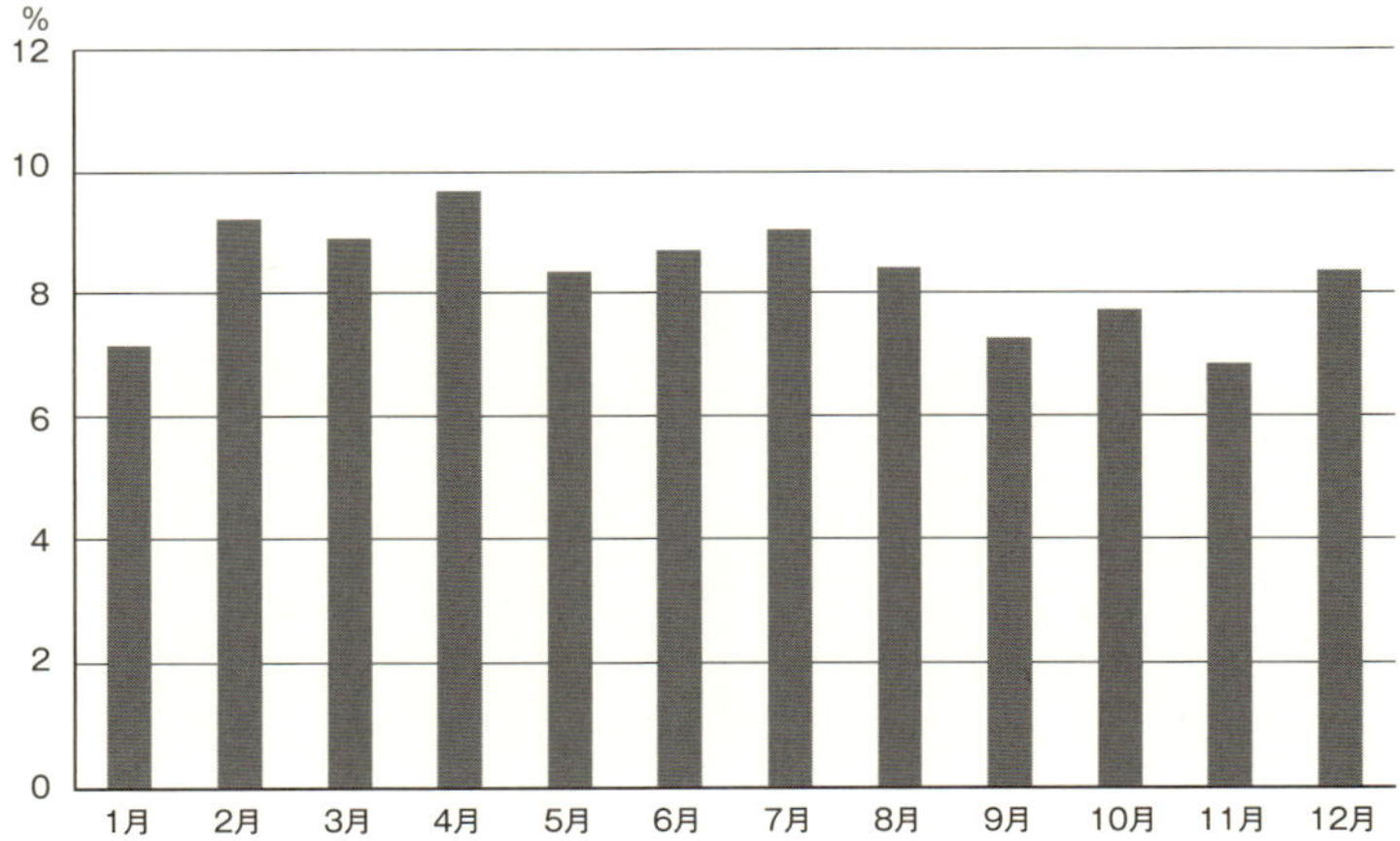

春に多い病気のひとつに、関節痛とリウマチがあります。リウマチはrheumatismと書きますが、語源はギリシャ語のrheumaから出ています。このギリシャ語は「流れる」という意味で、古代ギリシャでは脳から悪い液が流れて身体のあちこちが痛むと考えられていました。人間は大昔からリウマチと闘ってきたわけです。

関節リウマチは、男性に比べると女性の方が3倍から4倍も多いとされており、しかも比較的若い30代から40代で発症しています。家族や親族に間接リウマチがいる場合はより多く発症しているために、遺伝的要因が影響していると考えられています。

図19は月別のリウマチの発生率です。リウマチや関節痛は年間を通じて起きますが、2月から4月が他の季節に比べて多くなっています。

関節痛には別名「寒冷痛」という呼び名があるように気象の変化、とくに気温の低下が影響し、気圧の変化も影響しています。リウマチの原因はよくわかっていないのですが、加齢とともに関節周辺の血流の調整や免疫機能が低下し、さらに局部の代謝異常も影響します。低温などの刺激があると、関節周辺での免疫が過剰に働き、身体を守るというより暴走するような形になってしまいます。リンパ球やサイトカインとよばれる物質が、痛みの原因になります。発症の原因は気象の変化や長時間の固定した姿勢などで、とくに春先に多いのは気象の変化が激しいためと考えられています。また、図をよく見ると6月から8月の夏期間では7月が前後の月よりもやや多くなっています。これは室内の冷房を頻繁に使い出すためでしょう。春は気温の変化や低気圧の発達による気圧の変化が大きいために、関節痛やリウマチにとくに注意が必要な季節です。天気別に見ると晴れて暖かい日には痛みは少なく、天気が崩れる直前や雨の日に痛みが多くなっています。

春は他の季節に比べて天気が短い周期で変わり、低気圧が発達する場合にはとくに気温や気圧の変化が大きくなります。低気圧が日本海で発達する場合には、南風が吹いて気温が上がり、初夏のような陽気になりますが、翌日には寒気が南下して真冬に戻ったような寒さになります。前日に比べて気温が10度前後下がることも珍しくありません。気温が下がると皮膚表面や抹消の血管が収縮し、そのぶん身体の内部の血管が拡大しますが、関節

図20　気圧の変化とリウマチ痛

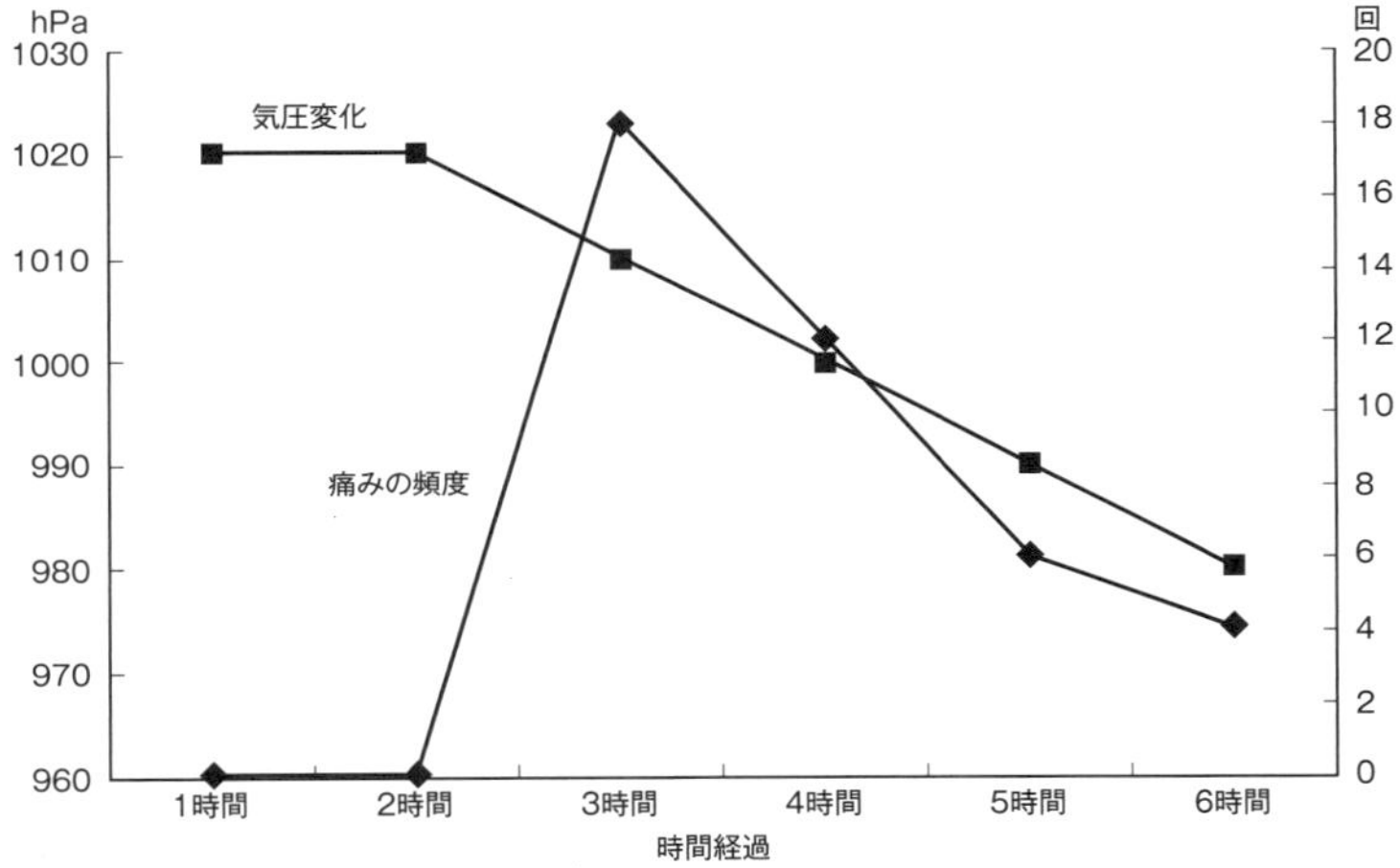

痛などの持病をもっている場合には、もともと関節周辺の血流が悪いため、増大した血流が関節周辺で滞留し、炎症部分を圧迫してしまいます。この刺激が関節を圧迫したり、炎症を悪化させたりするのです。気象の変化が原因となって起きることが多いのですが、急激な変化の始まりのときがもっとも悪化し、時間が経過すると炎症や痛みはしだいに弱くなってくるのが普通です。

図20は気圧の変化とリウマチ痛の痛みの強さを図式化したものです。気圧が低下してくると身体の内部の圧力が一時的に高くなります。低気圧が接近して雨が降り出すと気温の低下や湿度の上昇が同時に起きます。とくに気圧の変化と気温の低下が同時に起きるときにリウマチや関節痛が悪化することが多いようです。身体内

部の一時的な圧力増加は炎症部分の周囲に血管の拡大や関節内の膜組織への圧迫などを起こします。気温の低下は身体内部の血流の増加、副交感神経や交感神経の過敏性の高まりを起こしてしまいます。この結果リウマチや関節痛が悪化することになりますが、そのほかの多くの痛みを伴う持病は同じようなシステムで起きていると考えられています。図では低気圧が接近し、気圧の低下が始まった直後に痛みの発作が急激に悪化し、その後気圧が低下し続けているのに、痛みの程度はむしろ回復に向かっています。気圧の下がり始めは身体の内外の圧力に差ができて、痛みが強くなりますが、しばらく時間が経過すると身体の調節機能が働き、その差が小さくなります。このために気圧が下がり続けても痛みは弱くなってくるわけです。気温に関しても同じようなことが起きています。一般家庭では気圧の変化に対応する方法はありませんが、低気圧が近づいているような場合には、耳鳴りを解消するようにツバを飲み込むなどの動作を頻繁にすることで、気圧低下の影響を小さくすることができます。気温の低下には簡単に対応することが可能です。急に気温が下がり始めるような場合にはエアコンを使用してこまめに室内の気温を調整する、ベストや薄手のセーターなどを用意して身体が冷えないようにすることで、対応してください。関節リウマチの予防には、気象の変化を小さくするだけではなく、ビタミンやミネラル、タンパク質の豊富な食事を心がけるようにしてください。

痛風

水分補給を怠ると可能性が増す⁉

関節リウマチは主に膝の痛みとしておきますが、足の親指に突然激痛が起きるのが痛風です。風の痛みと表現するのは、発作が起きると風が当たっても痛い、ということからきています。痛風は尿酸という物質が増加し、それが結晶化することによって起きます。尿酸が体内に蓄積されやすいタイプはもちろん身体の中で尿酸をたくさん作ってしまう人ですが、ほかに尿酸がうまく排出できないタイプ、尿酸もたくさん作り、かつ排出が少ないという両方の中間タイプの人がいます。ところで、関節リウマチが女性に圧倒的に多いのに対し、痛風は95％以上が男性です。痛風も遺伝的要因があると考えられていますが、女性に少ないのは女性ホルモンが尿酸を排出しやすくしているためなのです。痛風はぜいたく病ともいわれ、行動的で社会的に成功した人に多いというイメージがありますが、これは間違いです。このようなタイプは宴会が多く、飲酒量が多くなりやすい、社会的に成功するということはストレスもそれに比例して大きくなりますから、尿酸ができやすい生活をふだんから過ごしているためなのでしょう。痛風はアルコールの過剰が原因で起きることもありますが、ほかにも、動物性脂肪の取りすぎ、その結果としての肥満などにより尿酸がたくさん作られたり、尿酸の排出が減少したりするために起きます。また、強いストレスも原因の一つになるといわれています。私たちの身体の中でエネルギーを作り出すときの燃えカスのようなものが尿酸ですから、毎日のように作られ、腎臓から排出されています。しかし、処理しきれないほどの尿酸を作り出す、あるいは腎臓の機能が低下するなどのことが起きると、余った尿酸が結晶化してしまいます。

健康診断の血液検査で「あなたは尿酸値がやや高い」と警告された人はかなり多いと思います。数値でいうと1デシリットルあたり1ミリグラムを超えると「高尿酸血症」と診断されます。実際に痛風の症状がある人は日本人の日本人の0.5%程度、およそ60万人ですが、「高尿酸血症」の人はその10倍にもなります。このほとんどが男性ですから、男性だけに限ってみると痛風予備軍は人口の10%にもなっています。痛風の症状がなくても「高尿酸血症」の場合は、何らかの障害が身体にある可能性が高いので注意が必要です。尿酸が腎臓に溜まれば腎障害や腎不全になります。また、尿管で結晶化すれば尿管結石になる可能性があります。高血圧や糖尿病をもっている場合は、合併症として動脈硬化や脳卒中を引き起こす場合もあります。

夏に尿管結石や痛風が多くなるのは、大量の汗をかいたのに十分な水分補給をしないために、血液がどろどろになってしまうことが原因です。さらさらした血液に比べると尿酸が結晶化しやすくなってしまいます。しかも、夏はビールを飲む機会が多く、つまみに揚げ物などを多く食べるために尿酸値が上がりやすいのです。

3月のまとめ

①関節痛やリウマチは気象変化の激しい春先に起きる

②関節痛やリウマチは気圧変化と気温低下が同時に起きると悪化

③圧倒的に男性に多い痛風や結石は、水分補給が重要

卒業ソング

column

以前、「サクラ咲いたら一年生～」というCMがありました。筆者が子供のころは満開のサクラの下で入学式が行われたと記憶しています。しかし、温暖化などの影響で気温が上がり、サクラの開花時期は年々早まっています。1960年代は4月1日にサクラが開花していたのは関東から西の太平洋沿岸部だけでした。関東から西の地方では、サクラは開花から満開まで1週間から10日かかりますから、この当時はまさしくサクラは入学式のものでした。現在はサクラの開花がもっとも早いのは四国南部で3月中旬です。東京から西の地域では多くの地域が3月25日までに開花します。これは平均値ですから早い年には20日前後に開花します。この場合、卒業式に満開になってしまうわけです。

サクラの開花が早まるにつれ、卒業式や謝恩会で歌われる卒業ソングにも変化がありました。2012年春の卒業ソングベストテンにはサクラの文字がタイトルに入った曲が2曲入っています。この10年ほどタイトルにサクラがつく曲は毎年2曲から3曲入っているのです。地球温暖化の影響が卒業ソングにまで及んでいるのでしょうか。

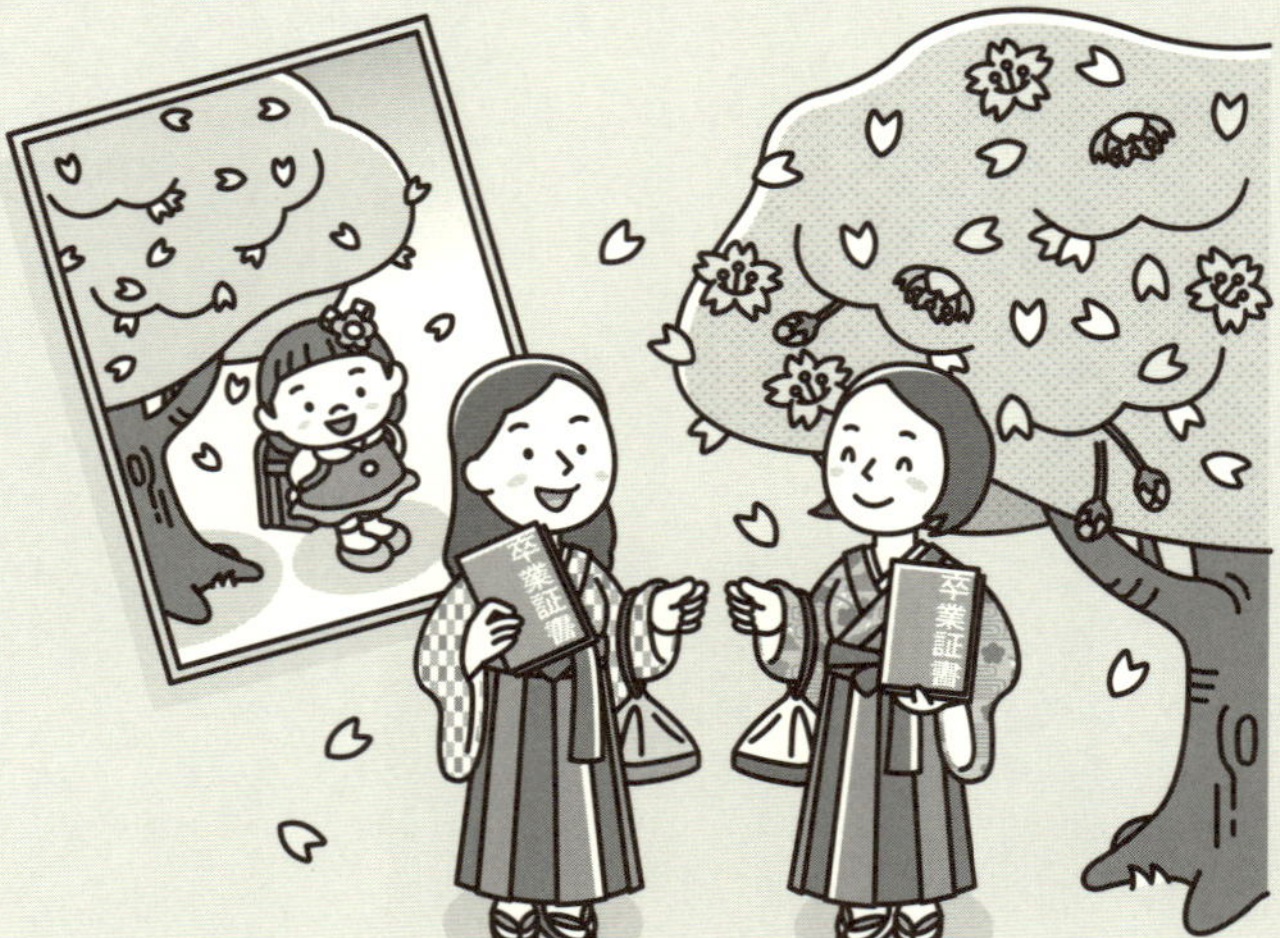

4月の天気と健康

気温の変化がもっとも大きく、北風と南風が交代する月

4月の天気

4月は1年のうちでもっとも気温の変化が大きい時期にあたっており、月の初めと終わりでは気温が5度から7度も高くなります。これほど変化の大きい月はほかにありません。そして4月は北風と南風が交代する月になります。しかし、それだけ天気の変化も大きいことになります。ある日は暖かい南風が吹き込んで初夏のような陽気になったかと思うと、次の日は冷たい北風が吹いて真冬のような寒さに戻ることも珍しくありません。

実際、花見の時期は天気が変わりやすく、天気の言葉や格言にも、「花曇り」、「花冷え」、「ナタネ梅雨」など、お花見気分を逆なでするものが多くなっています。桜の季節は昼間暖かくても夜はかなり冷え込みます。とくに長時間座ったままでいると身体の芯まで冷えてしまいますから、防寒対策はしっかりしたいものです。ところが、4月の下旬になると晴れた日には25度を越えることもしばしばあります。つまり春らしい陽気と感じられる期

4月

●低気圧が日本海を進むと南風で気温が上がる
●低気圧が南海上を進むと北風で冷たい雨になり、
雪になることも

図21　2010年4月13日の天気図

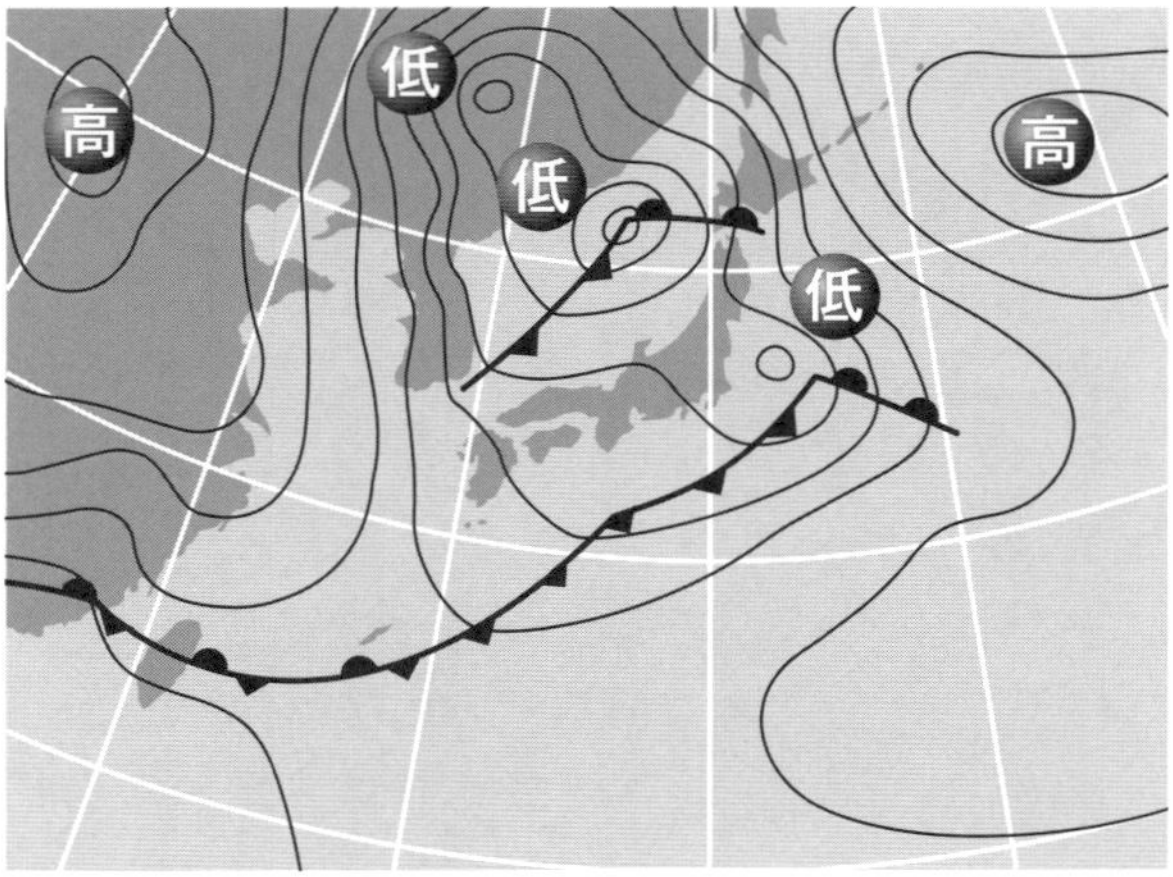

図22　2010年4月17日の天気図

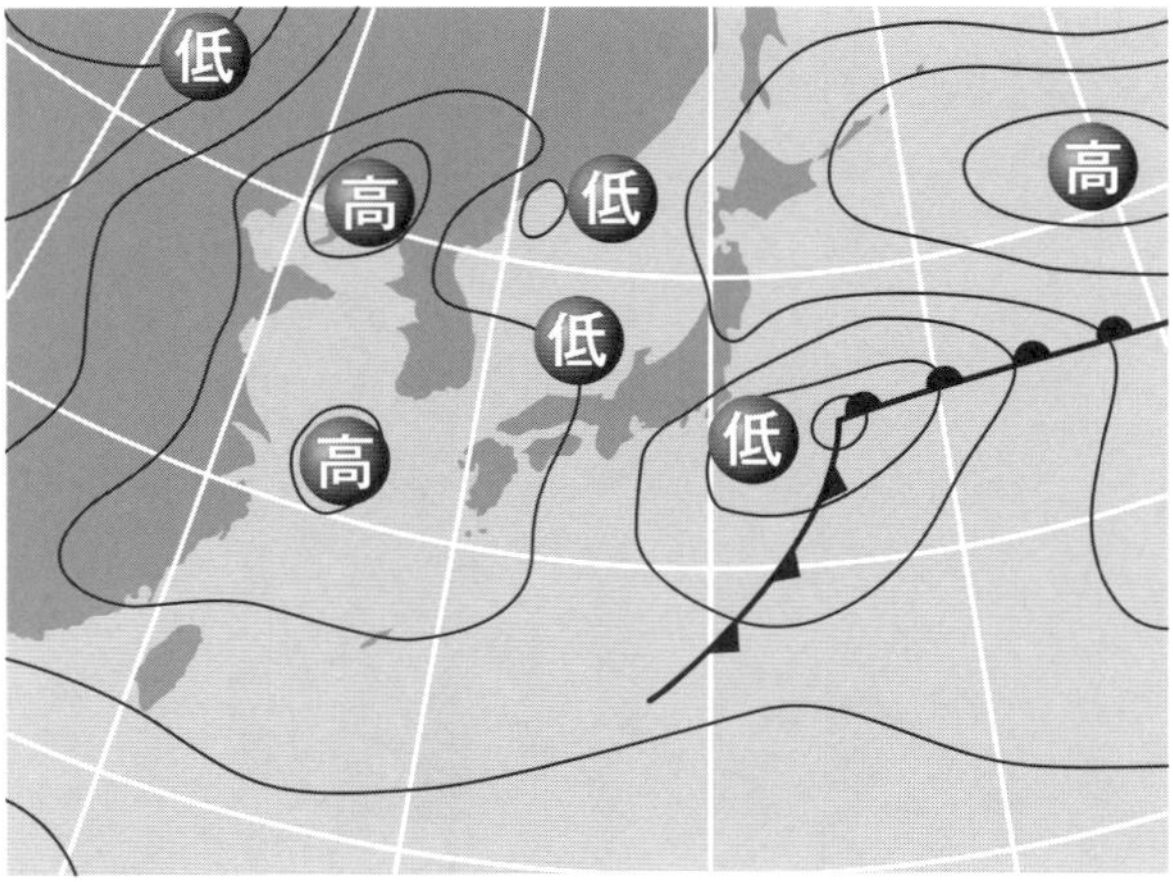

間は意外に短いのです。**図21**は4月13日の天気図です。低気圧が日本海を発達しながら進みました。この低気圧に向かって暖かい南風が吹き込み、東北から関東甲信地方にかけては最高気温が5月下旬から6月並みになりました。残っていた桜の花も南からの強風ですっかり散っています。翌日は低気圧が北海道の北で台風並みに発達し、北海道の広尾で最大瞬間風速40・6メートルを記録し、北海道では広範囲で猛吹雪になりました。**図22**は4月17日の天気図で、この日は低気圧が南海上を通過しました。冷たい北風で気温が上がらず、関東甲信地方では広い範囲で雪になりました。東京都心でも一時うっすらと雪化粧しました。このように4月は低気圧のコースによって天気や気温が大きく変動しますが、後半になるほど南風の頻度が高くなり、気温が上がっていきます。

天気予報ではこのキーワードに注意!!

- 気温の変化
- 湿度や風の変化
- 光の強弱
- 黄砂の飛来

ストレス

気温や湿度、気象の変化が意外な原因⁉

「はじめに」でも述べましたが、現代人にストレスはつきものであるといわれています。そのストレスが原因で病気になるのは誰にでも理解できますが、ストレスをまったくなすのは問題があります。多少のストレスは人間にとって適度な緊張感を生み出し、仕事の効率が上がる、学校の成績が向上するなどの効果があることがわかっています。しかし、ストレスが多くなると精神的にも肉体的にも疲労感が強くなり、さらにストレスが増加すると消耗から崩壊、破滅へと進行してしまいます。身体でいえば健康な状態から疲労、そして病気へと変化していくわけです。それでは健康によい適度なストレスとはどの程度のものかとなると、これは個人差が大きくて難しい問題になってしまいます。要は短期間での強いストレス、そして、これはストレスかなと感じる程度のものでも長期間に渡って受けることを避けることが賢明なようです。ストレスが蓄積すると身体の中の内分泌機能や免疫機能に影響がでて病気になり、悪化するわけですが、人間がストレスに弱いのは大きなショックを受けたときにすぐに胃潰瘍になったり、心臓に異常がでることからもわかります。

漢方医学では気というのは非常に重要な意味をもっています。本来、気という言葉は万物が生じる根元であり、生命の原動力となる勢い、という意味があります。目にははっきり見えないが、私たちに影響する周囲の環境、物の働きが「気」になり、気には、気象、光や電気、空気、自分の気分などがあります。漢方医学の考えでは、病は気のバランスが崩れるとき、または気の増減によって起きること、となるわけです。漢方医学ではこのうち自然の変化、つまり気象の変化をかなり重要視しており、病気の原因として、風、冬の寒さ、夏の暑さ、湿り気、乾燥、夏以外の熱をあげています。夏以外の熱には不明な点もありますが、それ以外の気象の変化はそれぞれが病気の原因となり、持病が悪化する要因になっています。

このように気象の変化はストレスの原因であり、毎日いやでも受けなければならないストレスの一つになっています。しかも、台風や発達した低気圧、寒冷前線などが通過する際には短時間で気圧や気温、湿度の変化が非常に大きくなり、その急激なストレスが病気につながっています。まさに、「病は気象から」なのです。しかし、なぜ気象の変化がストレスになり、身体の内分泌や免疫機能に影響を与えるのでしょうか。寒い、蒸し暑いなど思うこと自体ストレスになります。さらに気象という外部環境の急激な変化に身体の機能が追いついていけないために病気になり、持病が悪化するわけです。たとえば気温5度の変化は、洋服1枚分に相当します。前日との気温差が10度になれば、2枚余分に服を着なければ体感温度が同じになりませんが、実際に10度違うからといって2枚厚着をする人は少ないのではないでしょうか。この大きな気象変化がストレスとなり病気の原因になっているわけです。

黄砂と降り始めの雨

喘息発作やアレルギー症状を引き起こす

黄砂は中国を中心としたアジア内陸部の乾燥地帯で発生した砂嵐が上空に巻き上げられて、風によって日本など周辺に運ばれてくるもので、春に多く見られます。上空に巻き上げられた黄砂のうち、粒の大きいものは中国国内に落下し、日本に飛来するものは直径4マイクロメートル（0・004ミリメートル）前後の非常に小さいものです。しかし、日本国内には1平方キロメートルあたり年に1トン以上も落下していると推定されています。黄砂はもともと砂ですが、日本に飛来する間に中国大陸で発生する硫黄酸化物や窒素酸化物などの汚染物質を取り込んでしまいます。また、黄砂の中に細菌やカビが多量に含まれているという調査結果もあります。日本では昔から黄砂の後にムギの病害である「黒さび病」が増加することが知られています。

黄砂は非常に小さい粒子ですから、呼吸とともに鼻から気管に入ってしまいます。

この結果、咳や痰の増加、喘息発作がおきやすくなります。黄砂自体はアレルギーを起すものではないのですが、途中で黄砂に汚染物質が付着するとアレルギーの症状を悪化させます。これをアジュバント効果といいます。アジュバント効果を起こす代表的な物質がディーゼル排気物質やホルムアルデヒドです。中国や韓国は工業化が急速に進む一方で、日本のように排気ガスの規制が強くないためにさまざまな汚染物質が大量に放出され、黄砂に付着すると考えられています。黄砂は2から3月、4月に多く、この時期日本はスギ花粉症の時期になります。このため、黄砂の飛来する日には花粉と一緒に黄砂が目や鼻につき、花粉症症状が悪化する人が多いのです。皮膚につけば、アレルギーの一つであるアトピー性皮膚炎も悪化します。

お隣の韓国では中国に近いために日本より影響が大きくなっています。年に10回前後は黄砂のために飛行機が飛べなくなるほどです。1990年代に韓国国内で行われた調査では、黄砂が飛来すると高齢者の死亡率が高くなり、肺や気管支、心臓病が悪化することが明らかになりました。目や鼻の病気も増加します。中国でも同様の調査が行われ、健康に影響を与えることがわかっています。日本では黄砂が健康に与える影響についての本格的な調査は実施されていませんが、何らかの影響があることは間違いないようです。

黄砂は非常に細かい粒子であるために、体内への侵入を防ぐのは難しいのですが、長袖の衣服で皮膚につけない、マスクをして少しでも減らす（花粉より細かいのでマスクで完全に除外することはできません）、外出から戻ったらうがいや手洗い、目の洗浄をすることが必要です。とくに呼吸器の持病をもっている人やアレルギー体質の人は注意したほうがよいでしょう。黄砂の飛来予報に関しては、気象庁のホームページに実況や予報が掲載されています。また、韓国気象局や中国気象局のホームページにも情報が載っています。

ところで、空気の中には黄砂以外にも多くの物質が含まれています。無害なものもありますが、多くは大気汚染物質や花粉、ダニの屍骸、細菌、カビの胞子など、身体に有害なものです。

急に雨が降り始めたとき、また、ポツポツ降る弱い雨などの場合、傘をささずに駆け出してしまう人がかなりいます。実は、身体のためには降り始めの弱い雨のときこそ傘をさした方がよいのです。空気中には自動車の排気ガス、工場からの煤煙、地面から舞い上がった土ほこり、花粉などさまざまなものが含まれています。これらを総称して大気汚染物質といいます。汚染物質のうち窒素酸化物や硫黄酸化物の一部は空気中で反応して硝酸や硫酸に変化し、これが雨に溶け込んだものが酸性雨になります。酸性雨は各地で植物を枯らすなどの被害を出しているのはよく知られています。植物に悪いものが人間の身体によいわけはないのです。

降り始めの弱い雨は、黄砂や大気汚染物質を含む汚れた危険な雨!!

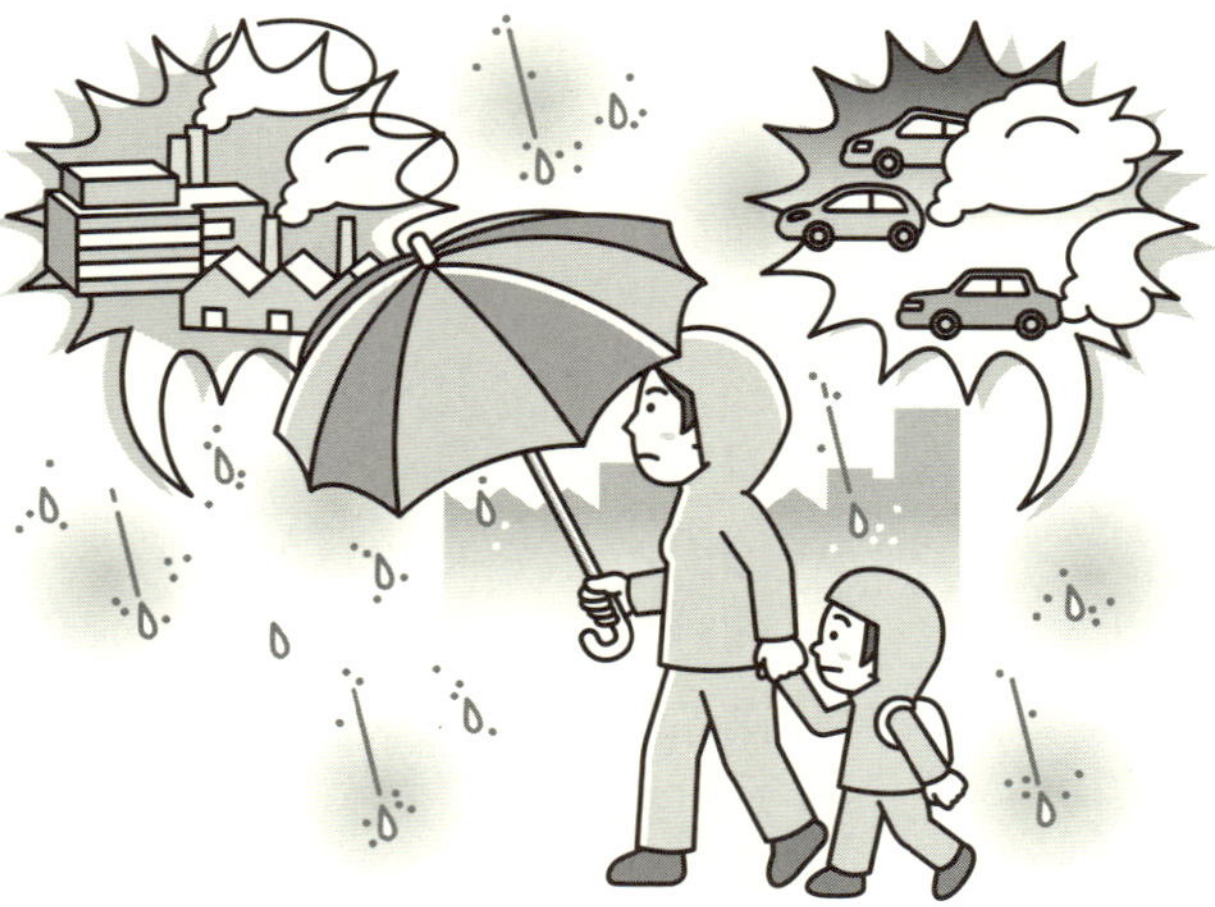

雨は地上に落下する際に、多くの汚染物質も取り込んで降ってきます。とくに降り始めの雨は空気中の汚れのたくさん取り込んでしまい、一番汚れた雨なのです。また、雨といっしょに、汚染された上空の空気も地面に降りてきます。空気中の汚れは雨が降り続くとしだいに少なくなり、雨上がりの空がきれいに見えるのは空気中の汚れが雨で洗い流されてしまうためなのです。ごく短時間の雨やぱらついた程度の雨の後、自動車のボンネットがひどく汚れているのに気がついたことはないでしょうか。この汚れが雨に含まれた汚染物質なのです。もちろん雨に当たれば、人間の身体にも同じような汚染物質が付着することになります。

降り始めの雨は、ものすごく汚れているのです。まだたいした雨ではないからといって、傘をささずに歩くのは、汚染物質を身体中で浴びているようなものなのです。最近は、大気汚染物質に加えて、福島からの放射能の問題、さらに中国大陸からの黄砂や硫黄酸化物などの汚染物質が急増しています。降り始めの弱い雨こそ、もっとも危険な雨なのです。まだ大した雨ではないから、少しの距離だからと思わずに、降り始めの雨こそすぐに傘をさして身を守る必要があるのです。

４月のまとめ

①気象変化や職場環境・居住環境の変化がストレスの原因

②汚染物質を取り込みながら運ばれてくる黄砂がアレルギーの引き金

③空気中に浮遊する汚染物質が含まれる降り始めの雨には濡れないこと

column

いやし

昔の５月病は今や４月病になりました。４月からの新しい環境や人間関係に慣れない人は鬱《うつ》まではいかなくても気持が落ち込んでしまいます。そんなときは思い切って気分転換をしましょう。まず暗い部屋はよくありません。うつ病の治療のひとつに光療法があります。これは部屋を明るくして簡単な作業をやってもらうものですが、大事なのは作業にノルマを課さないことです。気分が疲れたときには部屋の明かりを明るいものに変え、カーテンも明るい緑色で、薄い生地のものに変えてみてください。明るい色なら自分の好みのものでOKです。

日本人がどんなものに心を癒されるかという調査でもっとも多くなっていたのは、森や林などの緑でした。精神的に疲れているときに緑の中を歩くと気持ちが安らぐのは誰もが経験したことがあると思います。森の中が気持ちよく感じられるのは香りだけではなく、柔らかな緑色が目にやすらぎを与えるからです。さらに、気象も影響しています。森の中では風が穏やかで、気温や湿度の変化が小さくなっており、いわば、自然が作り出す最良の気象条件になっているのです。４月は新緑が始まる季節、木々の葉が成長するときにフィトンチッドなどのさまざまな芳香を出しています。木々の新緑が出す香りが、風によって運ばれてくるから「風薫る５月」になるのです。森林浴が気持ちよく感じられるのは、穏やかな気象と芳香によるものなのです。

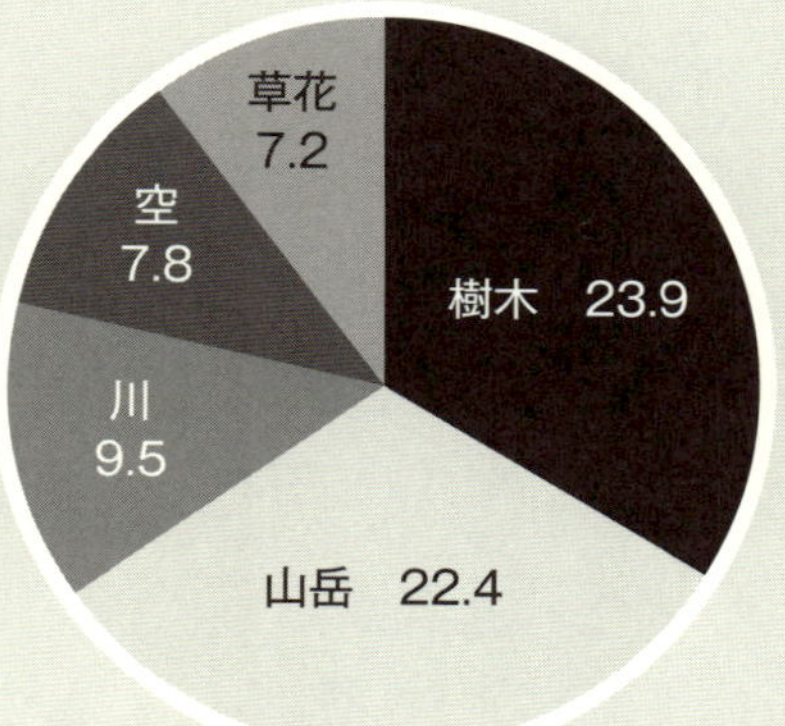

5月の天気と健康

春と夏がせめぎあい、さまざまな気象現象が起きる

5月の天気

5月の連休を過ぎると暦の上では夏になります。以前は、5月は初夏の陽気でしたが、最近は夏の陽気に近づいています。大阪ではこの10年間に5月中に30度以上を記録した年が6年、東京も2年ありました。5月は春と夏がせめぎ合っている時期で、上旬には北日本や内陸では遅霜のおそれがあり、ひょうの被害がもっとも多い月になっています。一方で、真夏日が出現したり、梅雨の走りがあったりと1か月の間にさまざまな気象現象が起きる月になります。

図23は2010年5月4日の天気図です。日本の東海上にある高気圧が日本付近に張り出し、真夏のような気圧配置になっています。全国的に青空が広がり、東日本から西日本にかけての広い地域で最高気温が30度を越える真夏日になりました。暑さに慣れていない、この時期の30度はかなり身体にこたえます。一方、この日は九州から東北南部にかけての

5月

●東から高気圧が張り出し、北に低気圧があると夏の陽気になる
●日本海にある小さな低気圧は寒気を伴うことが多く、雷の原因に

図23　2010年5月4日の天気図

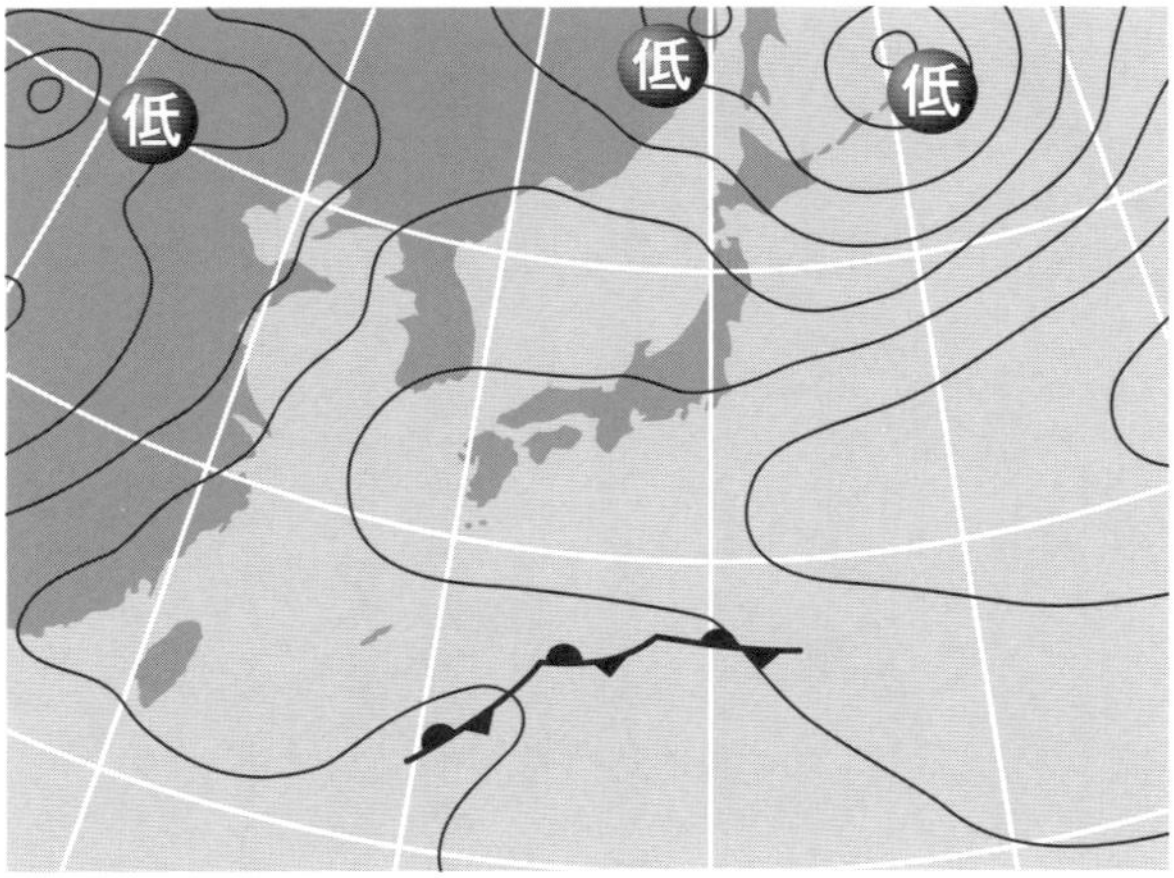

図24　2010年5月12日の天気図

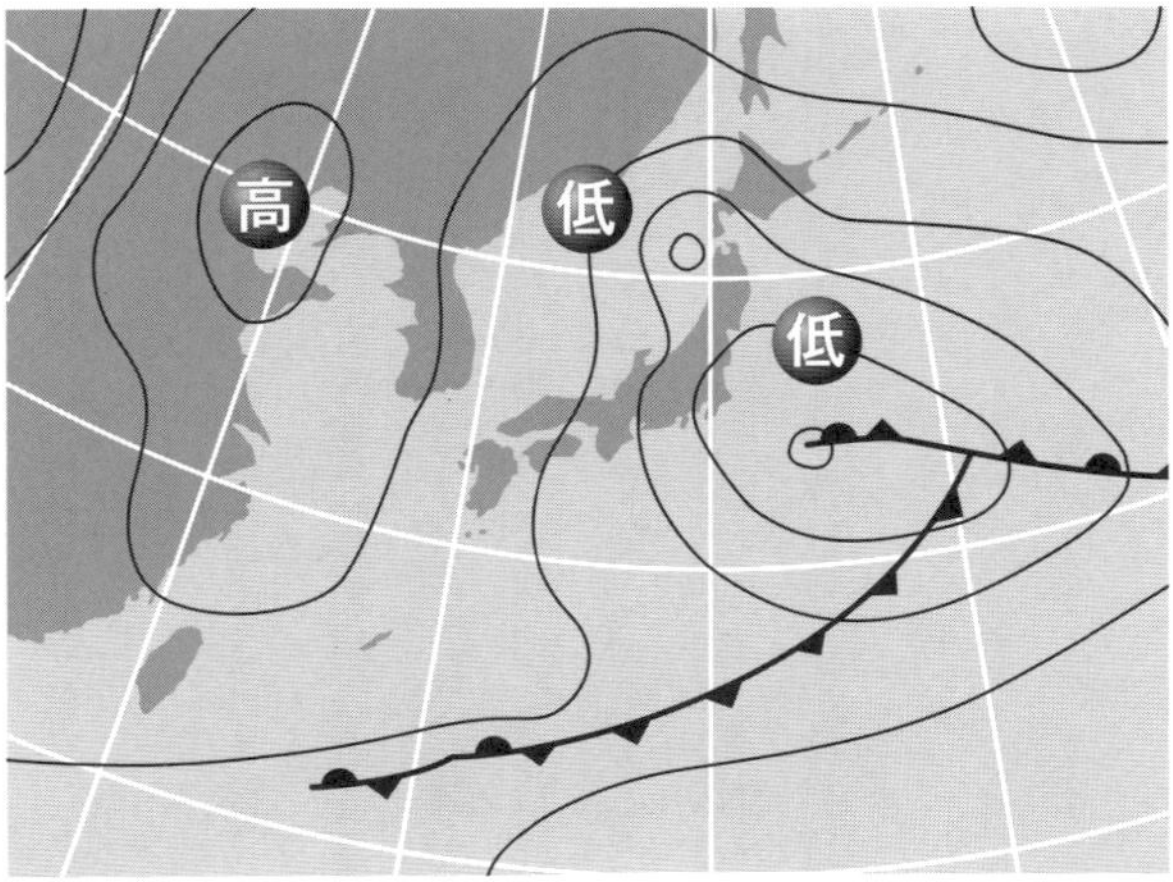

地域で大陸からやってきた黄砂が観測されました。黄砂は本来春のものですから、この日の日本列島は真夏と春の気象現象が同時に起きたことになります。天気図で北京の西にある低気圧は4日後に発達しながら北日本を通過し、北海道は荒れ模様の天気になりました。5月に発達する低気圧をメイストーム（5月の嵐）とよんでいます。

図24は同じ年の5月12日の天気図です。東海上に低気圧、大陸に高気圧と一時的に冬型のような気圧配置になり、上空には強い寒気が流れ込みました。北日本には低温注意報が出され、山間部や内陸では霜の降りた地域もありました。晴れて気温が上がった東日本では一部で激しい雷雨となり、ひょうの被害も出ました。5月は太陽の日差しが強く、晴れればかなり気温が上がります。一方でこの時期はときおり大陸から強い寒気が南下するため、地上と上空の温度差が大きくなり、雷雲が発達しやすいのです。ひょうは最大級に発達した雷雲から落ちてきます。年間を通してみると雷は夏に多いのですが、ひょうの被害は5月がもっとも多くなっています。

天気予報ではこのキーワードに注意!!

・オゾンホールの拡大
・日射が強く、気温32度以上、風が弱い日=光化学スモッグ
・酸性雨

紫外線

正しい知識で一年をとおした対策を!!

春休み、そしてゴールデンウィークに海外に出かけ、真っ黒になって帰国する人がいます。日本国内でも4月の末になると、一日屋外にいればかなりの日焼けを起こしてしまいます。紫外線対策は昔は夏のものでしたが、海外や海山の行楽が盛んになると1年中必要なものに変わってきました。古い教科書には日本では紫外線は5月がもっとも強いと書かれていますが、これは紫外線全体の量を考えた場合のことで、日焼けや皮膚癌に影響するUVBの量を考えると真夏がもっとも多くなっています。

紫外線に関しては誤った情報や誤解も多いので、整理をしておきましょう。

まず、地上に降り注いでいる紫外線はUVA

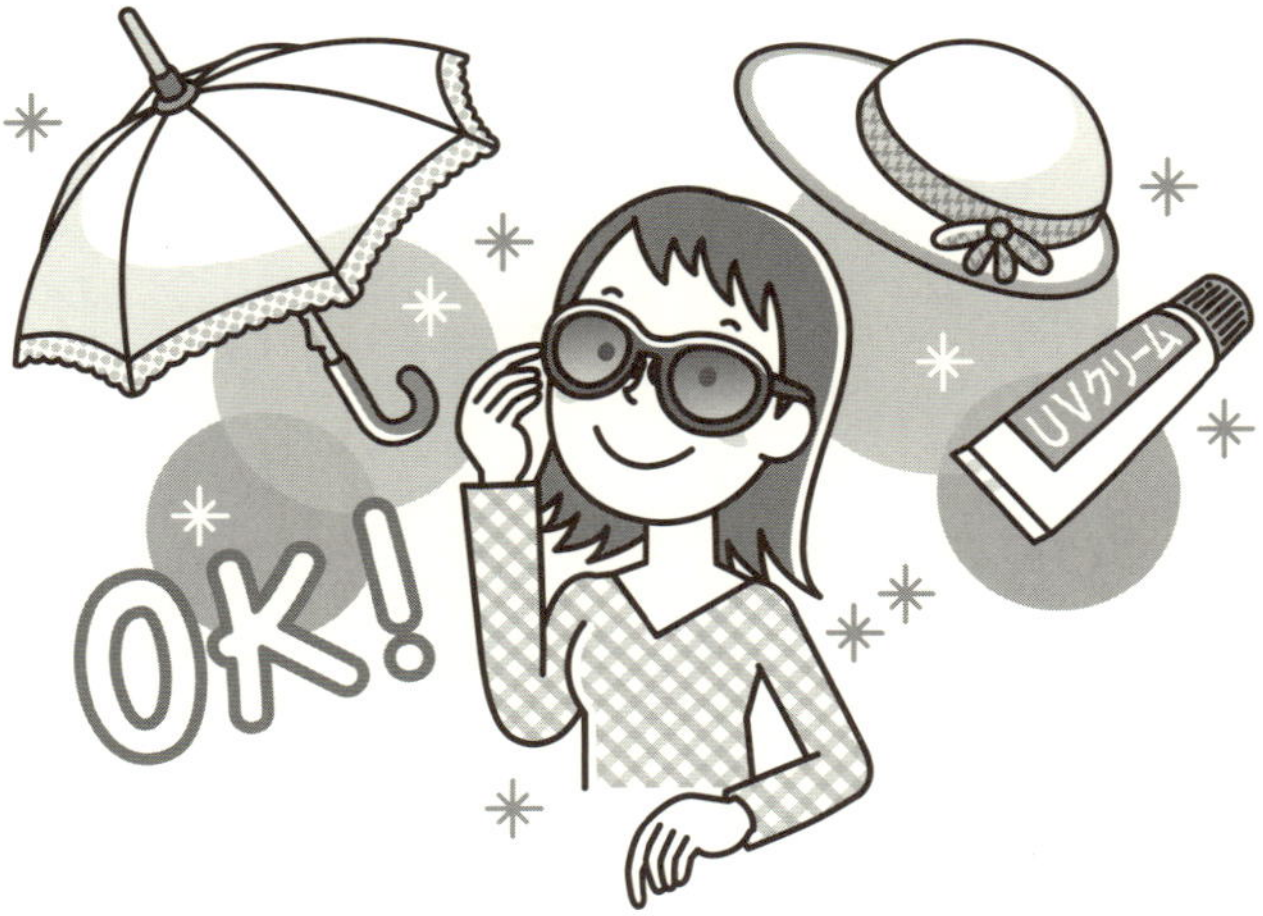

春も太陽光をしっかりブロック。日焼け防止クリームは「SPF」と「PA」の数値があるもの、サングラスはUV防止加工のある色の薄いものを!!

全部とUVBの半分程度で、このUVBの量は上空にあるオゾンの濃度によって変化します。紫外線のエネルギーは波長の長いUVAの方が大きいために、紫外線量をエネルギー量で示すとほとんどがUVAで占められてしまいます。オゾンを考えない場合には、紫外線量は太陽光の強さと比例しますので、もっとも紫外線のエネルギーが強くなるのは日本では6月下旬の夏至になります。しかし、この季節は日本では梅雨の最盛期にあたっているために、晴れの時間が長い5月や7月の方が紫外線のエネルギー量は多くなっています。ここで大きな誤解が生じています。紫外線のエネルギー量と人間の皮膚や目への影響度は必ずしも一致していないのです。人間に大きなダメージを与えるのは、UVBの方で、WHO世界保健機構も紫外線に関してはUVBだけの影響で情報を統一するように勧告しています。前述したようにUVBは上空のオゾン層の影響を受けて量が変動しますから、太陽光の強さとは一致しない場合があるのです。

南極のオゾンホールがニュースになりますが、上空にあるオゾンは季節によってその量が変動し、日本の上空では夏にもっとも少なくなっています。このために日本で観測される紫外線はエネルギー量でいえば5月と7月に多くなりますが、人間の皮膚へのダメージに関与するUVBは**図25**のように8月がもっとも多く、ついで5月と7月になっています。つまり、夏のほうが日焼けをしやすく、そのほかのダメージも大きいことになります。図

図25　月別ＵＶＢ量

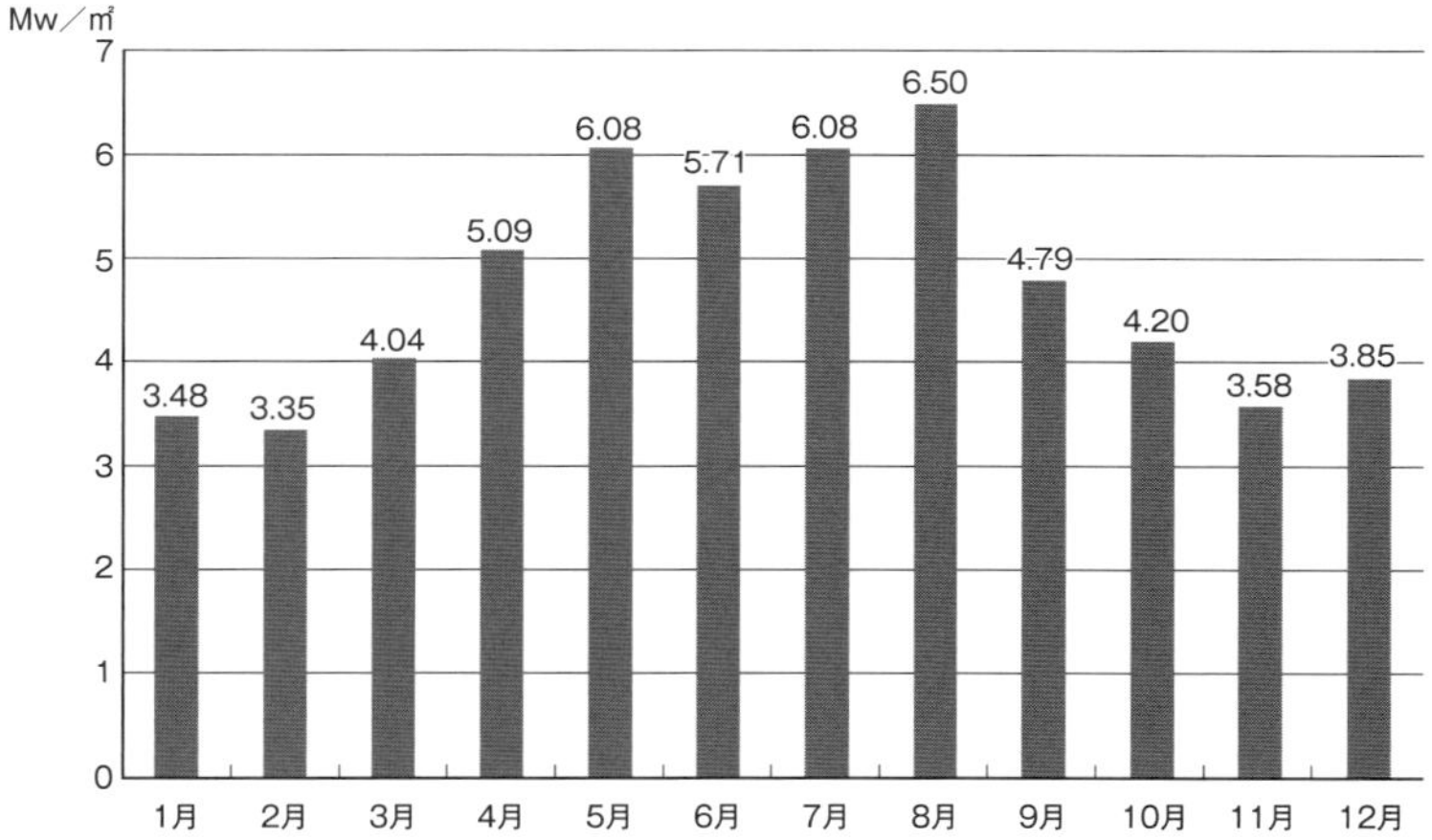

をよく見ると１月や２月のＵＶＢが意外に多いのに気がつくと思います。ＵＶＢは真冬でも真夏の半分程度は降り注いでいるのです。紫外線の効果は皮膚への累積の蓄積量であり、冬に２時間外にいるのと真夏の１時間は最終的には同じ効果になります。真冬にあまり日焼けしないのは、冬の紫外線が弱いこともありますが、それ以上に冬は寒いので外にいる時間が短いこと、衣服をたくさん身に着けているので、紫外線を浴びにくいこと、昼間の時間が短いことが影響しています。その証拠に冬でもスキー場では真っ黒に焼けてしまいます。新雪は紫外線をほぼ１００％反射するために、顔にあたる紫外線の強さは夏とあまり変わりがなく、一日屋外にいるために、いわゆる雪やけになるわけです。

スキー場での紫外線の反射の例を出しまし

たが、人間が浴びる紫外線は太陽の光として直接当たるもの、途中の空気で散乱したものが間接的にあたるもの（曇り空の紫外線に相当します）、それに地面や建物から反射してくる紫外線の合計になります。地面からの反射率は地面の状態によって大きく異なっています。**表2**は地面の状態による紫外線の反射率の違いです。もっとも反射率が大きいのは新雪で、ほぼ１００％になっています。古い雪でも表面が白ければかなりの紫外線が反射してきます。海岸にいる場合には砂からの反射と海面からの反射になりますが、砂が濡れているか、乾いているかで異なり、黒い砂より白い砂の方が大きくなっています。海面も波の状態によって反射率が異なってきます。ここでは紫外線は太陽から直接くるものだけではなく、周囲や地面の反射の分もあるということを覚えておいてください。

山や高原の場合にはさらに紫外線量が多くなります。それは、標高が高くなるにつれて紫外線量が増加していくということです。平均的には１００メートルにつき1.4％程度増加しますが、これはＵＶＡとＵＶＢを合計した場合であり、ＵＶＢの方が増加率が大きくなっています。ＵＶＢは１０００メートルで

表2　紫外線反射率

新雪	90%以上
雪	88%
海上の波	30%
砂浜	18%
コンクリート	10%

20%、3000メートルで50%増加すると考えてください。晴れた日に3000メートルの稜線でスキーをやっていると、標高による紫外線量の増加で150%になり、それがそのまま反射してきますから、合計のUVB量はおよそ3倍ということになります。

紫外線は太陽に近いほど強くなりますから、赤道に近い国ほど注意が必要になります。グアムやサイパンなど、日本人が観光で出かけることの多い島では、冬でも日本の真夏の紫外線量より多くなっています。3月から4月でも、これらの島で一日遊んでいると強烈な日焼けになってしまいます。また、日本が冬の場合に南半球のオーストラリアやニュージーランドは季節が逆ですから、真夏になります。実は太陽と地球の距離は年間で多少変動し、日本が冬の時期にもっとも太陽が地球に近づいています。このために南半球の夏（日本は冬）は紫外線が非常に強いのです。

注意しなければならないのは、紫外線に対する私たちの皮膚の抵抗力は季節によって違います。もっとも抵抗力が大きくなるのは夏が終わった後の9月末頃で、その後は抵抗力が徐々に低下していき、初夏になると再び抵抗力が上がってきます。つまり、春がもっとも紫外線に弱い時期になります。この時期に海外で強い紫外線を浴びるのは大変に危険なことなのです。

紫外線は単に日焼けを起こし、将来しみやそばかすができるというだけではなく、場合

図26　紫外線防止クリームの使い分け

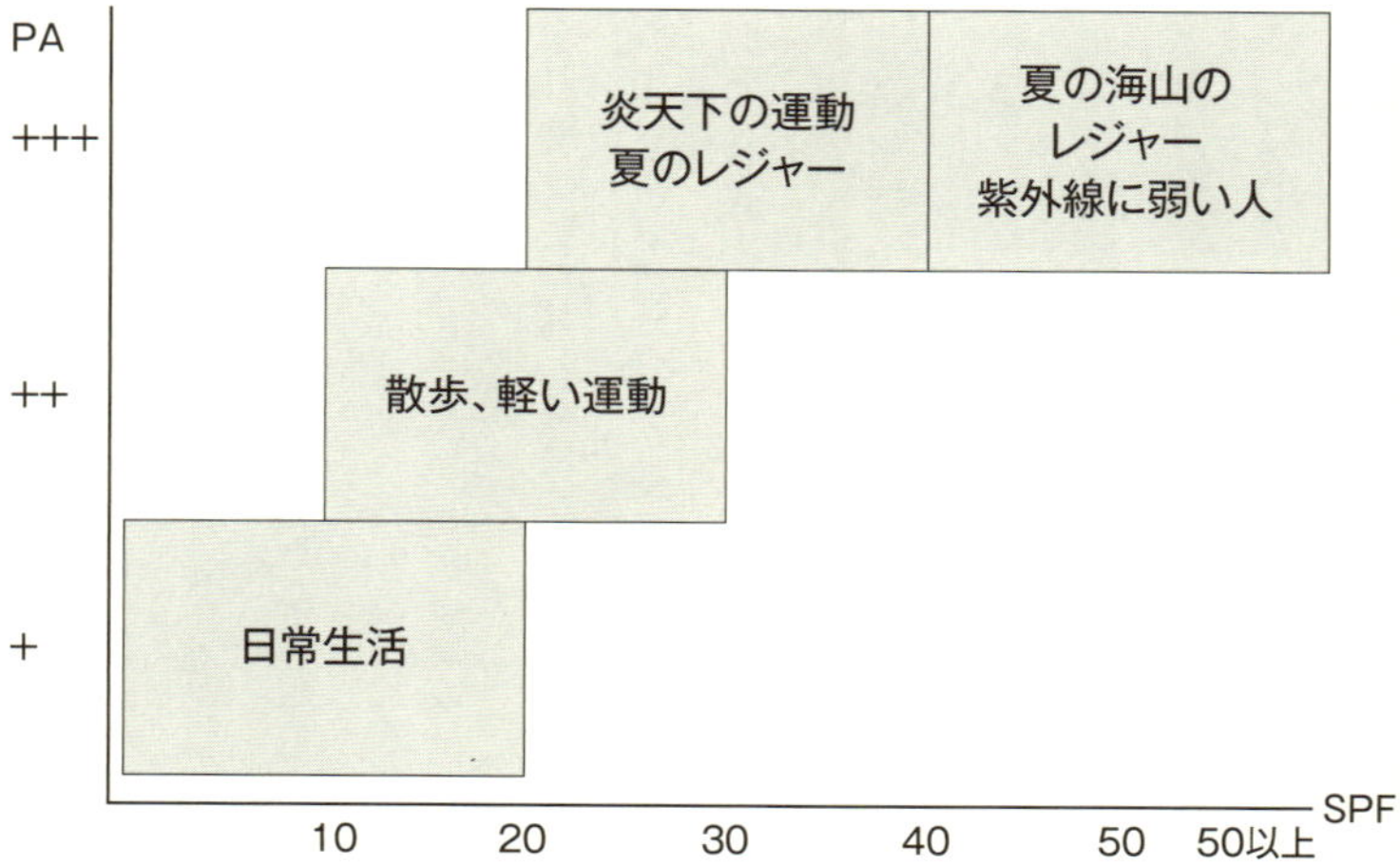

によっては皮膚癌に進行し、目では白内障の原因にもなっています。日本人は白人に比べると紫外線に対する抵抗力は強い方ですが、紫外線と皮膚の過敏性を高める物質の相互作用で光過敏症を起こしている人は意外に多いのです。日焼けやその進行形である光角化症状、さらに皮膚癌は主にＵＶＢが原因ですが、光過敏症はＵＶＡが原因と考えられています。

紫外線を防止するには、太陽光の強い土地、期間、時間を避けることが第一で、このような条件の場合には屋外にいる時間をなるべく短くするようにします。紫外線の防止には衣服や帽子、日傘で光をさえぎることと、紫外線防止クリームで肌への紫外線吸収を防ぐ方法がありま す。この２つを組み合わせることが適切な紫外線対策になります。衣服に関しては白い服がよいという誤解があります。夏の太陽の熱を防ぐには白い衣服がよいのですが、紫外線防止には色の濃い衣服が効果的です。ハワイのアロハシャツ、沖縄のかりゆしウェアなどいずれも原色をふんだんに使っているのは紫外線防止のためなのです。

これだけでは間接的にやってくる紫外線や反射してくるものは防ぐことができません。太陽光が強い場合には日焼け防止用のクリームや化粧品を併用することが必要です。日焼け防止用の化粧品にはSPFという数値とPAという数値がついています。SPFはSun Protection Factor、つまり光に対する抵抗力になりますが、主にUVBによる日焼けの抵抗値になります。これに対して、PAはProtection Grade of UVA、つまりUVAを防止する抵抗値になっています。日焼け防止だけならSPFの数値を基準に選べばよいのですが、その他の皮膚の影響を考えると**図26**のようにPAの効果も合わせて使うとよいでしょう。

なお、サングラスは色の濃いものは逆効果になります。色が濃い場合には目に入る光が少なくなるために瞳孔が開き、かえって多くの紫外線が目に入ってしまいます。UV防止加工をしてある色の薄いサングラスがよいでしょう。

光化学スモッグ

発生しやすい気象条件がある⁉

夏は光化学スモッグの発生しやすい季節です。1970年の7月に東京のある私立中学と高校で体育の授業中の生徒が突然のどの痛みや目の刺激を訴えるということがありました。東京都の調査により、これが日本で初めての光化学スモッグだということがわかりました。海外では、1945年にアメリカのロサンゼルスで初めて観測されており、このために光化学スモッグを「ロサンゼルス型スモッグ」とよぶこともあります。日本とアメリカで光化学スモッグの発生が25年も違っているのは自動車の普及率が違ったからです。

光化学スモッグは日射が強く、気温が高い日、そして風の弱い日に発生しますので、気象が大きく影響しています。光化学スモッグの原因物質は自動車の排気ガスや工場の排煙に含まれる窒素酸化物や炭化水素で、これらの大気汚染物質が強い紫外線と反応して光化学オキシダントという物質に変化します。この光化学オキシダントの濃度が高くなり、身体の中に入ると目やのどが痛くなり、吐き気を感じることもあります。光化学スモッグは日射が強く、気温が高いことと、原因物質である大気汚染濃度が高いという条件が必要で、幹線道路の周辺で気温が高くなった場合に発生しやすくなります。東京では環七や環八、慢性的な渋滞になっている首都高速の周辺で多くなっており、地方も都心部や渋滞の激しい道路の周辺で起きています。

光化学スモッグの人間への影響は、のどの痛みや咳、目の刺激、皮膚が赤くなるなどで、ふつうは症状が軽く、洗顔やうがい、眼の洗浄、シャワーなどをして空気のきれいなところで休息していれば症状は治まります。しかし、重症になると手足のしびれ、呼吸困難、頭痛、めまい、嘔吐などが起き、意識障害を起こす場合もあります。このような場合にはすぐに医療機関で手当てを受けることが必要になります。

光化学スモッグの発生しやすい気象条件は熱中症の場合とほぼ同じで、気温が32度以上で日射が強いこと、そして風が弱い場合です。これらの条件が予想される場合には気象庁から光化学スモッグに関する情報が出され、自治体は光化学オキシダントの濃度によって光化学スモッグ注意報や警報を発表します。光化学スモッグの情報は環境省の「そらまめ」という大気汚染に関するホームページでも見ることができます。このような場合には屋外での活動は控えたほうがよいでしょう。とにかく、夏場に気温が高いときは無理をしないことです。

大気汚染物質の中の硫黄酸化物や窒素酸化物が雨に融けこんで降ってくることを酸性雨といいます。大げさにいえば、硫黄酸化物が融けこんだ雨は濃度の薄い硫酸、窒素酸化物が融けこんだ場合は薄い硝酸と考えてください。こう書けば酸性雨は危ないものとわかります。汚染物質はもちろん日本国内でも大量に発生していますが、日本海側の地方や北日本の酸性雨は、その原因の大半が大陸から運ばれてきた汚染物質であることが最近の調査でわかりました。国立環境研究所の調査では、硫黄酸化物の場合およそ60％が大陸から運ばれたもの、残りの40％が日本国内からの汚染物質と火山の影響でした。日本国内でいくら規制を強くしても酸性雨の状況が悪化している状態が続いています。ほかにも火山の爆発によって酸性雨が増加することもあります。化学ではPH7が中性で、それよりPH値が小さいものを酸性、7以上のものをアルカリ性としていますが、通常の雨は空気中の二酸化炭素を溶かしこんでいるため、PH値が6以下になっています。一般にはPH5.6を基準としてこれ以下の場合を酸性雨としています。環境省の調査による国内の酸性雨の状況は**図27**のように西日本や日本海側の地方で深刻になっています。なお、降るのが雪の場合には酸性雪、霧の場合いは酸性霧とよんでいます。酸性雨は土壌や湖沼を酸性化し、有害なアルミニウム重金属を溶かし、その結果として植物が枯れたり魚類が絶滅したりという被害を出しています。また、コンクリートや鉄筋の腐食をうながします。周囲の植物や魚、建造物にはかなり被害が出ているのですが、私たちの健康への影響はあまり解明されていません。酸性化した雨水が飲料水の混じると下痢を起こす、酸性霧を吸い込むと喘息の発作が起きやすくなる、といった程度です。しかし、コンクリートや鉄筋の腐食に影響する

図27　日本の酸性雨（PH）

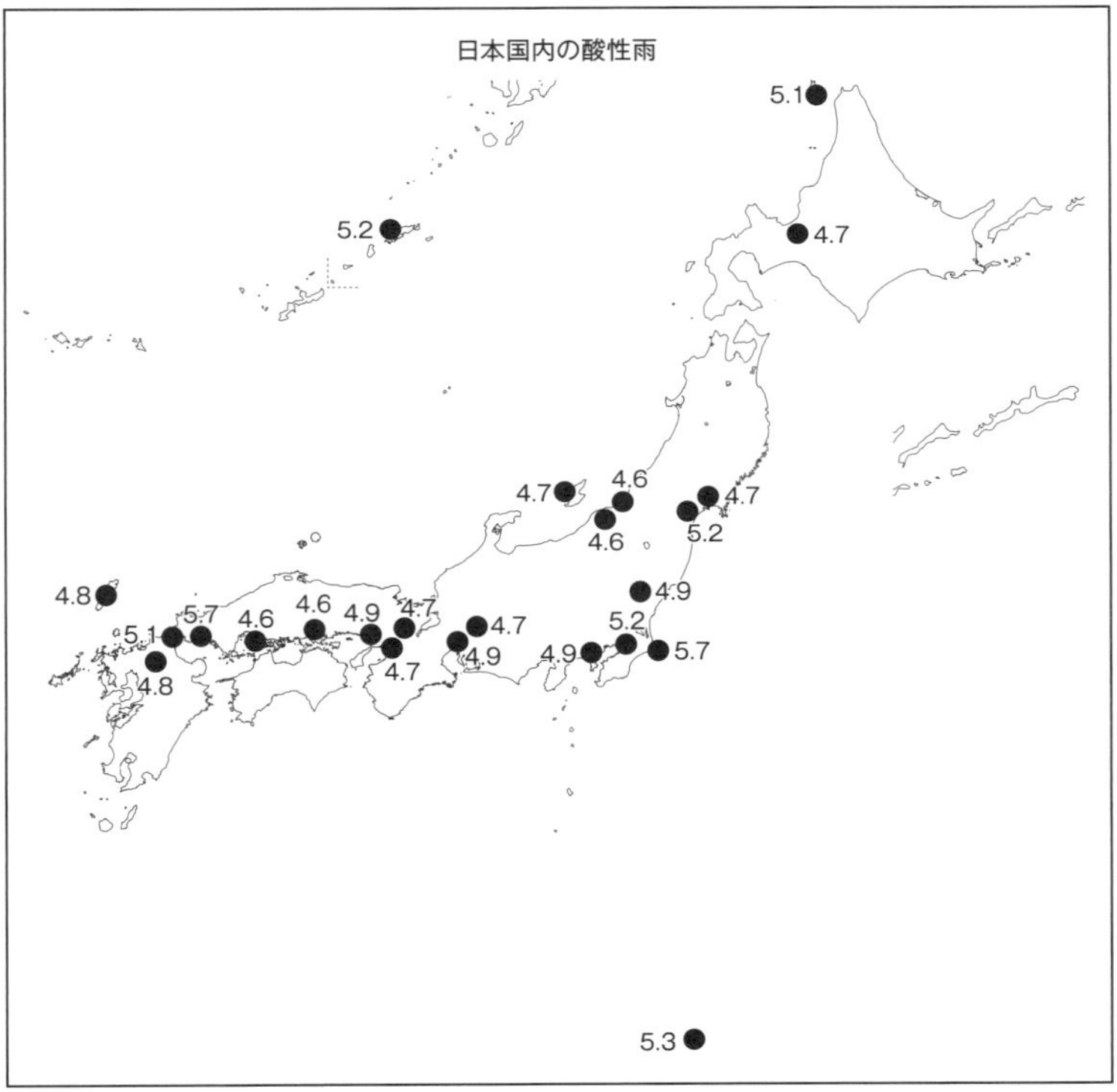

ものが私たちの身体によいわけはありません。

　さまざまな汚染物質は体内に入るとアレルギーの症状を悪化させます。これをアジュバント効果といいます。アジュバント効果を起す代表的な物質がディーゼル排気物質やホルムアルデヒドですが、酸性雨もその一つと考えておいた方がよいでしょう。

5月のまとめ

①日焼けや皮膚癌など人間にダメージのあるのはＵＶＢ

②皮膚が紫外線に一番弱いのは春

③光化学スモッグは気温32度以上で日射が強く、風が弱い日に起きる

竜巻・トルネード

column

5月の天気で記したように、この時期はまだ北極からの寒気が南下することがしばしばあり、地上の気温が高いと積乱雲が猛烈に発達します。巨大な積乱雲の下で発生するのが竜巻、英語ではトルネードです。竜巻は世界各地で発生しますが、とくにアメリカで巨大な竜巻が発生しやすくなっています。アメリカでは年間に1000個ほどの竜巻が発生し、毎年数十人の人が亡くなっています。竜巻の大きさは平均すると数十mですが、ときには数百mから1kmに達することがあります。2011年4月末にアメリカ南部を襲った竜巻では300人以上の人が死亡し、木造の建物は土台から吹き飛ばされ、堅固な建物の屋上には吹き飛ばされた自動車が乗るなど、東日本大震災の津波に匹敵する被害が出ました。アメリカで竜巻が発生しやすいのは4月下旬から5月ですが、この理由はカリブ海から北上する湿った暖かい空気が広大なアメリカを北上するうちにさらに暖められ、ロッキー山脈沿いに南下した寒気とぶつかって巨大な積乱雲ができるからです。日本で巨大な積乱雲ができてひょうの被害が5月に集中するように、アメリカでも同じ時期に竜巻が発生しやすいのです。

日本で年間に発生する竜巻は20個前後ですが、国土の広さを考えると決して少ない数ではありません。ただ、日本ではアメリカほど巨大な竜巻は発生しません。竜巻の強さを表わす目安にFスケールがあります。このFは日本人の研究者である「藤田氏」の頭文字をとったものです。

第3章

夏

6月の天気と健康

梅雨前線が北上、南下を繰り返す
憂鬱《ゆううつ》な雨の季節

6月の天気

6月といえば梅雨、梅雨前線が北上し5月中に梅雨入りした沖縄に続いて各地が梅雨に入ります。**表3（98頁）**は各地の梅雨入りや梅雨明けの平均日と梅雨期間の日数を示しています。北海道では梅雨の現象がはっきりしないので、記載していませんが、年によっては北海道でも曇りや雨の日が多くなり「エゾ梅雨」とよばれます。平均すると45日前後、曇りや雨の日が続くわけですから春夏秋冬につぐ5番目の季節とよんでもよいでしょう。**図28**は2010年6月13日の天気図です。九州の西に動きの遅い低気圧があり、前線が本州の南から中国大陸南部に伸びています。前日に九州で梅雨入りとなり、13日には東海から中国、四国地方が梅雨入りとなりました。翌14日には関東甲信地方と東北南部でも梅雨入りとなりました。梅雨前線が中国大陸南部まで伸びているように梅雨は日本だけの現象ではなく、中国南部でもこの時期は雨の季節になります。さらに梅雨前線の雲を作る

6月

●梅雨前線の雲は日本から東南アジアまでのびている
●梅雨前線が北上したら日本海側は大雨に注意、
太平洋側は蒸し暑い

図28　2010年6月13日の天気図

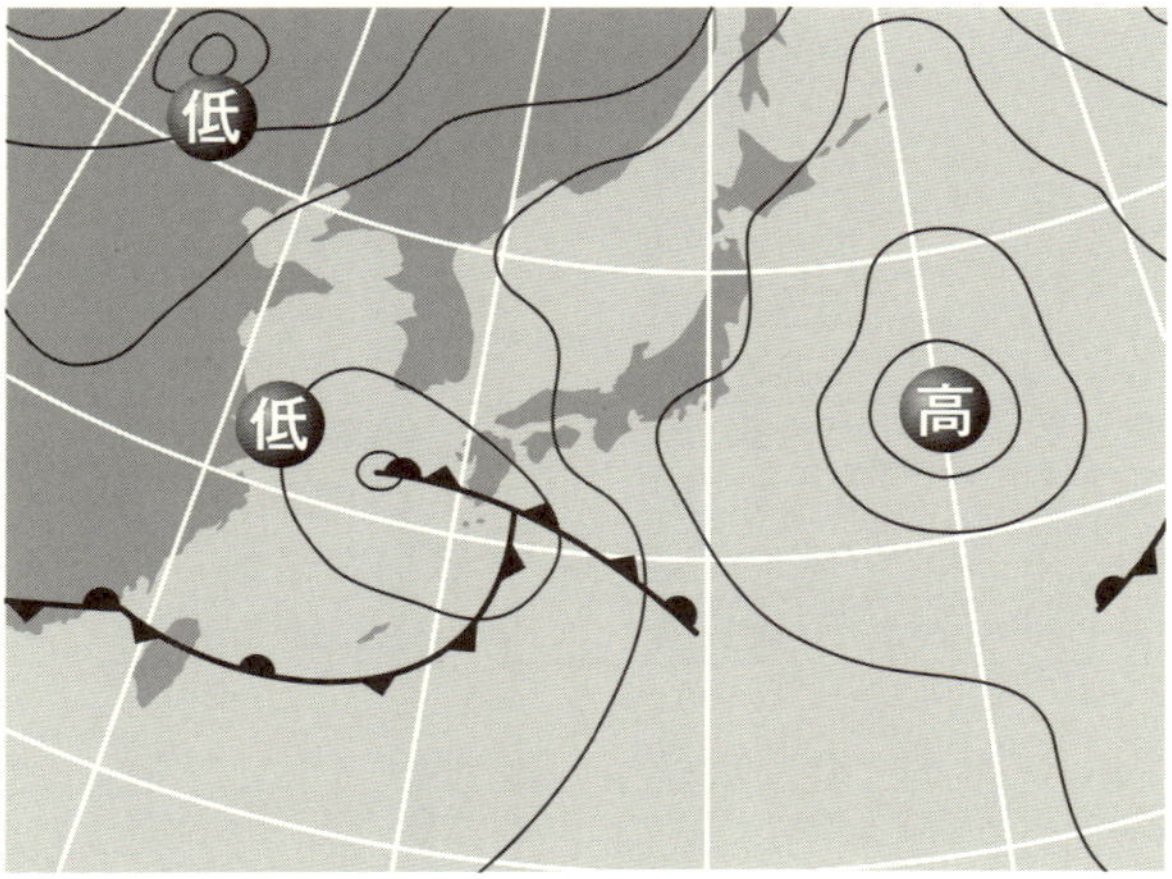

図29　2010年6月27日の天気図

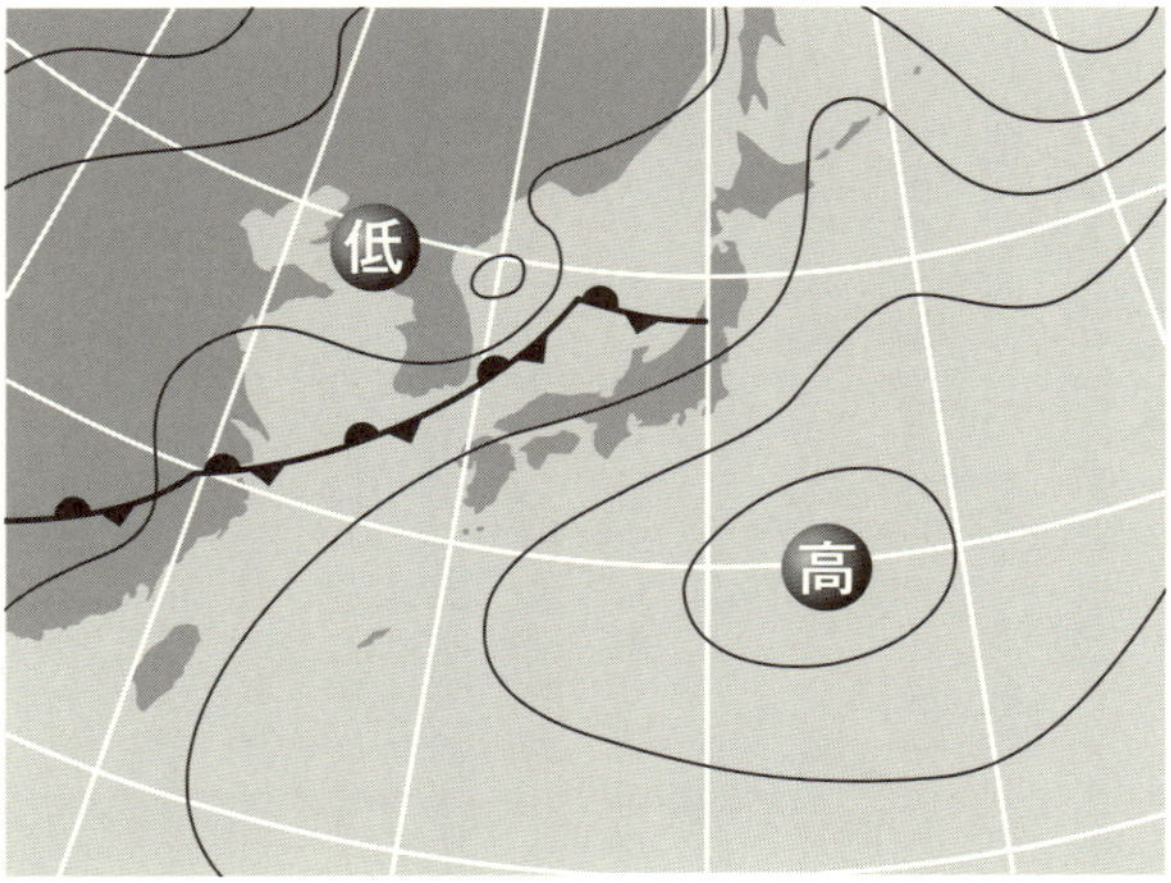

表3　各地の梅雨（1981～2010年）

地域	梅雨入り	梅雨明け	日数
北海道	北海道では梅雨の時期が定義されていません。		
東北北部	6月14日頃	7月28日頃	45日
東北南部	6月12日頃	7月25日頃	44日
北陸地方	6月12日頃	7月24日頃	43日
関東甲信地方	6月8日頃	7月21日頃	44日
東海地方	6月8日頃	7月21日頃	44日
近畿地方	6月7日頃	7月21日頃	45日
中国地方	6月7日頃	7月21日頃	45日
四国地方	6月5日頃	7月18日頃	44日
九州北部	6月5日頃	7月19日頃	45日
九州南部	5月31日頃	7月14日頃	45日
奄美地方	5月11日頃	6月29日頃	50日
沖縄地方	5月9日頃	6月23日頃	46日

水蒸気は遠くインド洋から輸送されていることがわかっており、梅雨はアジアの雨季＝モンスーンの一環なのです。梅雨前線が本州付近で活発になるころには沖縄は夏の高気圧におおわれて梅雨が明けます。夏の高気圧はこの時期に強くなったり、弱くなったりを繰り返しています。

図29は27日の天気図です。高気圧が強くなると梅雨前線が日本海まで北上し、前線の南側に入った地方には湿った暖かい空気が流れ込み非常に蒸し暑い梅雨の晴れ間になりますが、前線に近い日本海の沿岸では局地的な大雨に見舞われます。一方、前線の北側でオホーツク海の高気圧が強まると前線が南下し、冷たい北東の風が吹き込むために気温が上がらず梅雨寒になります。北海道や東北の太平洋側ではこの風をヤマセとよび、冷害の原因となります。7月中旬ま

で梅雨前線が北上と南下を繰り返し、およそ1か月半の雨の季節が続きます。

天気予報ではこのキーワードに注意!!

・日照不足による雨天や曇天
・気温や気圧の急な変化
・低気圧の通過前後による気温差
・オホーツク海高気圧が強まりヤマセが吹く

偏頭痛

梅雨シーズンにご注意

図6（10頁）でみたように頭痛をもっている人は悪天になると30％以上の人が頻繁に頭痛を感じるようになり、ときどき痛む人を加えると90％以上の人が天気の影響を受けています。梅雨時は年間のうちでもっとも天気が悪い時期で、特徴的なのは日照不足による暗い雨天や曇天です。暗いところから急に明るい場所に出るときの刺激が偏頭痛の原因の一つと考えられています。また、気温の変化も梅雨寒がある一方で、梅雨の晴れ間には真夏のような暑さになります。人間は蒸し暑いときには体温を下げるために末梢の血管を流れる血液を増加させます。皮膚の表面から汗を流すためにも多量の血液が必要になります。

末梢の血流が増加するときにはその分だけ脳や身体の中心部に廻る血液、酸素等が減少し頭痛の原因になるのです。

突然頭が痛みだす偏頭痛は日本でも非常に多い病気の一つです。1990年に行われた全国調査では、日本人の有病率は8.4％およそ1千万人の人が頭痛に悩まされていることがわかりました。偏頭痛は女性に多い病気で男性の有病率が3.6％なのに対して女性は12・9％と3倍にもなっています。年代別で見ると男性は20代から30代に多く、女性は30代から40代に多くなっています。偏頭痛は平均して1か月に2回から3回起き、8時間から9時間もの間断続的に痛みがあります。頭痛が起きたときに生活に何らかの支障がある人は74％にもなっています。偏頭痛の原因は身体の疲れやストレスによって脳が刺激され、血管収縮作用をもつセロトニンという物質が放出されて脳の周囲の血管がいったん収縮し、その後セロトニンが減少して血管が拡張するために起きるという説と、脳からの刺激が血管周囲にある三叉神経に伝えられ、そこから血管拡張物質が分泌されて血管拡張や炎症が起きるという説が有力です。ほかにもいくつかの説があり、詳しいことはよくわかっていないのですが、偏頭痛がどんなときに起きるかの調査では、多い順に睡眠不足、肩・頸のこり、旅行・外出、過労、目の疲れ、緊張、睡眠過多になっています。睡眠に関しては寝不足でも寝すぎでも起きているという特徴があります。また、旅行・外出など一見リラックスしているように見える場合でも、環境が変わるというストレスが原因になっているようです。要因を見ると「過労、睡眠不足、目の疲れ」など日本人に典型的な頑張りすぎ、という感じが浮かんできます。これに、気象条件が追い討ちをかけます。厳しい暑さや寒さ、気温や気圧の急な変化が起きた場合に偏頭痛が起きやすくなっているのです。気象の急な変化は梅雨時や季節の変わり目によく起きますから、この時期は偏頭痛をもっている人は要注意です。また、強い光や騒音も偏頭痛の引き金になりますし、室内の換気が悪い場合も危険です。繁華街の人ごみで頭痛の発作が起きる人がいますが、意識はしていなくても目が多くの人を追いかけることになり、目が疲れ、肩がこることになり、このストレスが頭痛の原因になるようです。偏頭痛が男性より女性に多いのは生理が関係していると考えられています。実際に女性の場合は生理の期間やその前後に偏頭痛になる人が多くなっています。これも生理によって通常より脳に廻る血液が減少することが一因です。

偏頭痛は前述したような心身のストレスが原因になっています。このようなストレスを防ぐために不規則な生活を避け、食事も規則的にし、食べすぎや空腹を避けるようにします。とくに、偏頭痛は休日に多く起きます。これは、平日の寝不足の反動で睡眠時間が長くなることが原因です。休日でもいつもと同じ時間に起きることが大事で、逆にいえば、毎日適切な睡眠時間を確保することが必要なのです。運動も毎日同じ負荷をかけているのがよく、休日に過激な運動をすることは偏頭痛の原因になります。とくに、運動の後や空腹時にはアルコールを避けるようにしましょう。アルコールはそれ自体が血管拡張作用をもつうえに、含まれるヒスタミンが偏頭痛を起こす要因にもなります。偏頭痛の持病がある人は、天気の変わり目にも注意しましょう。とくに低気圧が発達しながら通過する場合、気圧の変化が大きくなり、低気圧の通過前と通過後の気温差が非常に大きくなります。このような場合には運動は控えめにする、仕事のペースもゆっくりにし、残業はしないなど頑張り過ぎないように注意しましょう。ときどき気分転換をする、軽い体操をする、好きな音楽を聴くなど心身がリラックスするように心がけることが大切です。人ごみへの外出は避け、強い光や騒音からは離れるようにしましょう。しかし、偏頭痛の原因は個人個人で異なっていますから、自分がどんなときに偏頭痛になっているかを知ることが大事です。低気圧が近づいたとき、曇りや雨の日、気温が高い日なのか低い日なのかなど自分の偏頭痛の原因がいくつかでもわかれば、予防することが容易になります。また、偏頭痛をもっている人のおよそ30％は偏頭痛の発作が起きる前に何らかの前兆現象がありますから、前兆現象があった場合には、ただちに安静にする、薬をもっている場合には服用するなどの方法があります。偏頭痛の発作が起きてしまった場合には、なるべく安静にして、薬を服用することが必要になりますが、実は日本人の偏頭痛患者の70％は医療機関を1回も受診

自分の偏頭痛が起きた日の天気をチェックして、低気圧の近づいた日、曇りや雨の日、気温の高い日、低い日など原因を知って予防!!

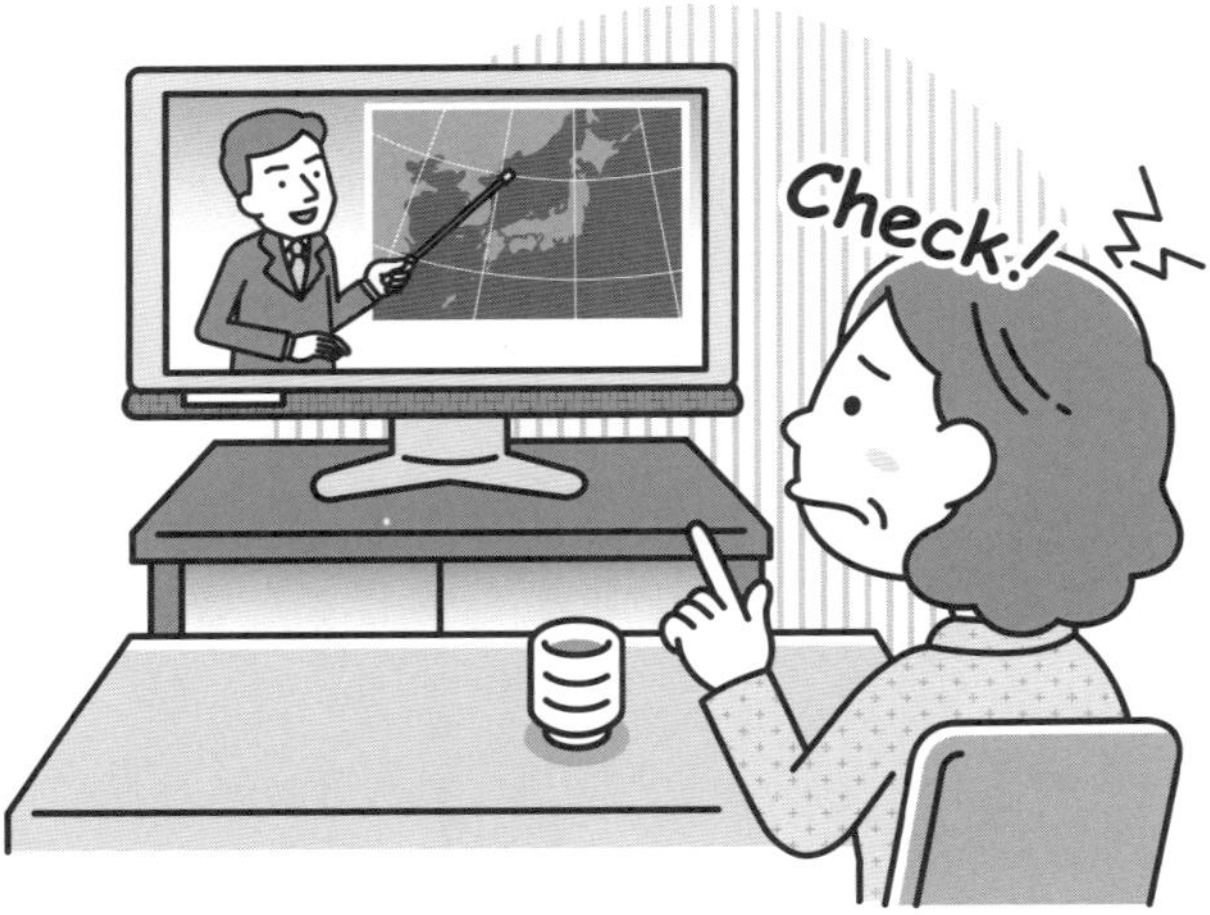

したことがありません。70％の患者さんのうち57％は市販の鎮痛薬を使っており、残りの13％はじっと我慢しているだけなのです。医療機関を受診した30％の人でも、繰り返し受診している人は半分で、残りは有効な治療法がない、などの理由で止めてしまっています。アメリカでは逆に受診率が69％にもなっていますし、その他の国の受診率は24％から65％になっています。現在はトリプタン系製剤など偏頭痛に有効で安全な薬剤もあり、偏頭痛は適切な診断、治療によりコントロールできる病気なのです。日本では医療機関や国がもっと広報する必要がありますし、私たちも自分の病気についてもっと知っておく必要があるのではないでしょうか。とくに、頭痛は、脳疾患など重大な病気である可能性が否定できませんから、最低一度は医療機関

できちんとした診断を受けたほうがよいでしょう。

うつ病と日照時間

曇りや雨の日が多い梅雨どきは要注意!

うつ病や神経症はその原因の多くがストレスです。ストレスにはさまざまなものがありますが、多くの人は人間関係の不調からうつ病になると考えていると思います。とくに、春から初夏にかけてはストレスの溜まりやすい季節で、昔は5月病という言葉が流行し、最近の若い人は3週間以内に仕事をやめたり、登校拒否になったりと、4月病といった方がよいかもしれません。私たちがさまざまなストレスをもっていることはすでに書きましたが、この季節は多くの人が、進級や進学、転勤などで、学校や会社、通勤、通学の環境が変わります。環境が変わったことによるストレスはかなり大きなものになっています。環境が変わる場合は本人が喜びと思っている場合にも起きています。その典型が女性の結婚と出産であり、男性の場合には会社での昇進、栄転がそれになります。よく、出産したあとに体調が変化するといわれます。確かに出産によって内分泌などの機能が変化しますが、女性にとっての妊娠は喜びであると同時に体内に赤ちゃんを抱えるという大きなストレスでもあります。結婚も引越しを伴う場合が多く、家庭環境、周囲の環境が大きく

日照不足の暗い空は、気分が落ち込みやすい

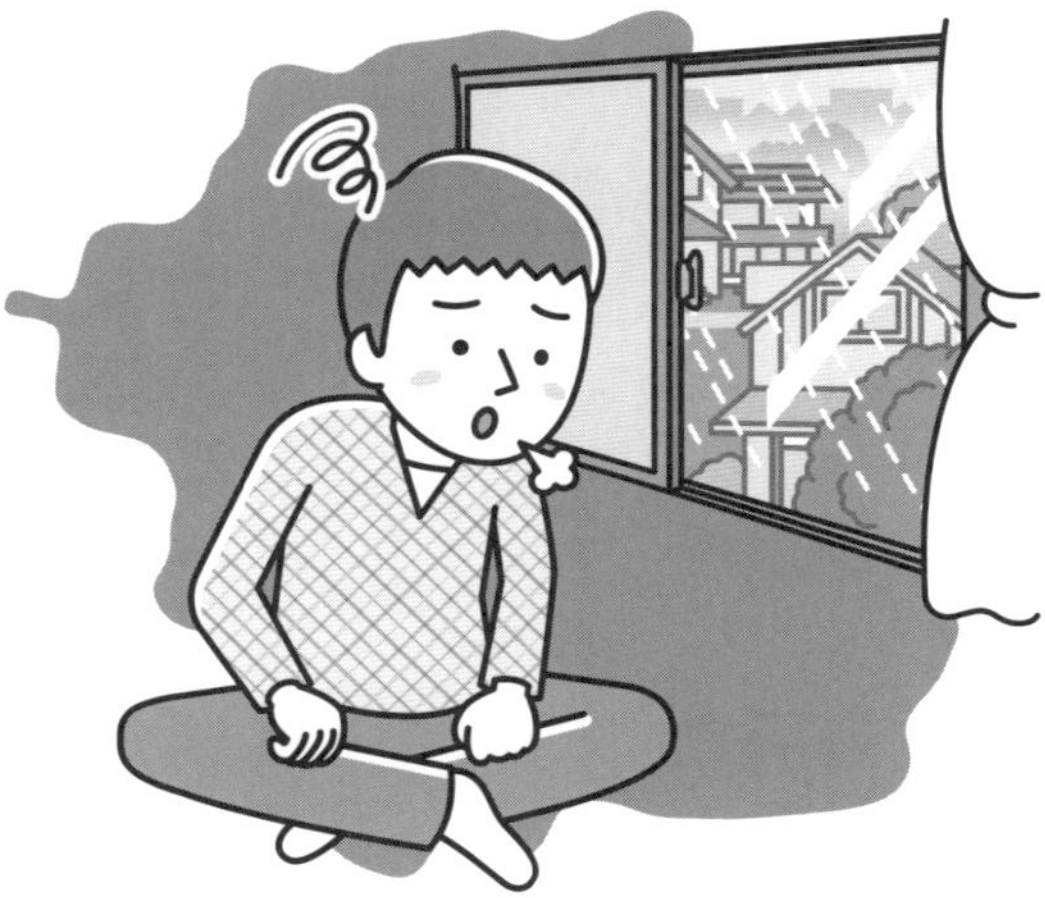

変わるために大きなストレスになっています。男性の場合は説明するまでもないでしょう。よくある話に、重症の喘息発作で救急車で大きな病院に運ばれた患者さんが、病院について診察を受けたとたんに治ってしまうケースがあります。発作を起こして精神的に弱くなっている場合には、大学病院についた、かかりつけのお医者さんが診てくれるという安心感から症状が緩和すると考えられています。このことから、自分の家の近くに安心して受診できる病院があるかどうか、そこまでの移動手段が確保できているかどうかなどもストレスの原因になっていることがわかります。花粉症の調査では初めて花粉症になったときの状況を調べた結果、既婚女性では結婚して住居が変わった場合、男性では転勤や進学で周囲の環境が変わった場合という

回答が多くなっていました。このようにストレスが大きくなりやすい春から初夏にかけては当然うつ病が増加するのですが、実はうつ病は梅雨時がもっとも多いのです。**図5（8頁）**をもう一度みてください。悪天の影響で2番目に多くなっていたのが、曇りや雨の日が続くと憂鬱になるという項目でした。また、**図4（7頁）**では健康な人でも60％以上の人が悪天の影響を受けると答えています。

健康な人でも曇りや雨の日が多い梅雨時には気分が落ち込んで憂鬱になりやすいのです。まして、日頃から鬱気味の人、神経の弱い人は日照不足で暗い空は気分にこたえます。また、3月から4月に雨の降りやすい時期があり、その頃の花にちなんでナタネ梅雨とよんでいます。ナタネ梅雨は半月ほどで終わりますが、梅雨はその倍の期間暗い空が続くのですから、より注意が必要な時期になります。

とくにオホーツク海高気圧が強まり、ヤマセが吹くときは暗いうえに気温が上がりません。健康な人でも何日か暗い空が続くと気分が落ち込んでしまいますが、もともと神経の細い人、うつ気味の人にはかなりこたえるようです。

最近、うつ病の治療法として注目されている方法に、うつ病の患者に対して室内を思い切り明るくして気分を転換させるというものがあります。かなりよい治療成績を上げており、このことは日照不足がうつ病や神経症の原因のひとつになっていることを示していま

図30　月別日照時間（東京）

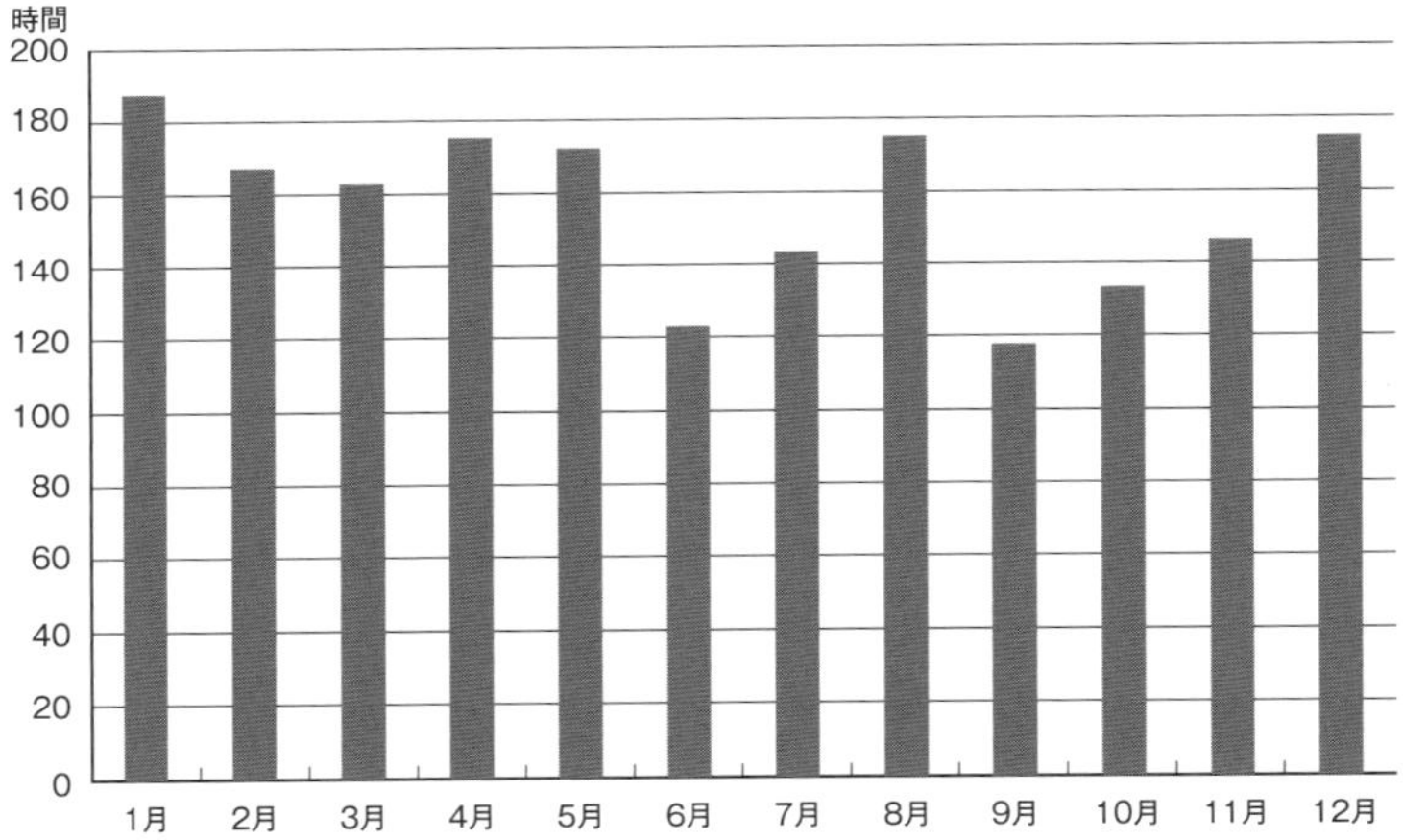

す。**図30**は東京の場合の月別日照時間です。平均すると年間でもっとも日照時間が短いのは秋の長雨に時期に当たる9月、ついで6月になっています。日照時間から見ると9月がもっとも要注意な月ですが、湿度が高く不快感が大きい、また、梅雨寒の影響で気分が落ち込みやすい6月がうつ病にはもっとも警戒を要する月になります。

気分が落ち込んだときには、強制的に室内を明るくして過ごすことが大事ですが、ほかにも室内のカーテンを明るい色に変える、室内に鉢植えや花を飾るなど模様替えをするのも効果的です。カーテンは私たちの気持ちを癒してくれる緑色や明るいブルーなどがよいでしょう。

休日を自然の明るい太陽や新緑の中で過ごすのはもっと効果的な方法です。梅雨時の場合、曇りや雨の日は森の中が非常に暗くなってしまうので逆効果になってしまうことがあります。こんなときは銭湯や日帰り温泉にゆっくりつかって身体や気分を休めるのもよいでしょう。

6月のまとめ

①気温や気圧の急激な変化で起こる偏頭痛

②どんな気象条件のときに偏頭痛が起きるか把握すれば予防できる

③曇りの日や雨の日は日照時間が少なく、気分が落ち込みやすい

雨の日数

column

雨の季節といえば誰でも梅雨を思い浮かべるでしょう。最近のデータを見ると梅雨や秋の長雨があまりはっきりしなくなっているのです。図は東京の月別の雨の日数で、左が弱い雨を含めたすべての雨日数、右がそのうち1㎜以上の雨が降った日数です。一般には雨の日数といえば1㎜以上の日数をさしますが、1㎜未満の雨を含めると実に多いことがわかります。東京では雨の少ない冬でも10日以上になっており、3月から10月までは月の半分以上の日数になっています。雨らしい雨と感じる1㎜以上の日数の場合、もっとも多いのは6月ですが、3月から10月の期間は8月を除いて大きな差がありません。この図からいえることは関東から西の太平洋側では3月から10月が雨の降りやすい季節、11月から2月にかけてが雨の降りにくい季節になっています。地球の温暖化が進むと、日本も東南アジアのように雨が多い雨季とそうでない乾季にわかれる可能性が指摘されていますが、すでにその兆候が出始めているようです。

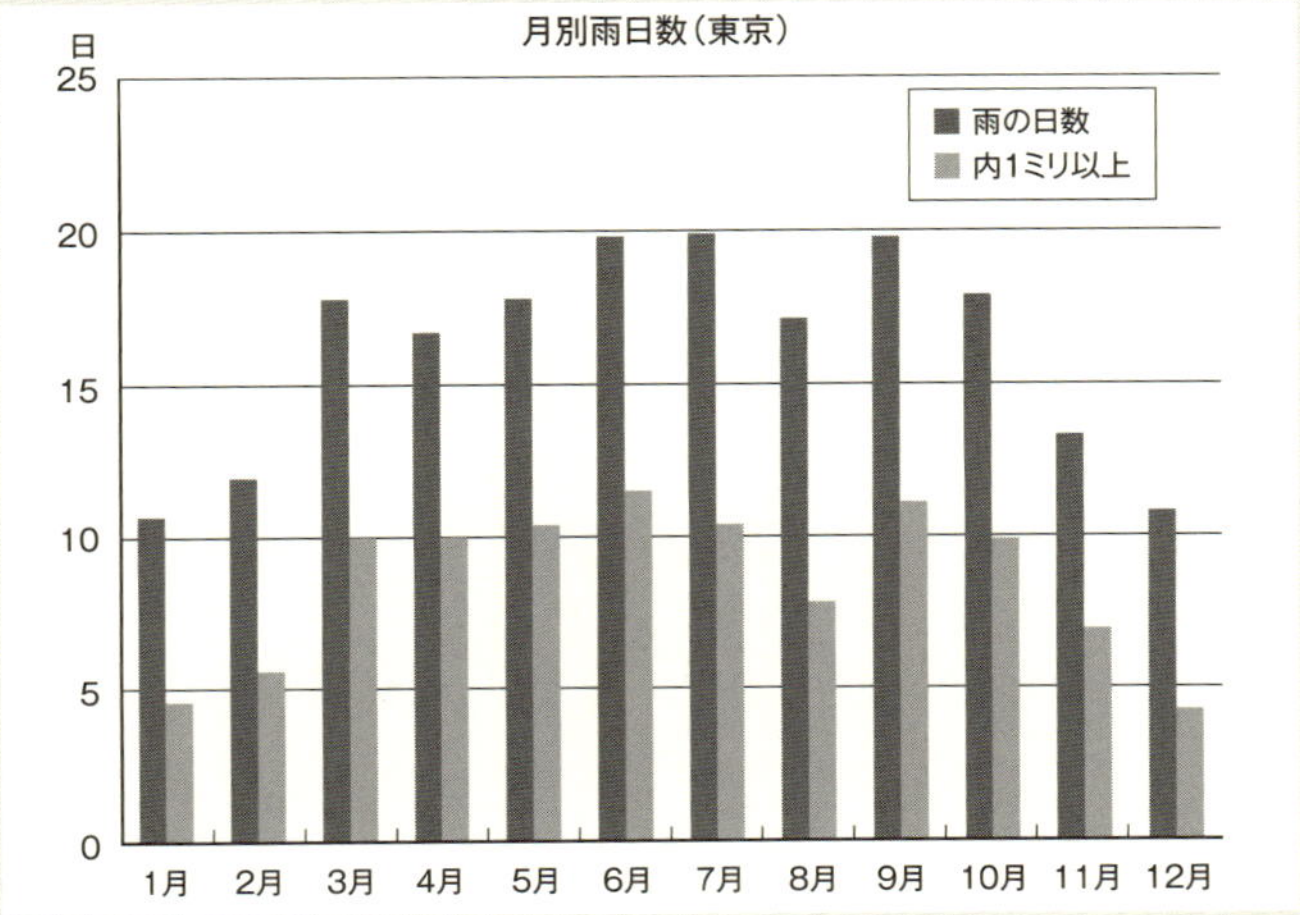

7月の天気と健康

梅雨から猛暑へ天気が激変する月

7月の天気

7月は年間のうちでもっとも天気が激変するといえるでしょう。7月前半は各地の梅雨明けの時期を見ると沖縄と奄美地方は6月中に梅雨明けとなりますが、ほかは7月20日前後になっています。7月上旬は梅雨寒、中旬は梅雨末期の大雨と蒸し暑さ、下旬は梅雨が明けて猛暑になります。**図31**は2010年7月9日の天気図で、6月の間南の海上にあった梅雨前線が本州の南岸まで北上しています。この後前線は1週間かけて日本海まで北上し、九州、四国、中国各地に記録的な大雨を降らせました。南海上から湿った暖かい空気が梅雨前線に流れ込み、前線活動が活発になるためです。前線が北上するのは夏の太平洋高気圧が勢力を強め、南の海上に張り出してくるためです。**図32**は2週間後の7月17日の天気図です。夏の高気圧がさらに強まり日本列島をおおい、九州から関東の各地で梅雨明けとなりました。翌18日には東北地方でも梅雨明けとなりました。梅雨明け以降は各地で

7月

●梅雨前線の南側に高気圧が張り出してきたら
梅雨末期の大雨に注意
●梅雨明け直後は安定した夏空になるが、熱中症に注意

図31　2010年7月9日の天気図

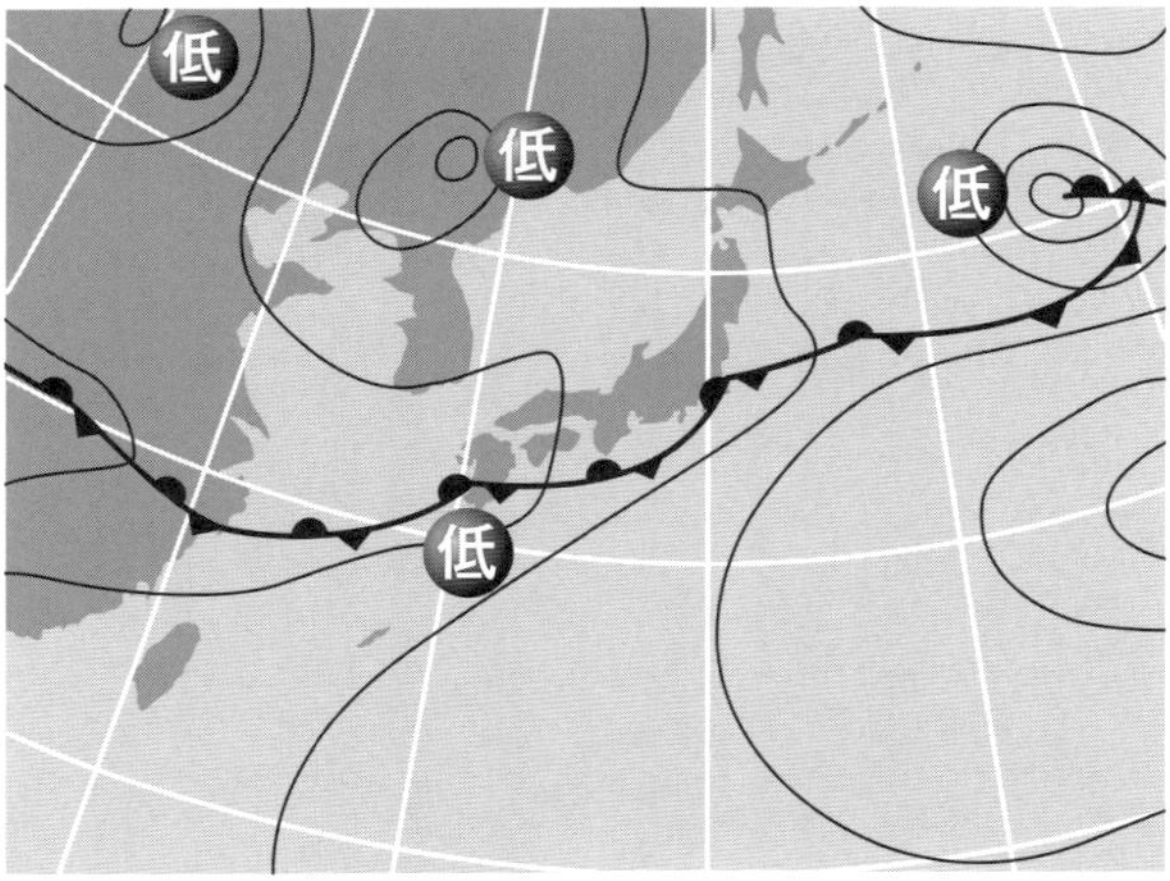

図32　2010年7月17日の天気図

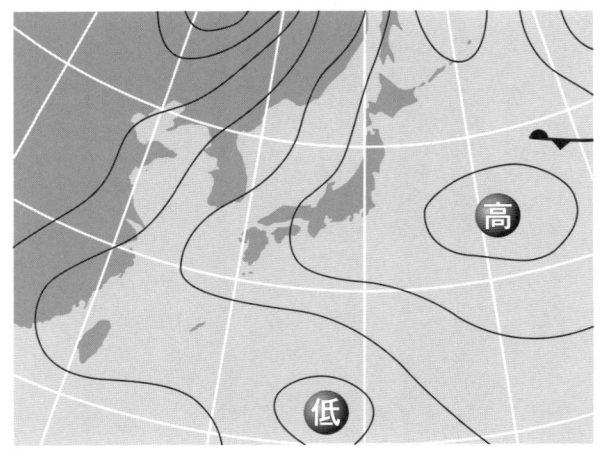

35度を越える猛暑が続き、熱中症で倒れる人が続出しました。天気図で三陸のはるか東にある前線が梅雨前線の名残です。

天気予報ではこのキーワードに注意!!

・気温が高い梅雨
・気温32度以上
・熱中症予防指数30
・湿度が高く、風がない

アレルギー増加の原因

湿度が上がると、ダニの増殖が活発に…

梅雨から夏にかけては高温による影響が大きくなり、熱中症や食中毒が増加し、一方で、冷房による女性の冷房病が問題になっています。関東から西の地方は6月上旬に梅雨に入ることが多く、平均して40日ほどの雨の季節になります。梅雨には毎日のように曇りや雨の日が続き、気温が低くなる陰性型のタイプと、雨の日と晴れの日がはっきりして、気温が高い陽性型の梅雨がありますが、最近は後者の方が多くなっています。最近では２００３年が陰性型、２００４年が陽性型でした。陰性型の梅雨では春先と同じように日照不足や低温により、関節痛や頭痛、うつなどが多くなり、陽性型の梅雨では熱中症や食中毒、結石などの病気が多くなる傾向があります。また、この時期はダニやカビの繁殖が活発になり、アレルギー増加の原因ともなっています。

目には見えないのですが、私たちはダニと一緒に暮らしているといってもよいでしょう。日本人のアレルギーは花粉が主な原因となる季節性アレルギー性鼻炎、ハウスダストが主な原因になる通年性アレルギー性鼻炎、アトピー性皮膚炎と気管支喘息が多くなっています。アレルギーを起こす物質をアレルゲンとよび、このアレルゲンと反応する物質を抗体といいます。日本人の抗体陽性率を調べるとコナヒョウダニとヤケヒョウヒダニの抗体がもっとも高く、とくに子供のアトピー性皮膚炎は多くがダニの死骸や糞であるハウスダストが原因になっています。家の中にいるダニは主にコナダニ、ツメダニ、チリダニの仲間で、アレルギーの原因となるのはチリダニの仲間のコナヒョウヒダニとヤケヒョウヒダニになります。コナダニは食物、たとえば小麦粉などの中で繁殖し、多くなるとうごめいている様子が目でも確認できるようになります。ダニが動いているのを見ると背筋が寒くなるような印象をもちますが、コナダニは人間には直接害がありません。ツメダニは他のダニや小昆虫を食べるダニの仲間で、主な食料は家の中に多い、コナダニとチリダニです。ツメダニはアレルギーの原因であるチリダニを食べてくれ、アレルギーを減らしてくれるような印象をもちますが、ハウスダスト・アレルゲンは生きているチリダニではなく、ダニの死骸や糞ですからあまり効果はありません。それどころかツメダニは人間の皮膚を刺し、そこがアレルギー反応を起こして皮膚炎になります。ツメダニによるアレルギーは刺されてすぐに症状が出ないタイプであり、ダニが原因と気づかないことも多いようです。もっともアレルギーの原因となるのはチリダニの仲間で、体長は0.3から0.4ミリで通常では気がつきません。

家庭にどの程度のダニが生息しているのでしょうか。畳の表面には1平方メートルあたり、少ない家庭で50匹、多いところでは1000匹を超え、畳の内部には100万から1000万匹ものダニが生息しています。このうちの75％がアレルギーの原因となるチリダニです。カーペットは表面に5000から10000匹、内部には10万から200万ものダニがいます。布団の場合表面は少ないのですが、内部には10万から最大では1億を越える場合もあります。まったくダニが検出されないという家は非常に少なく、名古屋市における調査ではコナヒョウヒダニが見つかった家庭はおよそ82％、ヤケヒョウヒダニが見つかった家は73％で、市内の91％の家ではどちらかのダニが見つかっています。

ダニが繁殖しやすい条件は気温が23度から30度の間で、湿度が50％から80％とされています。ダニによって多少湿度の条件が違い、コナヒョウヒダニでは60％から70％、ヤケヒ

図33　人間の快適な環境とダニの繁殖に好適な条件

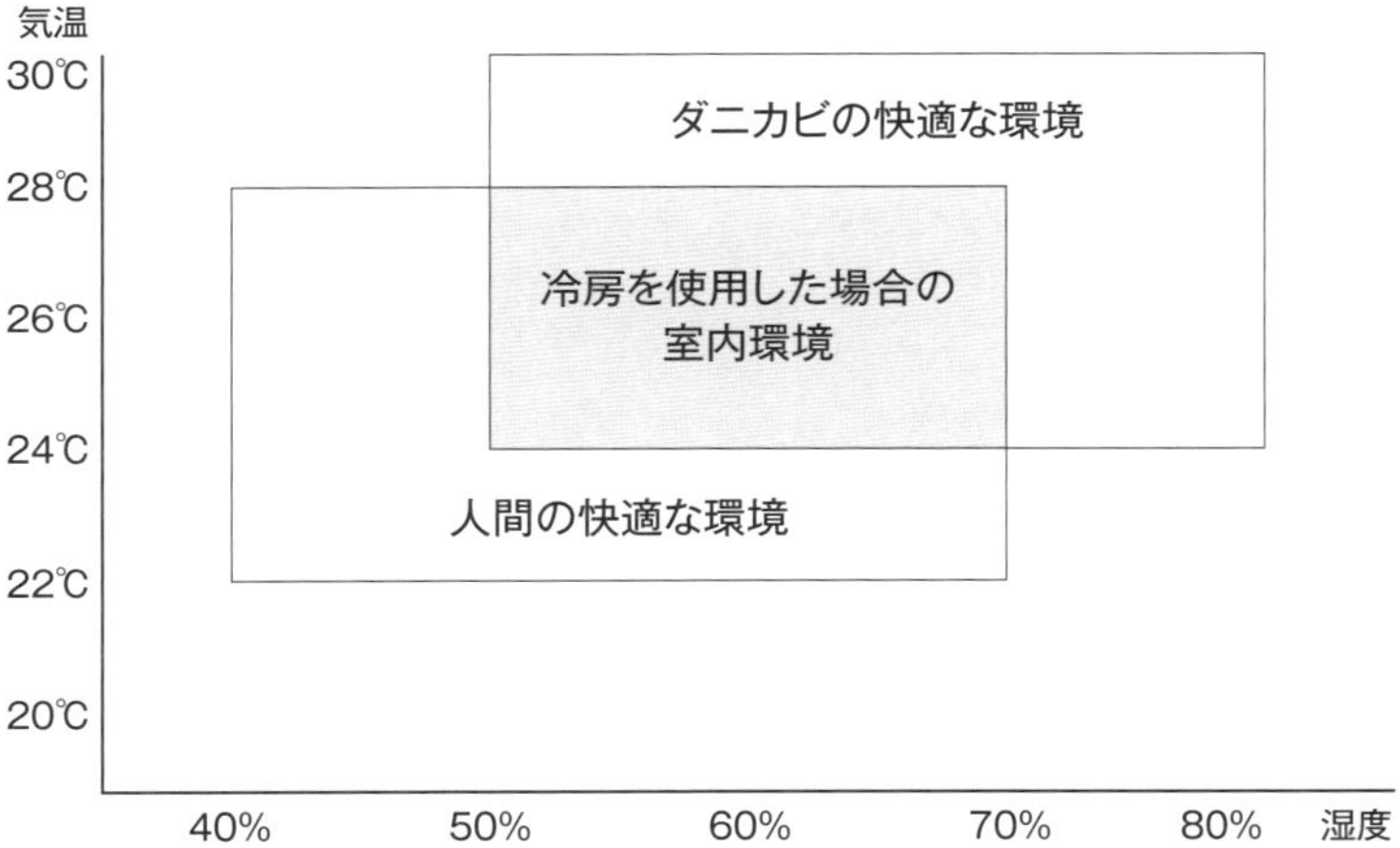

ヨウヒダニでは65％から85％とやや高くなっています。**図33**は人間が快適に感じる条件とダニが繁殖しやすい条件を比較したもので、何割かの部分は人間が快適に感じる条件とダニにとって繁殖しやすい条件が重なっています。人間がエアコンを使うことによってダニに対しても快適な条件を作っていることになります。実験では湿度を50％以下にするとダニはほとんど繁殖できずに死んでしまいます。一方、60％以上では非常に活発になることが確認されています。

　別の調査でダニがほとんどいなかった家は床がフローリングであること、掃除、室内の換気の回数が多いこと、カーペットやじゅうたんを使っていないことなどの特徴がありました。ダニは乾燥と50度以上の高温にも弱いのです。ダニを増やさないためには、ダニの住処であるカーペットやじゅうたんは避け、畳、布団をよく掃除して乾燥させることです。ダニ退治にもっとも効果があるのはフィルター着きの掃除機で布団や畳をよく吸い取ってやることです。その上で布団は晴れた日には太陽で乾燥させましょう。単に陽に当てるだけだと、ダニは反対側に移動するだけで、数も減りませんし、死ぬことも少ないので、布団はよく掃除機をかけてから干すとよいでしょう。梅雨時で布団が外に干せない場合もありますが、掃除機だけでも大きな効果があります。カビもダニとまったくおなじような条件で繁殖しますから、大切なのは室内の乾燥です。

小さな子供はアトピー性皮膚炎が多いのですが、大人が注意しないと幼児はダニと遊んでいるような状態になってしまいます。汗やよだれで汚れたぬいぐるみはダニの格好の生息場所になります。子供が床で転がりまわっているのはダニの上と考えてください。一度何かのアレルギーになってしまうと、成長してからも花粉症や喘息など他のアレルギーにかかりやすくなりますから、注意してあげてください。

また、この時期にカビの仲間のトリコスポロンという真菌の胞子を吸い込んで8月後半以降に過敏性の肺炎を起こす人がいます。初めは発熱、咳など風邪のような症状ですが、放置しておくと呼吸困難を伴う肺炎の症状が現われます。急性の場合は原因である真菌がない場所に移動すれば症状が軽くなりますが、気がつかないでいると慢性化し、真菌がなくても他の刺激で症状が悪化してしまいます。毎年秋口に発症する、カビなどで汚れた場所に行くと発症する、逆に清潔な場所に行くと症状が改善するような場合は、過敏性の肺炎を疑って専門医の診断を受けてください。いずれにしてもこの時期はカビやダニ対策をこまめに行うことが肝心です。

熱中症

気温だけじゃない！　湿度や風の有無が引き起こす

地球の温暖化、都市化による高温で近年増加しているのが熱中症です。熱中症は身体の中で作られる熱とそれを身体の外に逃がす量のバランスが崩れて体温が上がり、ときには死にいたる病気ですが、正しい予防法を知っていれば防ぐことができます。私たちの身体は歩いたり、運動をしたり、食事をするなどの際に筋肉を動かし熱を産生しています。一方で、人間の体温は年間を通じて36度から37度に保たれています。この体温は人間が生命を維持するために行う代謝や酵素の働きにもっとも適した温度条件になっています。体温を一定に保つためには気温の高い夏には身体で産生される熱を外部に放出し、冬はなるべく熱が逃げないように身体の機能が働いています。ところが、気温の高い季節に湿度が高い、風がない、運動量が大きいなどの条件になると体内で産生された熱を外部に十分に逃がすことができず、体温が上昇し、身体の機能に障害が起きます。これが熱中症です。人間の身体からは次のような仕組みで熱が外部に放出されています。ひとつは熱伝導です。私たちの身体は、暑いときには皮膚の表面に近い末梢血管を拡張させ、皮膚表面から熱を身体の周囲の空気に逃がしています。もう一つは汗の効果です。皮膚表面から汗が蒸発するときに身体から熱が奪われることによって体温の上昇を防いでいます。体調が悪くこの機能が十分に働かない、あるいは熱が逃げにくい気象条件の場合には体温が上昇してしまいます。

熱中症の症状を知っておくことは大事なことで、初期の段階で適切な処置をとれば重症にいたらず、死亡事故につながることもありません。熱中症の症状は**表4**のように4つに分かれ、重症度での分類では、比較的軽い熱けいれんと熱失神、次に重い熱疲労、もっとも重い熱射病になります。熱けいれんは大量の汗による体内のナトリウム不足から筋肉がけいれんするもので、とくにふくらはぎのけいれん、いわゆる「こむら返り」の状態になります。暑いときに筋肉がつったような状態になったら、熱けいれんと考えてすぐに涼しい場所で休息をとり、塩分の入ったスポーツドリンクなどで、水分補給を行ってください。次の熱失神は「立ちくらみ」の状態です。立ちくらみが起きるということは一瞬でも脳への血流が十分でなくなったことを意味しており、危険な状態に近づいているサインになり

表4　熱中症の重症度と症状

4症状	重症度	症状
熱けいれん	1	めまい、大量発汗
熱失神		筋肉けいれん、硬直
熱疲労	2	頭痛、嘔吐、虚脱感、集中力低下
熱射病	3	意識障害、血液凝固異常、肝・腎機能障害

ます。

熱疲労は強烈な喉の渇き、身体に力が入らない、吐き気、めまい、頭痛などのさまざまな症状が起き、さらに危険な状態に移行する可能性が高くなります。気を失う、言葉がもつれるなどの症状があれば、脳への障害が始まっていると考えた方がよいでしょう。衣服をゆるめ、身体を冷やすなどの応急処置とともに必ず医療機関に連れて行くべきです。最後の熱射病は脳症状が現われた、きわめて危険な状態です。呼びかけや刺激に対して反応がない、あるいは非常に鈍い、手足のけいれんがある、ひきつけを起こす、まっすぐに歩けないなどの症状が見られます。ただちに救急車で救命医療機関に運ぶ必要があります。

最後の熱射病にまでいたっては非常に危険な状態であり、死亡することも多くなります。その前に起きる熱けいれんや熱失神の段階で熱中症の可能性を考え、適切な処置を行う必要があります。

熱中症を防ぐには、暑い日には無理をしないことが大事で、気温が32度、ＷＢＧＴという熱中症予防の指数が30を超えたら激しい運動は中止することが必要です。このＷＢＧＴという指数は気温のほかに湿度、日射などを考慮したもので、主要都市の都市の予想は環境省のホームページに掲載されています。ＷＢＧＴを求める式は次のようになります。

屋外：ＷＢＧＴ＝気温×0.7＋湿球温度×0.2＋黒球温度×0.1

屋内：ＷＢＧＴ＝気温×0.7＋湿球温度×0.3

熱中症になるかどうかは、気温がもっとも大きく影響しますが、汗が蒸発しやすいかどうかという点で湿度の影響も大きいのです。**図34**は学校現場で死亡した場合の気温と湿度の関係を示したものです。一般に気温が32度を超えたら注意とされていますが、気温が30度以下でも熱中症による死亡例がかなりあります。その場合の多くは湿度が高い場合です。湿度のほかにも風があるかどうかが影響します。気温が32度以下でも湿度が高い、風がないというような場合には注意が必要です。今は簡易型のＷＢＧＴ測定器もありますし、なければ気温だけでも測って、熱中症の危険性が高い気象条件のときには注意してください。

また、当日の気温などの条件以外に熱中症になりやすい時期、なりやすい人というのがあります。時期は急に暑くなった場合、とくに梅雨明け直後が危険です。これは私たちの身体が暑さに慣れていないためで、労働災害やスポーツでの事故も始めた初日に多くなっ

図34　学校現場での熱中症死亡事時の気温と湿度の関係（文部省調べ）

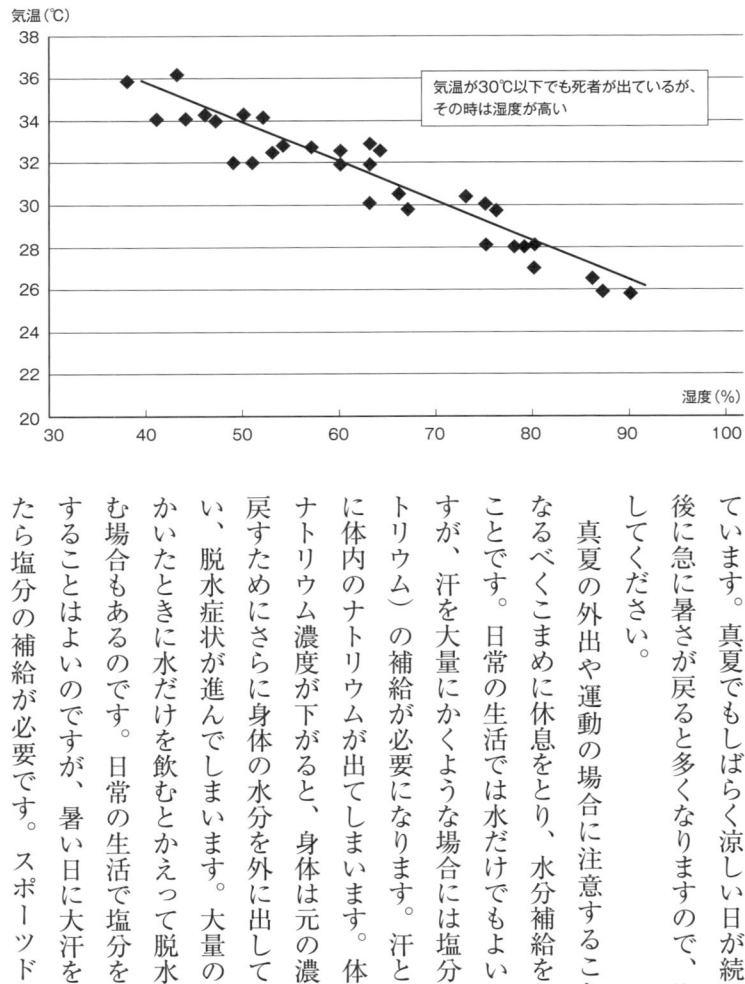

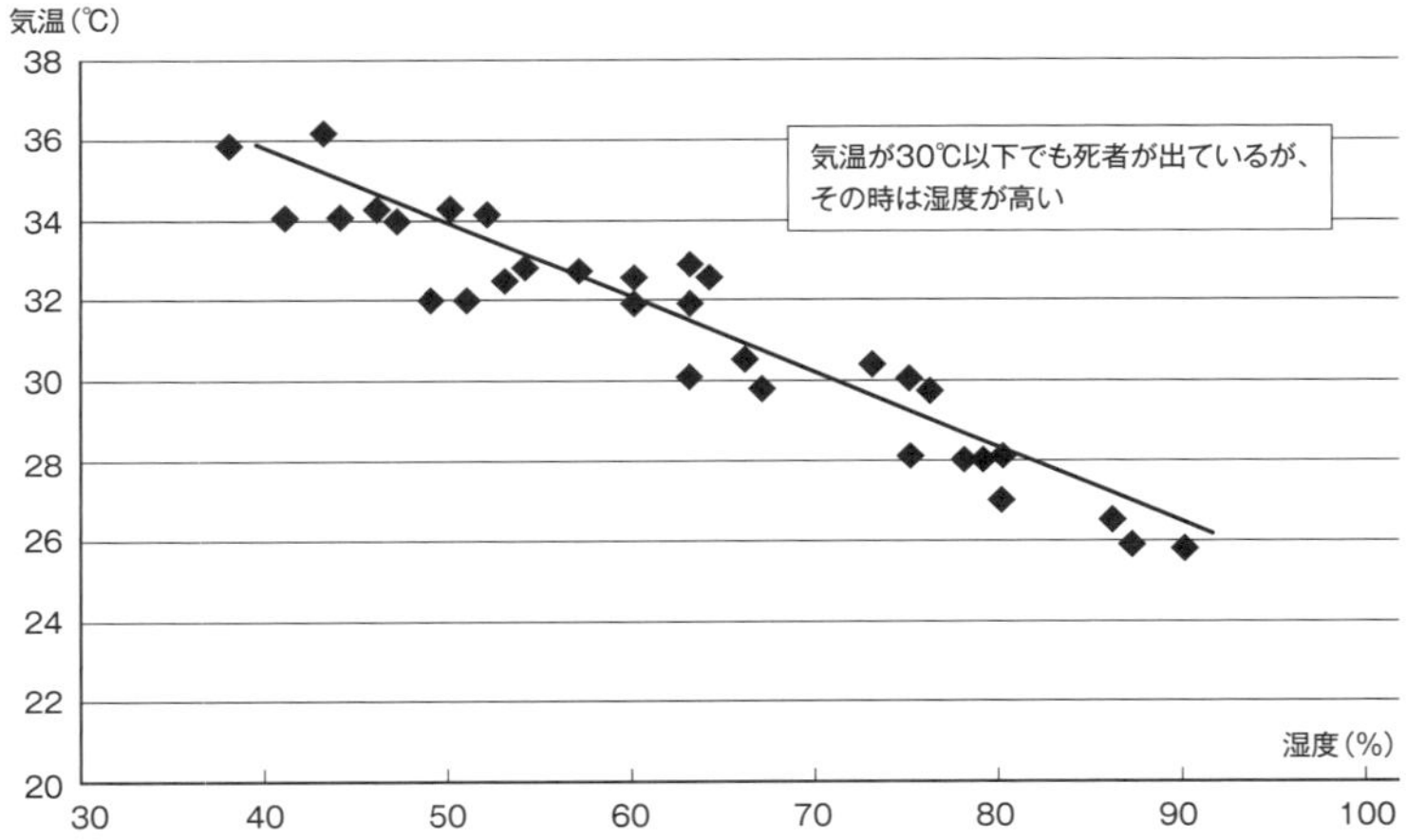

ています。真夏でもしばらく涼しい日が続いた後に急に暑さが戻ると多くなりますので、注意してください。

真夏の外出や運動の場合に注意することは、なるべくこまめに休息をとり、水分補給を行うことです。日常の生活では水だけでもよいのですが、汗を大量にかくような場合には塩分（ナトリウム）の補給が必要になります。汗とともに体内のナトリウムが出てしまいます。体内のナトリウム濃度が下がると、身体は元の濃度に戻すためにさらに身体の水分を外に出してしまい、脱水症状が進んでしまいます。大量の汗をかいたときに水だけを飲むとかえって脱水が進む場合もあるのです。日常の生活で塩分を制限することはよいのですが、暑い日に大汗をかいたら塩分の補給が必要です。スポーツドリン

気温 32 度以上、風がなく、湿度の高い日は要注意。こまめな休息と水分補給を。

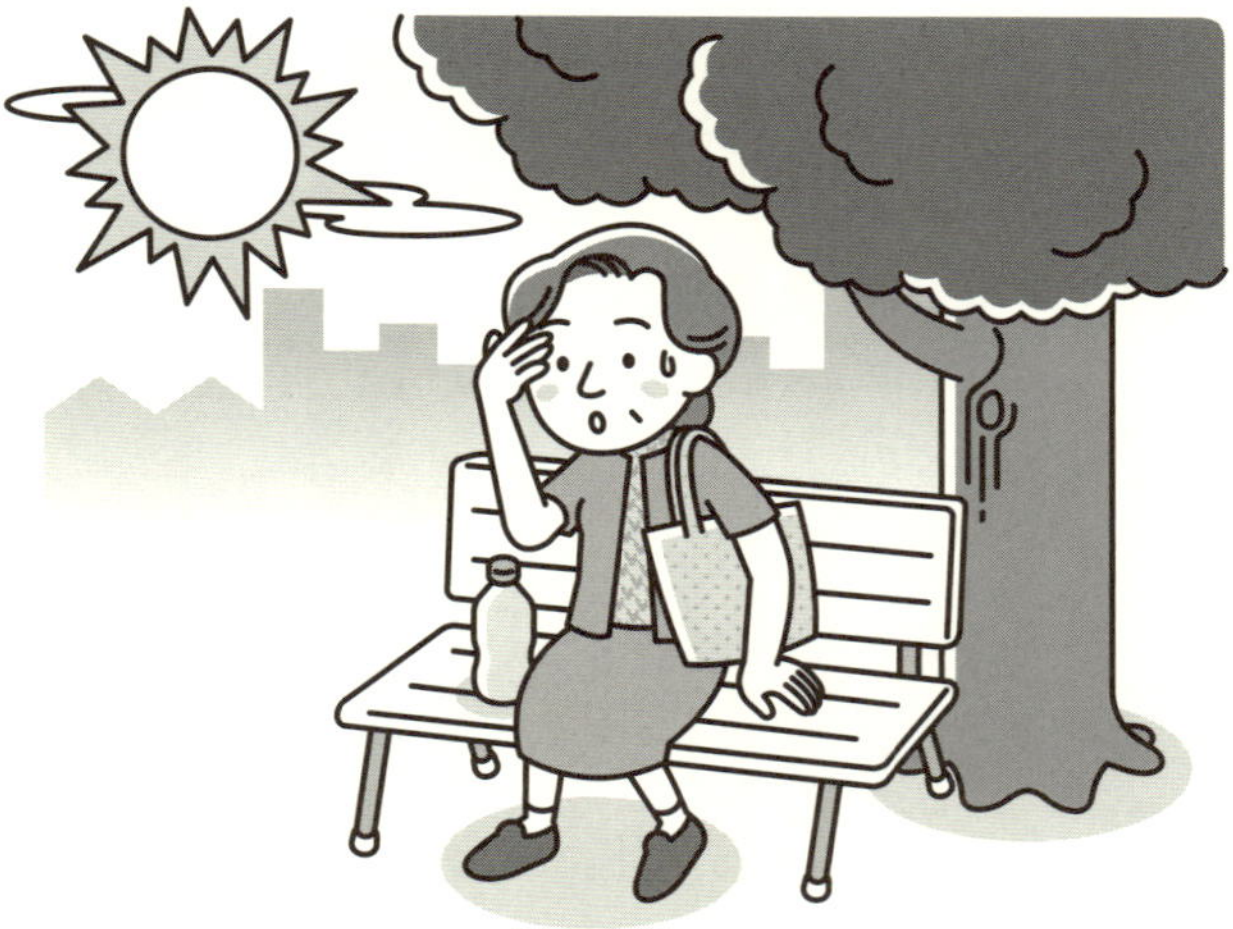

クには塩分が含まれているものが多いのですが、100ミリリットルあたり40から80ミリグラムのナトリウムが含まれているものがよいでしょう。

また、熱中症になりやすい人とは暑さに慣れていない人はもちろんですが、体調の悪い人ほど危険性が高くなります。疲労がたまっている人、前の晩にお酒を飲み、二日酔い気味の人、寝不足の場合、朝食を食べていない人などです。また、年齢では小児と高齢者でより注意が必要になります。

熱中症は重症化させないために、熱けいれんや熱失神など初期の段階で適切な処置を行うことが大切です。そのためには自分で体調が悪いと感じた場合にはすぐに周囲の人にその旨を告げ、また、周囲の人の様子がおかしければ、熱中症を疑ってください。意識がない、意味不明の言葉をいう、まっすぐ歩けないなどの場合はただちに医療機関に連れて行く必要があります。意識がはっきりしていて、症状が軽い場合には風通しのよい、涼しい場所に移動させ、衣服をゆるめます。体温が高い場合には身体に水を霧状にして噴霧し、団扇などで風を送ってやるとよいでしょう。冷やしたタオルをわきの下や首の周り、腿の付け根など血管の集まっている部分に当てると、冷やされた血液が身体の内部の体温を下げるので効果的です。スポーツドリンクを飲み、水分と塩分の補給を行います。これでも快方に向かわない場合や、症状が重い場合は救急車を呼んだ方がよいでしょう。その際必ず誰かが付き添って、状況を説明できるようにしてください。

自動車内への置き去りによる乳児、幼児の熱射病の死亡事故が毎年のように起きています。真夏の自動車の車内はごく短時間で内部の温度が上がります。**図35**は自動車の外の気温と内部の温度変化を調べたもので、車を駐車してドアを閉め切り、10分ごとの車外の気温、車内の前部座席、後部座席の温度を計測したものです。計測開始時には3つの計測点の温度は28度でした。10分後には外気温は30度を少し超えた程度ですが、車内の前部座席は40・8度になり、幼児がよく寝かされている後部座席でも37・4度と体温を超え、10分後に危険な状態になっています。しかし、車のなかは風がありませんから、体温は上昇す

図35　炎天下での車内温度の変化

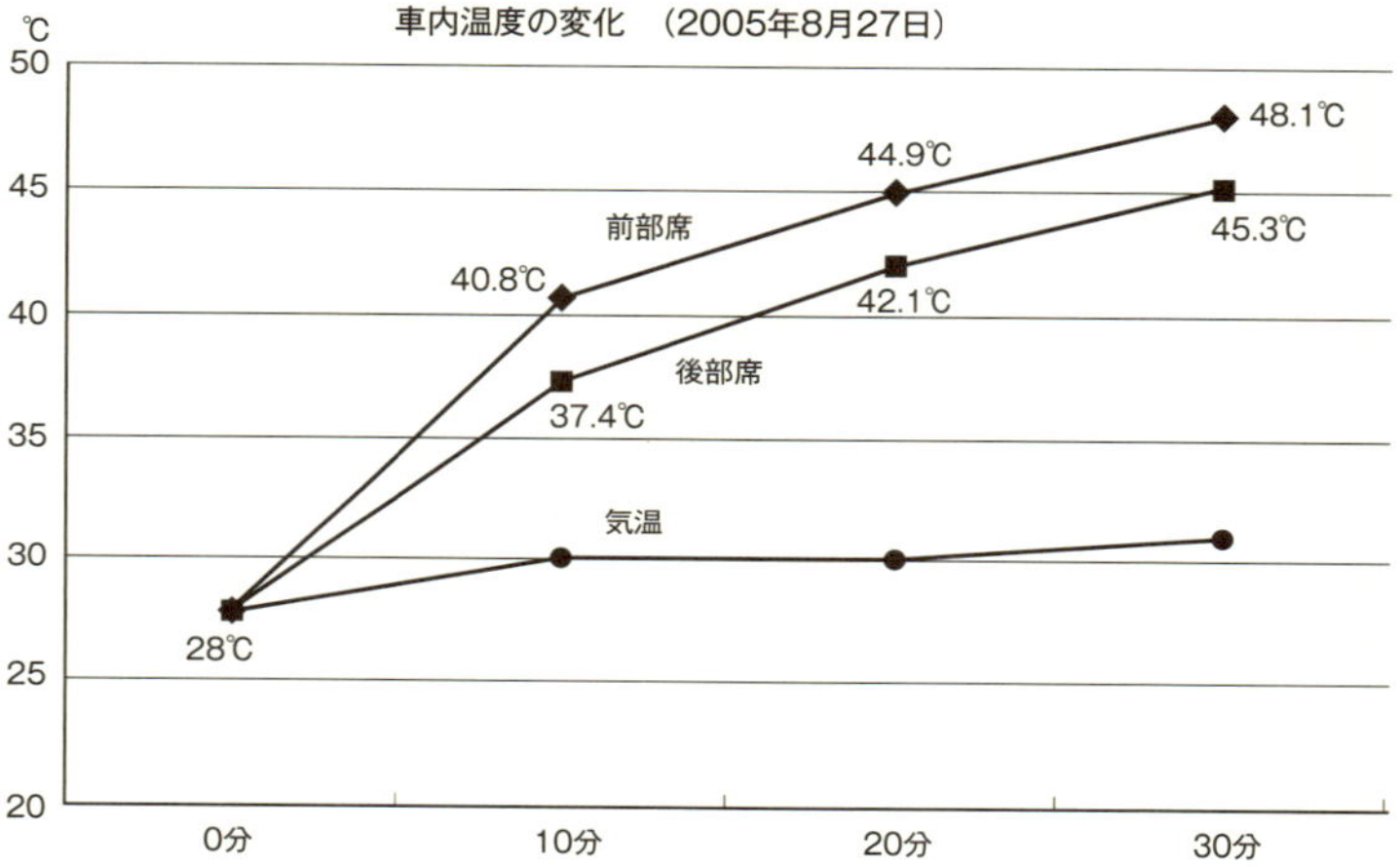

る一方であり、10分以前から非常に危険な状態になっていると考えるべきでしょう。20分後には前部座席で44・9度、後部座席で42・1度に上がっており、30分後にはそれぞれ48・1度、45・3度に上がっています。涼しい車内で寝ているから、すぐに済む用事だからといって乳幼児を車内に寝かせたまま置いていくことは非常に危険なことになります。

一方、高齢者では加齢に伴って、皮膚の血流量の低下とそれに伴う発汗量の低下が起きます。この機能低下はまず足から始まり、背中、腹部、腕、頭の順に進行しますので、足からの汗が減少したら老化の始まりと考えてもよいでしょう。また、高齢者は急に暑くなった場合や運動を始めた場合に、皮膚の血流増加や汗の出方が若い人よりも遅くなっています。これは皮膚にある温度センサーの機能が鈍くなっていると考えられています。つまり、高齢者は暑さに気がつくのが遅い、暑くなっているのに汗が出にくい、出ても量が少ないなどの条件が重なり、他の年齢の人よりも熱中症になりやすいといえます。さらに、高齢になるとトイレに行く回数が多くなりますが、屋外ではこれを嫌って必要な水分まで我慢してしまう人が多く、より脱水症状になりやすくなっているのです。一度、脱水を起こすと回復力も鈍くなっていますから危険です。高齢者ほどこまめに水分補給をする必要があるのです。

7月のまとめ

①気温が高い陽性型の梅雨には熱中症や食中毒、気温の低い陰性型の梅雨には頭痛やうつに注意

②気温23～30度、湿度50～80％はダニが繁殖しやすい

③気温32度、ＷＢＧＴ指数が30を超えたら、激しい運動は中止するべき

登山と気象

column

7月1日は富士山の山開きです。日本では信仰の対象になっている山が多く、富士山に限らず多くの山で7月初めに山開きが行われます。富士山はなんといっても日本の最高峰であり、気象条件は夏でもかなり厳しく、悪天の場合にはとくに注意が必要になります。7月1日の東京と富士山の気温の平年値を比較すると、東京は最高気温が26.4度、最低気温が20.2度なのに対し、富士山は最高気温が5.5度、最低気温は0.6度です。最高気温が5度台というのは東京の真冬の気温より低く、悪天の場合は雪が降ることも珍しくありません。北アルプスなどの3000メートル級の山でも7月最高気温は10度以下の日が多く、夜間は5度以下に下がりますから注意が必要です。また高い山では風が強いために身体で感じる体感気温は昼間でも0度以下になることがあります。高い山では、気温、風以外に問題になるのは空気が薄いということです。平地に比べると富士山の気圧は65%程度で、これは酸素が平地の3分の2しかないということになり、運動能力は平地に比べるとかなり小さくなってしまいます。人によっては2500メートル付近から息苦しさを感じたり、頭痛がしたりするなどの軽い高山病にかかる場合もあります。高山病を防ぐにはゆっくり登ることが肝心ですが、呼吸機能の弱い人は携帯用の酸素ボンベを用意して、適宜酸素を吸うことも効果があります。

登山はかなりハードな運動であり、身体＋荷物を高所に上げることを考えれば非常に体力を使っているのです。登山では、エネルギー源としての糖分と汗をかいた分に相当する水分補給が大切になります。水分補給に際してはスポーツドリンクのようなナトリウムを含んだものにするか、水だけの場合は食事の際に少し余分に塩分を取るようにしてください。水分と塩分不足は低温でも熱中症の原因となり、筋肉の痙攣やこむらがえりをおこしてしまうことがあります。高所では紫外線が非常に強くなります。晴れている場合、3000メートル級の山では平地に比べて紫外線量が40%以上多くなります。日焼け止めとサングラスは必ず持参するようにしましょう。

第3章　夏

8月の天気と健康

猛暑で疲れのたまる時期

8月の天気

7月の末から8月が年間でもっとも暑い時期になります。とくに2010年の8月は全国的に記録的な暑さになりました。**図36**は2010年8月6日の天気図です。翌日が立秋になりますが、この日は日本列島が広範囲に高気圧におおわれ、晴れて厳しい暑さになりました。アメダスで気温を観測している場所は全国に843か所ありますが、このうち842か所で30度以上の真夏日になり、内179か所では35度以上の猛暑日になっています。北海道でも全域が30度以上で暑さが逃げる場所がまったくないという状況でした。富士山の山頂では8月上旬の最高気温は例年なら9度くらいなのですが、この年は16・7度を記録しました。富士山と海抜0メートルの地点では通常23度くらい温度が違いますから、逆算すると地上では40度近くまで気温が上がることになります。実際この前後は毎日のように38度を越える高温が各地で観測されました。**図37**は8月31日の天気図です。夏の高気圧

8月

●南高北低型の天気図は猛暑になりやすい、
日本海側ではフェーン現象も
●日本海を前線が南下してきたら雷に注意が必要

図36　2010年8月6日の天気図

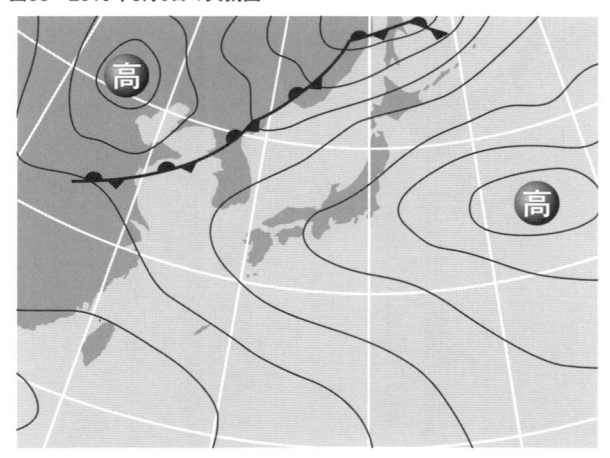

図37　2010年8月31日の天気図

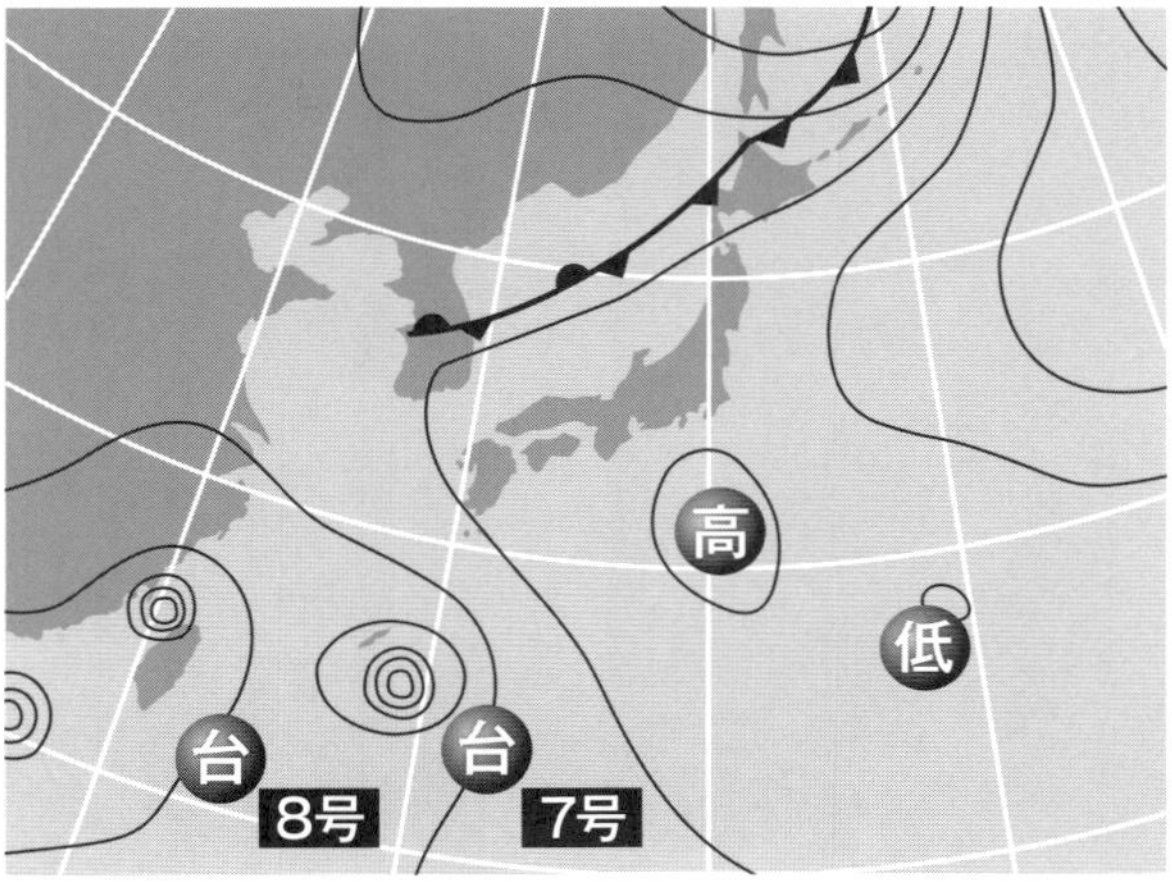

がようやく勢力を弱め、南海上には3つの台風が並んでいます。沖縄の南と台湾の北、それに南シナ海です。もうひとつの特徴は高気圧が弱くなったぶん、北から前線が南下してきたことです。天気図の形が梅雨の末期に似ています。沖縄は台風の影響、一方、前線に近い東北北部では猛烈な雨が降りました。8月に日本海を南下すると前線に近い地方で大雨が降るだけではなく、本州中部の山岳地帯では激しい雷が発生することがよくありますので登山には注意が必要です。

梅雨が明けてからの猛暑で身体の疲れがたまり、夏ばてや冷房病、冷たいものの取りすぎで体調を崩しやすくなります。

天気予報では このキーワード に注意!!

・室内の冷房設定温度は24度~28度
・エアコンと扇風機の併用
・熱帯夜、猛暑日

冷房病

冷やしすぎが身体の調節機能を狂わせる

現在はオフィスだけではなく一般家庭にも冷房が普及し、日本の蒸し暑い夏を快適に過ごせるようになりました。一度涼しい環境に慣れてしまうと、少しの暑さでも冷房を入れてしまうようになり、暑さに対する慣れ、抵抗力がなくなってしまいます。暑さ対策はエアコンではなく、衣服の調整から始めるのが基本です。長袖シャツでネクタイを締めた状態と半袖の開襟シャツを比較すると、後者の方が上半身から逃げる熱の量が2倍以上になりますから、冷房を入れる前に衣服で調節する余地がまだ残っています。

冷房の普及とともに増加してきたのが冷房病です。身体の冷えから起こる血流不足などさまざまな症状があり、医学的には循環不全、または冷房症候群とよばれています。冷房による身体の不調が訴えられるようになったのは１９６０年頃からで、その後は冷房の普及とともに増加する一方です。営業などで外から帰った際には冷えたオフィスは気持ちのよいものですが、そのオフィスで一日座って仕事をしている人、とくに身体が冷えやすい女性にとってはたまったものではありません。

人間の身体でもっとも気温低下に敏感なのが抹消血管の多い手や足先です。逆にいうと手足を冷やさないのが一番簡単な寒さ対策ということになります。冷房の効いた室内に長時間いると当然皮膚の温度が下がり、身体の中ではもっとも冷えやすい手足の指先から冷たくなってきます。

手足の指先が冷えるということは、皮膚表面の血流が減少し、汗が出なくなります。その分身体の内部の血流が増加することになりますが、長時間冷房のきいた室内にいると、表面で冷やされた血液が身体を循環し、身体の内部、とくに腸が冷えてきます。始めは手足の冷えだったものが、下半身全体に広がり、やがて背中や腕にも冷えが広がり、身体の内部では腸が冷えることによって胃腸障害、女性では生理不順などが起きてしまいます。屋外との出入りをすると、大きな温度差によって体温維持機能もバランスを崩してしまいます。

冷房病で起きる症状には、冷え、肩こり、頭痛、腰痛のほかに、下痢や便秘、胃腸障害、不眠、イライラ感、女性では生理痛の悪化、生理不順などがあります。

冷房病はこれらの症状が同時に起きるのではなく、始めは手足の冷えから始まります。冷たい空気に皮膚がさらされていると、表面からの熱放射を減らして体温を維持しようとするために、末梢の血流が減少し、より冷えを感じることになります。さらに時間が経過すると腹部や下半身全体が冷えを感じるようになり、胃腸障害や泌尿器の異常、生理痛などの婦人科系の障害が出てきます。この時点で腰痛を感じる人も多くなります。さらに全身の冷えになると疲労感やめまい、手足のむくみなどの症状が現われます。人によっては血圧の大きな変動もあり、高血圧などの持病をもっている人は危険な場合もあります。

屋外と冷房の効いた室内を出入りする場合には、短時間の急激な温度変化になり、身体の調節機能がうまく働かなくなります。皮膚表面の温度は比較的短い時間で外部の温度に対応しますが、腸など身体内部の温度は変化に時間がかかります。室内から外に出た場合、身体の表面は熱く、内部は冷えている状態になり、逆に外から室内に入った場合には表面は涼しく、内部は熱い状態になり、体温調節機能だけではなくさまざまな機能障害が起きる可能性があります。

冷房病はなりやすい人とそうでない人がいます。太っていて汗をかきやすい人は実際の気温よりも体感的に暑く感じやすく、もともとやせていて汗の少ない人はより寒く感じる傾向があります。冬に冷え症になりやすい人は冷房病になりやすいと考えてよいでしょう。男性よりも女性がなりやすいのは、身体が男性より細くて手足がより冷えやすいこと、服装面で男性より薄着のことが多く、スカートの場合に足元から冷えやすいこと、ガードルなどで身体を締め付けているために血流が悪くなりやすいことなどがあげられます、とくに生理の前後はもともと血流が悪く、貧血気味になっていますので冷房の影響を受けやすいのです。

冷房病を防ぐためには、室内の冷房温度を下げすぎないことで、24度から28度の範囲を目安にします。環境省は温暖化防止のために28度を提唱しており、衣服による調整を行えば28度でも十分です。冷房温度で注意することは、温度設定の基準となる温度センサーは冷房機器の近くについていることが多く、実際の室内の温度を反映していない場合が多いのです。一般に冷気の吹き出し口の近くやその延長線ではかなり低く、それ以外は設定より高くなっているようです。室内の何箇所かで温度を測り、設定どおりになっているかを確認してください。室内の温度にバラツキがある場合には、天井に向けて扇風機を回して温度を均一にします。扇風機を回すことによって室内に風が流れます。この風が身体の周囲の暑い空気を移動させてくれるので、より涼しく感じられるようになります。

また、温度にバラツキがある場合、室内に何本かの線香を立てて煙の流れを見ると冷気の流れがわかります。全体に冷気が行き渡るようにする、逆に冷房に弱い女性の席に冷気が行かないようにするなど、室内の仕切りで調整が可能になります。

冷房の入っているオフィスでは服装に気を配りましょう。冷房病は手足の指先の冷えから始まりますが、とくに冷気は低いところに溜まりやすいので、足元や下半身を冷やさないような服装がよいでしょう。ミニスカートは足元が冷えやすく、また下半身をきつく締め付けるガードルなどは血流を悪くし、冷えだけではなく腰痛の原因ともなります。長時間座席にいる場合には極論すればズボンに腹巻などのスタイルになります。

夏の食事と睡眠

食欲の落ちる夏こそ、栄養価の高い食事を！

「夏ばてにうなぎ」とよくいわれますが、うなぎをぺろりと平らげられるような人は本当の夏ばてにはなっていないのかもしれません。暑い日が続くとどうしても食欲が落ち、さっぱりした麺類などを食べることが多くなります。するとたんぱく質が不足し、体力が低下します。このようなときに冷たい飲み物を大量に飲むと胃液の分泌が低下します。するとさらに食欲不振になるという悪循環に陥ってしまいます。

とはいっても、普段どおりの食事をすることは難しいので、夏の食事は量より質と考えてください。

夏の食事のポイントは「たんぱく質とビタミンB」です。この2つを必ずとるようにしてください。身体を維持し、体力の低下を防ぐために、必ず肉や魚、豆類を付け合せるようにしましょう。ビタミンBは身体の代謝機能を活発にする働きがあります。とくに糖分の代謝を高めるビタミンB_1を多めにとることが大事です。ビタミンB_1は豚肉、納豆、うなぎなどに多く含まれています。たんぱく質とビタミンB_1の両方を一緒にとるには豚肉や納豆を食べればよいのです。ほかにもナッツ類やレバーなどがよいでしょう。少量でもよいですから、毎回の食事に必ず食べるようにすると夏ばて予防に効果があります。

冷えを感じやすい人は食べ物にも注意をしてください。夏につきもののスイカやソーメン、生野菜、果物は身体を冷やす食品ですから、この時期は少し控えめにした方がよいでしょう。代わりに身体を温めるゴボウやニンジン、レンコン、芋類など根菜類、それにショウガなどを多めに取るようにしてください。

本来は夏ばてをしないうちから、栄養価の高い食事をするのがよいのです。暑い日にどんなものがよいのか、その知恵をもっと暑い国から学びましょう。タイやインドの食事はスパイスが効いた辛い料理が多くなっています。日本では辛い料理というと寒い時期のものですが、本来は暑い時期に向いているものです。カレーの香辛料としてよく知られているターメリックは漢方薬のウコンで、肝臓の機能を強化し、コレステロールを減少させます。同じくクミンは便秘解消に効果があり、胃腸の調子を整えます。シードには血糖値や中性脂肪を下げる効果があることもわかってきました。タイ料理やベトナム料理に使われるコリアンダーは身体を温め、新陳代謝を活発にする作用があります。日本でも昔から料理にショウガが使われますが、単に魚の匂いを消すだけではなく、ショウガには身体を温め、新陳代謝を盛んにする効果があります。また、シソには免疫機能を強化する働きがあります。インドや東南アジアではスパイスをたくさん使った食事が多く、厳しい暑さの中でも暮らしていけるのです。私たちも食欲の減退する夏こそスパイスをもっと使う工夫をしたほうがよいと思います。面倒な場合にはたくさんのスパイスが入っているカレーが一番です。どうしても冷たい麺類を、という場合には薬味にショウガ、シソ、ネギをタップリ用意して食べましょう。そのときに肉類はどうもという人も、少量でもよいですから温泉卵や納豆を食べるようにすればよいでしょう。

食事の後はシャワーや入浴で身体をさっぱりし、十分な睡眠をとるようにしたいものです。入浴の際には半身浴や足湯で身体をゆっくりと温めるようにし、入浴中に足先の運動やマッサージをすると血行がよくなります。暑い夏なのに身体を温めることばかり薦めていますが、実は身体が冷えているより、少し温まっている方がよく寝られるのです。この場合の身体は表面ではなく、身体の中心部の温度、とくに脳の温度です。エアコンをつけて、皮膚が冷たい空気を感じると皮膚の表面の血流が減少し、そのぶんの血液は身体の中心部に集まってきます。身体を冷やしているはずなのに、内臓や脳の温度は逆に高くなってしまいます。中心部の体温が高いということは、脳が活発になっている状態であり、いわば興奮してなかなか眠れないのと同じことになり、睡眠が浅くなってしまいます。

人間の代謝機能は寝ているときにはかなり低下し、体温も下がります。寝る前に少し高めかなと思うくらいの温度がちょうどよいのです。寝る際にエアコンを使用する場合には日中よりも温度を高めに設定しておくとよいでしょう。夏の夜を熟睡するためには強い冷房は逆効果になります。真夏に寝るときの最適温度は平均で28度前後といわれています。低くても26度が限界になります。また、エアコンや扇風機の風が身体に直接当たらないようにしておくことも忘れないでください。

なお、寝苦しいからといって寝る前にお酒を飲むのは逆効果で、かえって眠りが浅くなってしまいます。お酒を飲むよりは、寝る直前に軽く身体を動かすほうがぐっすり眠ることができます。なかなか寝つけない場合でも、部屋を暗くして目をつぶって安静にしているだけでも身体が休まりますし、そのうちに自然に眠りにつ

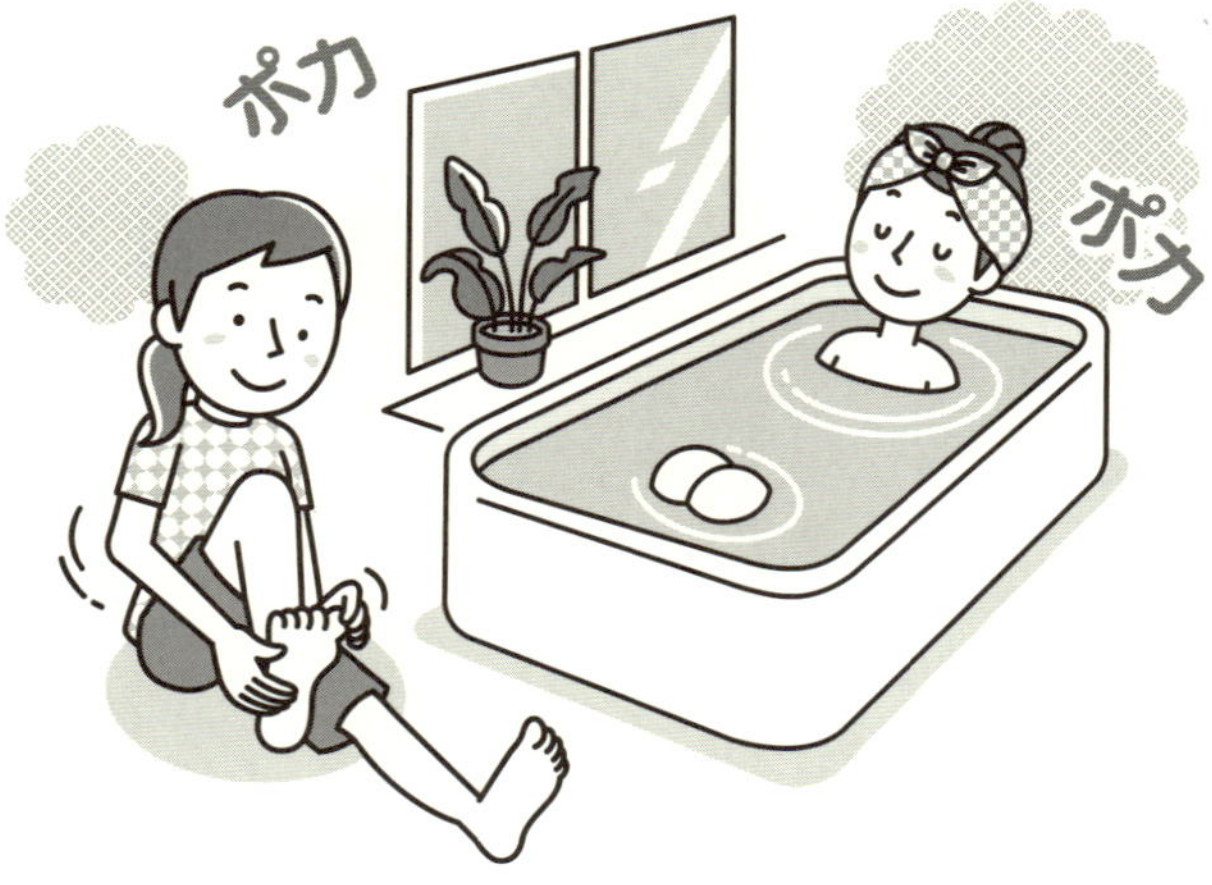

熱帯夜でもお風呂やマッサージなどで身体を少し温めた方がよく眠れる。
就寝時の最適温度は 28 度前後、強い冷房は逆効果。

くことができるようになります。

典型的な夏の病気対策には水分補給を

結石

熱中症と同じ理由、水分不足から夏場に多いのが結石、とくに泌尿器の結石です。**図38**は月別の泌尿器結石で救急搬送された人のデータです。7月から8月にかけてきわめて多くなっているのがわかります。冬に少なく、典型的な夏型の病気です。石が狭い尿道を通過したり、詰まったりするために激痛を伴います。結石は血液の汚れをろ過する際にさまざまな物質が腎臓で結晶化してできるものです。腎臓の中では石ができても痛みを感じません。通常は小さいまま尿と一緒に排泄されてしまいます。結石は誰にでもできる可能性があり、20人に1人は一生に1回はかかるとされています。しかし、結石が腎臓で大きくなり、尿とともに腎臓から尿道に移動することによって尿路をふさぎ、これが腎臓の機能を低下させ、激しい痛みや発熱の原因となります。

結石ができる原因は、カルシウムやシュウ酸、尿酸など結石を作りやすい物質が尿中に多くなること、マグネシウムやクエン酸など結石を抑制する物質が減少すること、泌尿器の感染症、食事の偏りなどがありますが、一番の原因は水分不足による尿の量の減少です。

図38　泌尿器結石による救急搬送件数

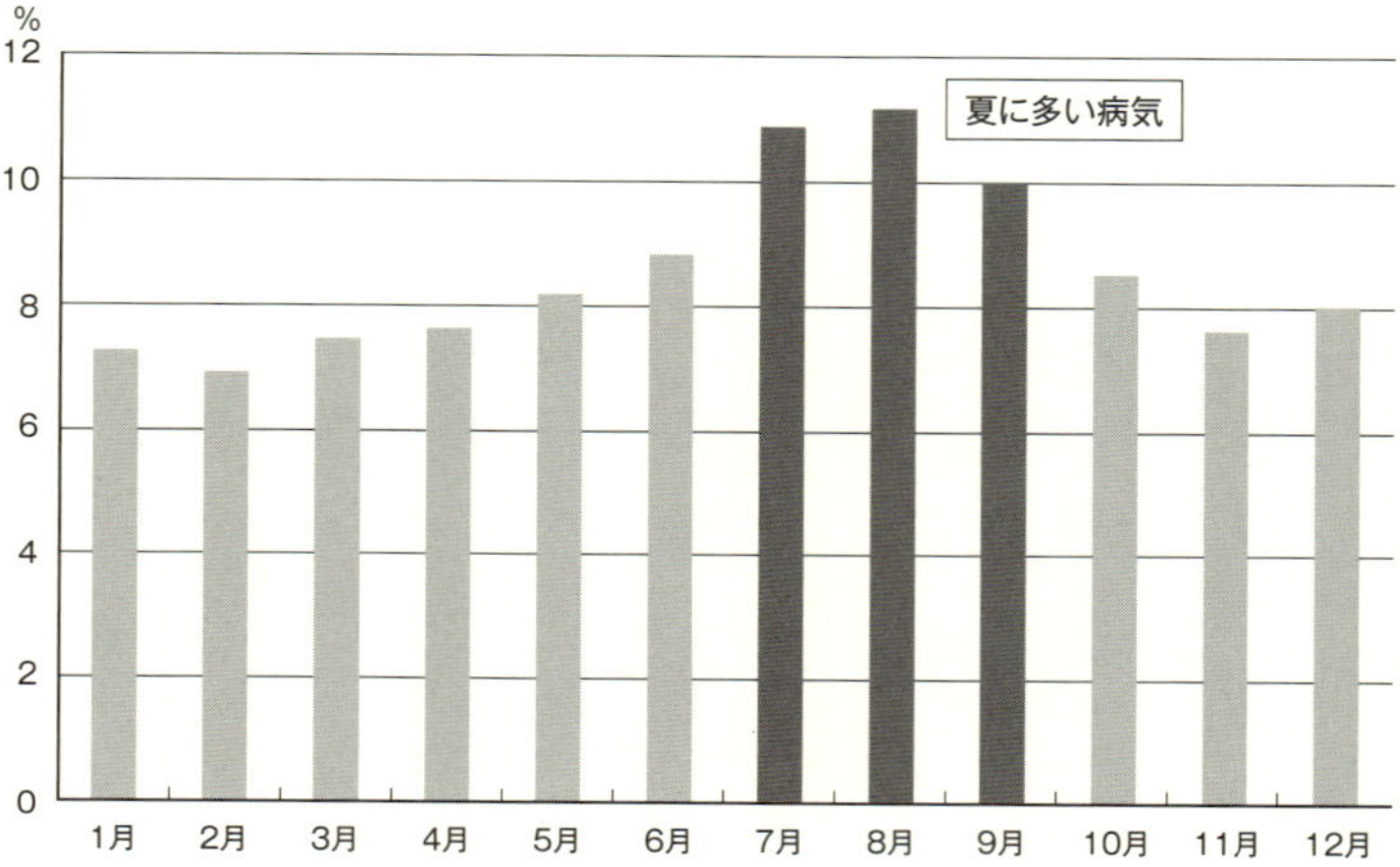

結石といっても石を作りだす物質によって、シュウ酸カルシウム結石、リン酸カルシウム結石、尿酸結石、リン酸マグネシウム結石などに分類されますが、カルシウム結石が多く、全体の80％以上になっています。なお、痛風の持病をもっている人は尿酸結石になりやすいといわれています。どの結石ができるかは食事にも関係があり、カルシウム結石は乳製品、尿酸結石は肉類の過剰摂取が影響しています。

通常は腎臓で結石ができても小さいまま、私たちが気がつかない間に尿と一緒に排泄されてしまいますが、夏場に多い原因は多量に汗をかいているのに十分な水分が補給されないと、尿の量、回数が減少します。汗をかいたときに尿の色が濃くなっているような場合は危険信号なのです。夏には成人で食事以外に2000ミリリットルの水分補給が必要とされています。食事からも水分は摂取していますが、飲み物だけで2000ミリリットル補給している人は少ないと思います。真夏の炎天下で運動をすれば1時間で1000ミリリットル以上の汗をかきますが、運動に慣れているスポーツ選手でも水分の補給量は50％から60％にとどまっています。一般の人はもっと少ないでしょう。体内の水分が少なくなれば、当然尿の量が減少し、濃度が濃くなり、結石が短時間でできるようになります。本来ならば尿と一緒に小さいまま排泄されるものが、尿の回数が少ないために、その間に結石が成長し、尿道に移動してきたときに、尿道をふさぎ、あるいは引っかかりながらゆっくり落ちていきます。

結石そのものは1年中できているのですが、夏の高温時に大量の汗をかいたときに多くなるのは、体内の水分不足とそれに伴う尿量の減少、排尿の回数の減少が影響しているためです。暑い季節にビールや酒の肴が焼肉や焼き鳥といった肉類の場合には結石を自分で招いているようなものになります。ビールには痛風の原因となるプリン体が含まれています。実はビールに含まれるプリン体の量は100ミリリットルあたりの量は25ミリグラム前後であまり多くはないのですが、大概の人は1回にかなりの量を飲むと思います。ビールの中ビンを2本飲むと200グラムのステーキをたべるよりもプリン体の量が多くなってしまいます。

このように書くとビールだけが悪いような印象になりますが、問題はビールや肉類でプリン体を摂取することだけではありません。勘違いされがちなのは、暑いから大量のビールを飲んで水分補給を行ったように感じることです。基本的にはビールを含め、アルコールは水分補給にはなっていません。ビールの場合には飲んだ量と同じかそれ以上の水分が、身体から出て行ってしまい。脱水症状を助長していることが結石をつくりやすくしているのです。

泌尿器の結石を防ぐためには、水分を十分に摂取することで、尿の量、回数を通常に保つことが一番です。水分は一度に大量に摂取するのではなく、回数を分けてこまめに飲む方がよいでしょう。ジュースやアルコールなど結石を作りやすい飲み物は少し控えめにした方がよいかもしれません。食事に関しては肉類は夏場は控えめにする、ホウレンソウやタケノコ、チョコレートなどのシュウ酸を多く含むものを取り過ぎないようにするとよいでしょう。

結石に関してはもうひとつ大きな誤解をしている人がいます。結石を防ぐためにカルシウムの摂取を減らした方がよいというものです。実は結石を防ぐためには1日700ミリグラム前後のカルシウムを摂取する方がよいのです。カルシウムが不足すると骨など体内に蓄積されているカルシウムが血液の中に溶け出してしまいます。慢性的なカルシウム不足になると、常にカルシウムが溶け出す状態が続いてしまい、かえって結石を作りやすくなってしまいます。

水分不足になるといわゆる血液がどろどろの状態になってしまい、血栓を起こしやすくなります。水分不足は夏の脳梗塞を増加させています。とにかく暑いときは無理をしない、十分な水分を補給することが大切です。

8月のまとめ

①暑さ対策は衣服の調節から始め、エアコンの設定温度は28度を目安に

②身体を温める食材を摂って、夏ばて防止

③大量の汗をかき、尿の回数が減る夏に多い結石には水分補給が大事

暑さの記録

column

日本で一番暑いのはどこでしょうか？　という質問には多くの人が沖縄と答えると思います。確かに年間を通じて考えれば、気温がもっとも高いのは沖縄の南部になります。しかし、夏に限っていえば沖縄の温度はそれほど高くありません。表は那覇、大阪、東京、札幌の暑さの比較です。最高極値とは気象台が観測を始めて以来の高温の記録で、東京や大阪が39度台なのに対して那覇は35度台です。北海道の札幌でさえ36度を越えていますから、那覇は極端な高温にはならないことがわかります。最高気温が30度以上の真夏日はさすがに那覇が断然多くなっています。それにつぐのが大阪で73.2日です。問題は35度を越える猛暑日の日数です。一番多いのが大阪の11.6日、東京は3.2日ですからいかに大阪が暑いかがわかります。那覇と札幌はともに0.1日、これは平均すると30年に1回しか35度を越えないという数値です。最近ではもっとも厳しい猛暑になった2010年の夏に35度を越えた猛暑日は大阪が31日、東京は13日、札幌と那覇は0でした。日本の最高気温の記録は1933年に山形市で記録された40.7度が70年以上1位の座を保っていましたが、2007年の8月16日に埼玉県の熊谷、岐阜県の多治見《たじみ》で40.9度が出現し、記録を更新しました。

	最高極値	真夏日	猛暑日
那覇	35.9	96	0.1
大阪	39.1	73.2	11.6
東京	39.5	48.5	3.2
札幌	36.2	8	0.1

第4章

秋

9月の天気と健康

台風が多く、秋の長雨もはじまる

9月の天気

9月といえば台風、二百十日や二百二十日の言葉があるように台風の被害が多い月です。**図41（148頁）**は月別の台風発生数と上陸数です。実は台風の発生や上陸数は8月がもっとも多いのですが、過去に大きな被害を出した台風のほとんどが9月に集中しており、台風被害という面からもっとも注意しなければならないのはやはり9月といえそうです。**図39**は台風が九州の西を北上している2010年9月6日の天気図です。この台風はあまり強いものではなく風による被害はほとんどありませんでした。しかし、動きが遅く、九州では西部を中心に激しい雨が長時間降りました。また、北海道にあった前線を刺激し、北日本でも局地的に猛烈な雨になりました。台風の北側に前線がある場合は、南からの湿った空気の影響で前線が活発になるために、台風から遠く離れた地域でも大雨になることがよくあります。また、9月の後半に台風が南海上を通過した場合は北側に寒気が南下し

9月

●9月は大型の台風が接近しやすい、北側に前線がある場合は早くから大雨になる
●中旬以降に前線が東西にのびたら、秋雨の始まりになることが多い

図39　2010年9月6日の天気図

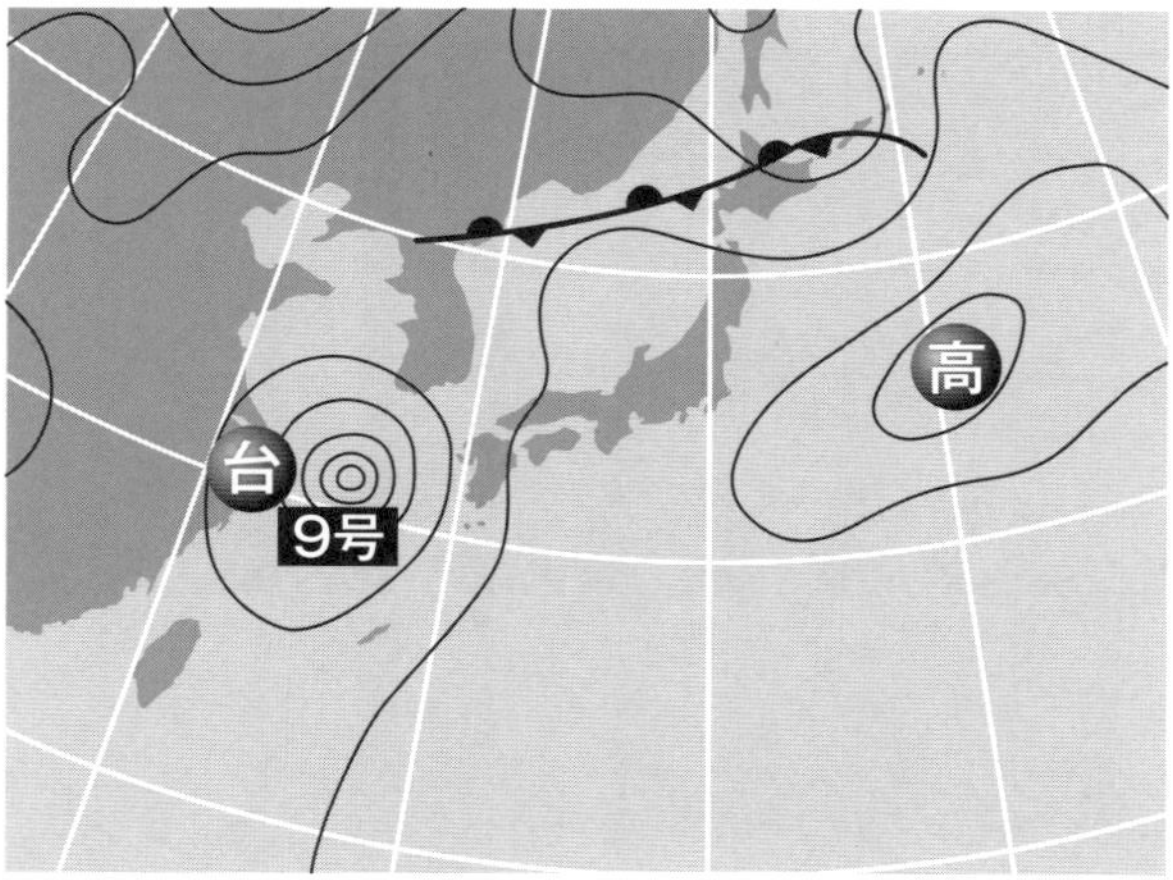

図40　2010年9月23日の天気図

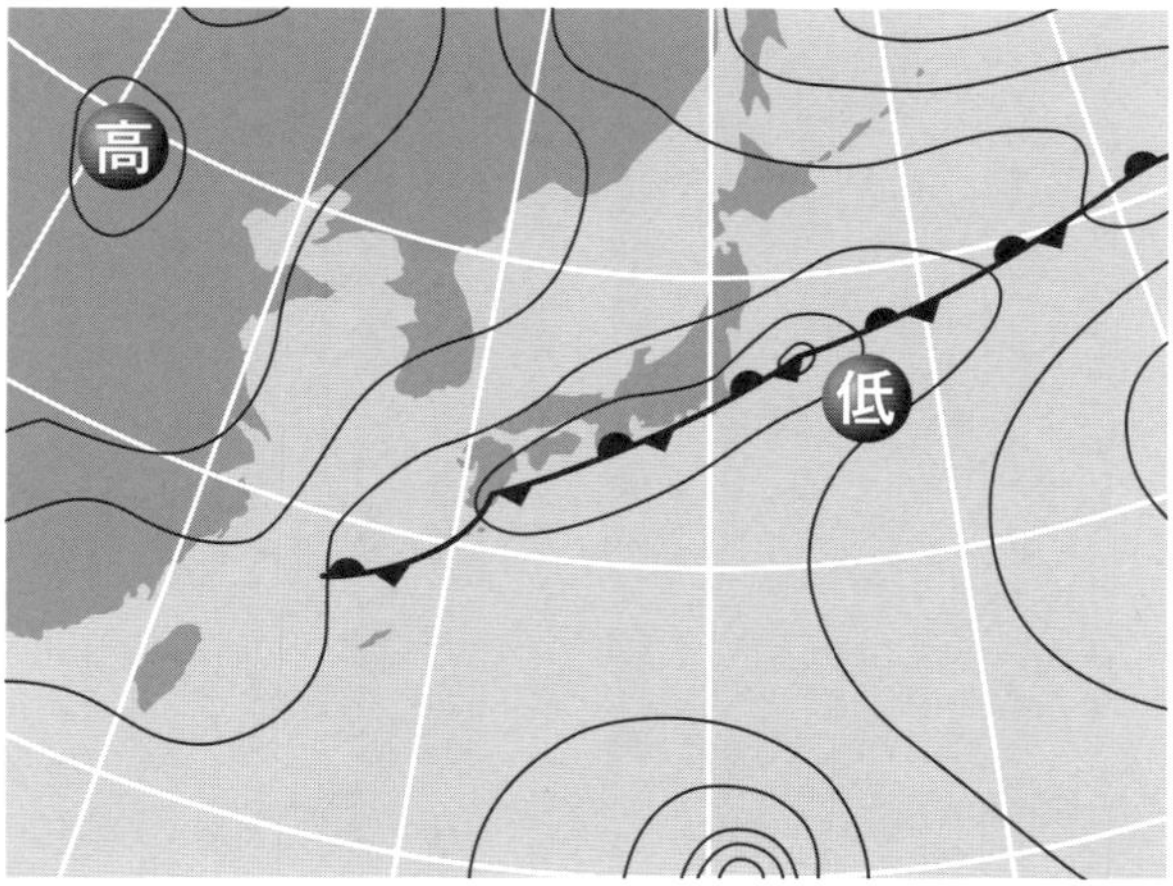

図41　月別台風発生・上陸数

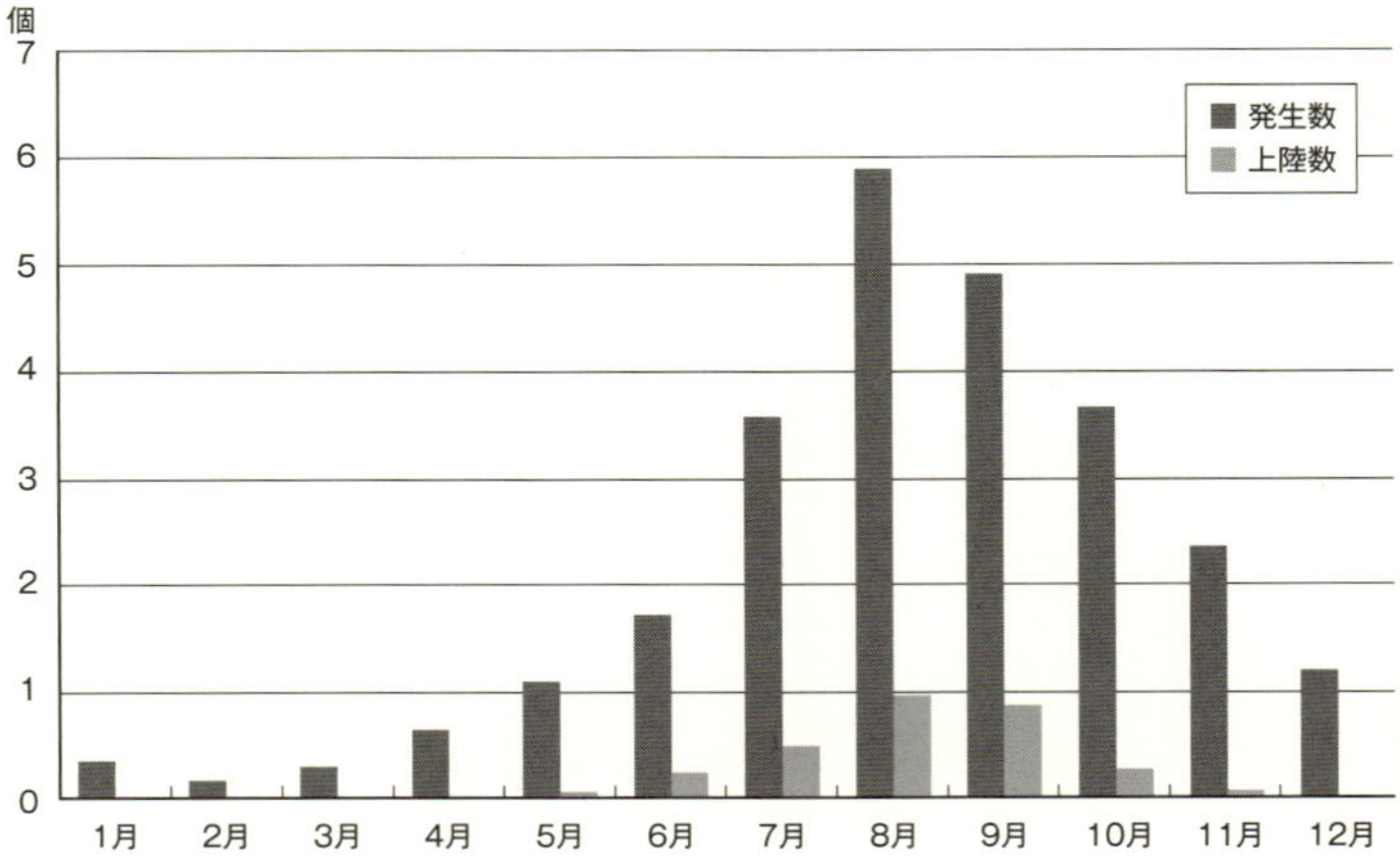

やすく、３０００メートル級の山では雪が降りますので注意が必要です。９月のもう一つの特徴は中旬から始まる秋雨です。最近は９月後半になっても高気圧が強く夏の延長のような場合がありますが、多くの場合は９月中旬から10月初めにかけて太平洋側の地方で曇りや雨の日が多くなります。**図40**は２０１０年９月23日の天気図です。日本海から南下した前線が本州の南岸にほぼ東西に停滞しています。大陸の高気圧と南の夏の高気圧の勢力が均衡すると前線が長期に渡って停滞し天気がぐずつきます。これが秋の長雨です。北海道を除いて曇りや雨の地域が多くなり、前線の北側になった地方は気温が上がらず、冷たい雨になりました。昔から「暑さ寒さも彼岸まで」といいますが、言葉を変えれば秋の彼岸からは寒くなることがある、と考

えてください。

天気予報では このキーワード に注意!!

・台風通過2～3日後、喘息発作注意
・秋雨
・台風の北にある前線

食中毒

食中毒は冬と夏に多い!?

夏は食中毒の季節です。蒸し暑い日本の夏はカビや食中毒菌にとっては格好の季節で、非常に短い時間で繁殖してしまいます。以前は食中毒といえばもっとも多いのが9月と8月になっていました。一般的に食中毒が8月よりも9月に多かったのは原因となる食中毒菌のひとつ、腸炎ビブリオ菌が夏の終わり頃から増加するためです。ところが最近は食中毒は夏から秋口という常識が変わってきています。**図42**は平成13年の月別食中毒と平成20年から22年の月別食中毒の発生状況を比べたものです。平成13年でははっきり夏のピークが出ていますが、最近の調査では夏よりもむしろ冬の方が発生が多くなっています。もち

図42　食中毒月別比率（平成13年と近年の比較）

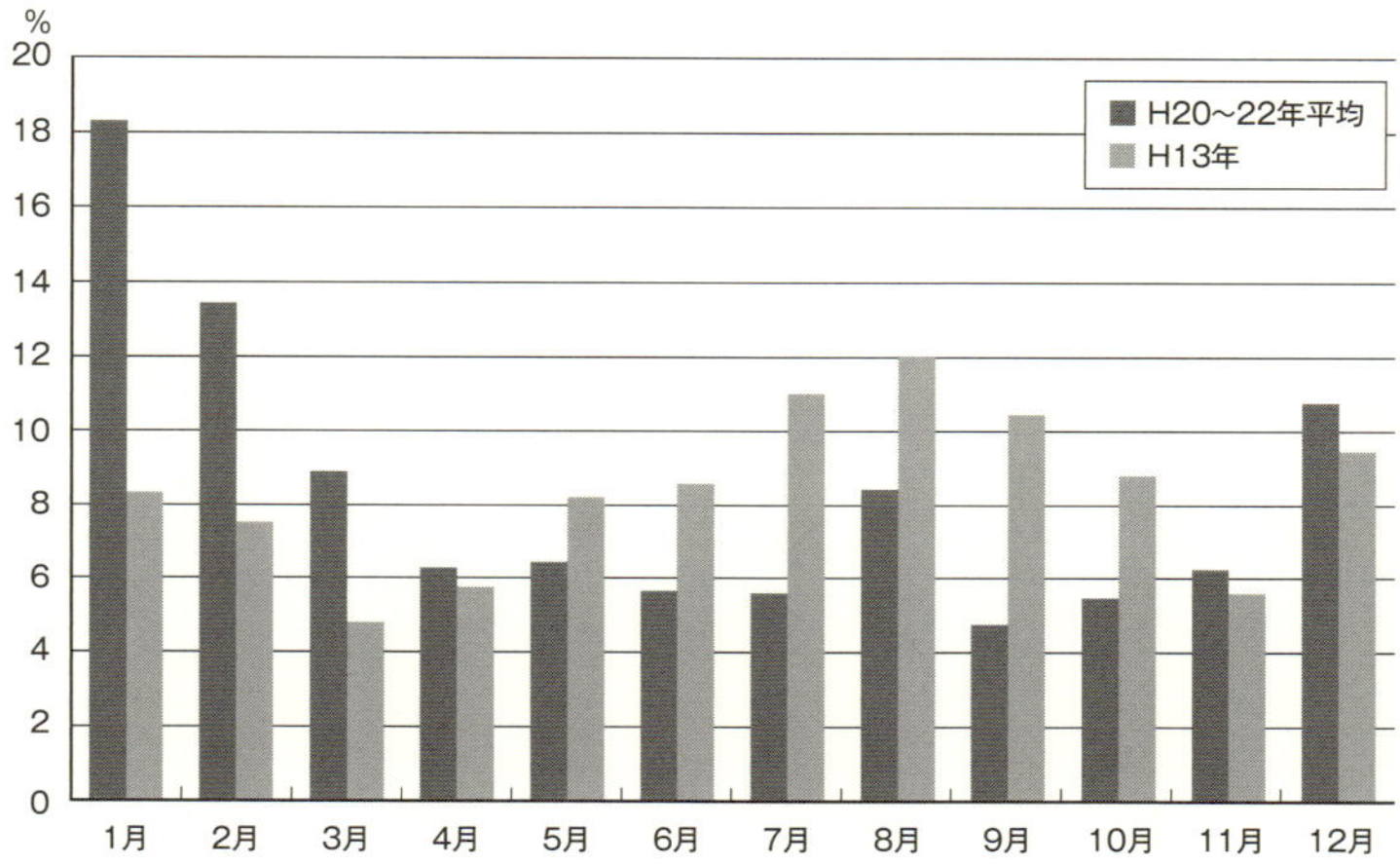

ろん夏も多いのですが、今や食中毒は冬と夏に多い、あるいは一年中発生すると考えた方がよさそうです。

同じ時期の食中毒を原因食品別に分類したのが**図43**になります。平成13年も平成22年も原因としてもっとも多いのが魚介類、ついで肉類であることは同じです。意外なのは野菜や穀類などでも中毒が起きていることです。一方、どんな細菌やウィルスが原因となっているかを見たのが**図44**になります。平成13年と比較すると大きく減少したのが腸炎ビブリオ菌とサルモネラ菌で、逆に増加したのがノロウィルスとカンピロバクターです。平成13年当時は食中毒の半数以上の原因が腸炎ビブリオ菌とサルモネラ菌でした。腸炎ビブリオ菌は日本の海ならどこにでもいる細菌で、海水やプランクトンの中で生き

図43　原因食品別食中毒

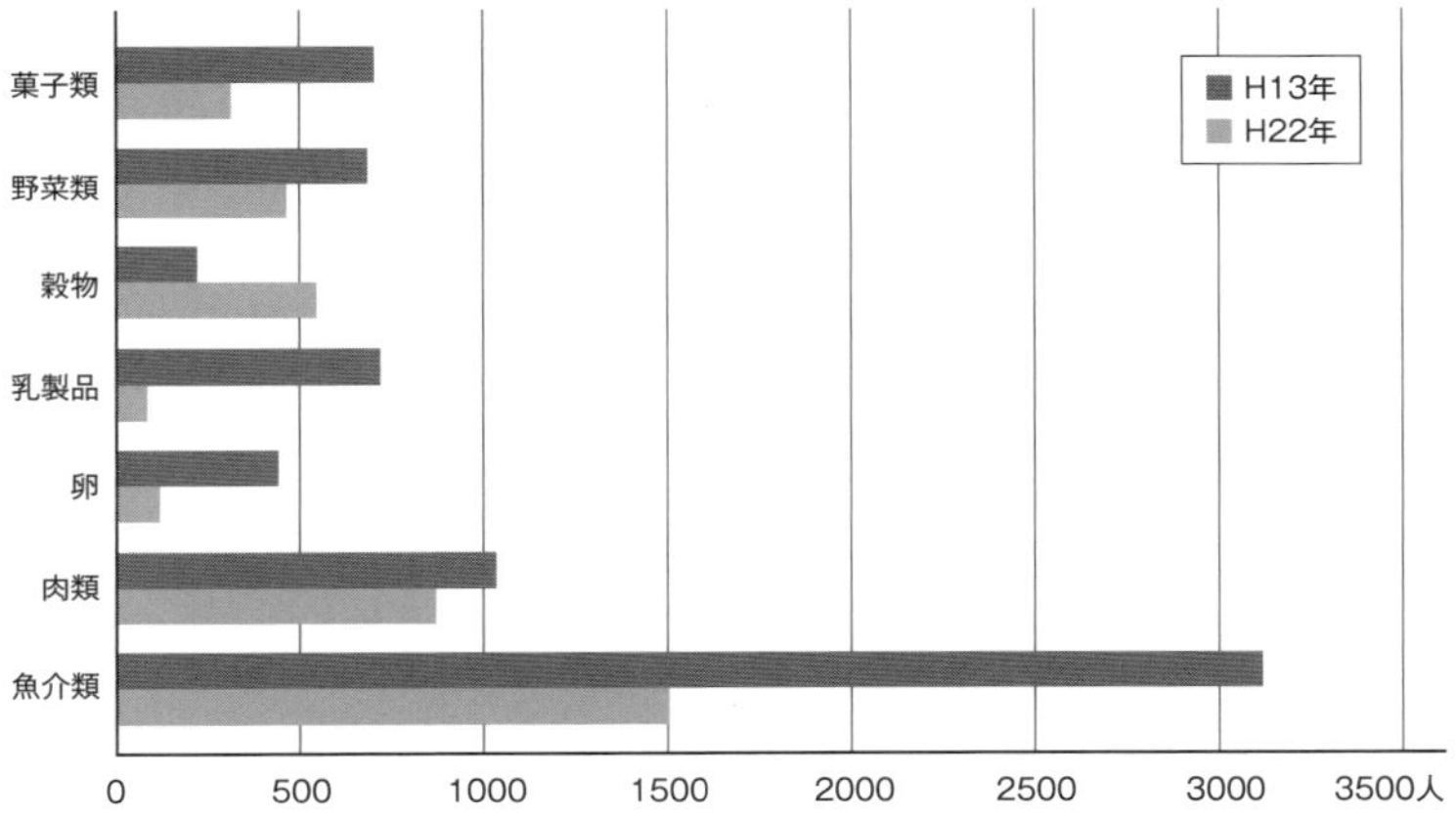

図44　原因別食中毒

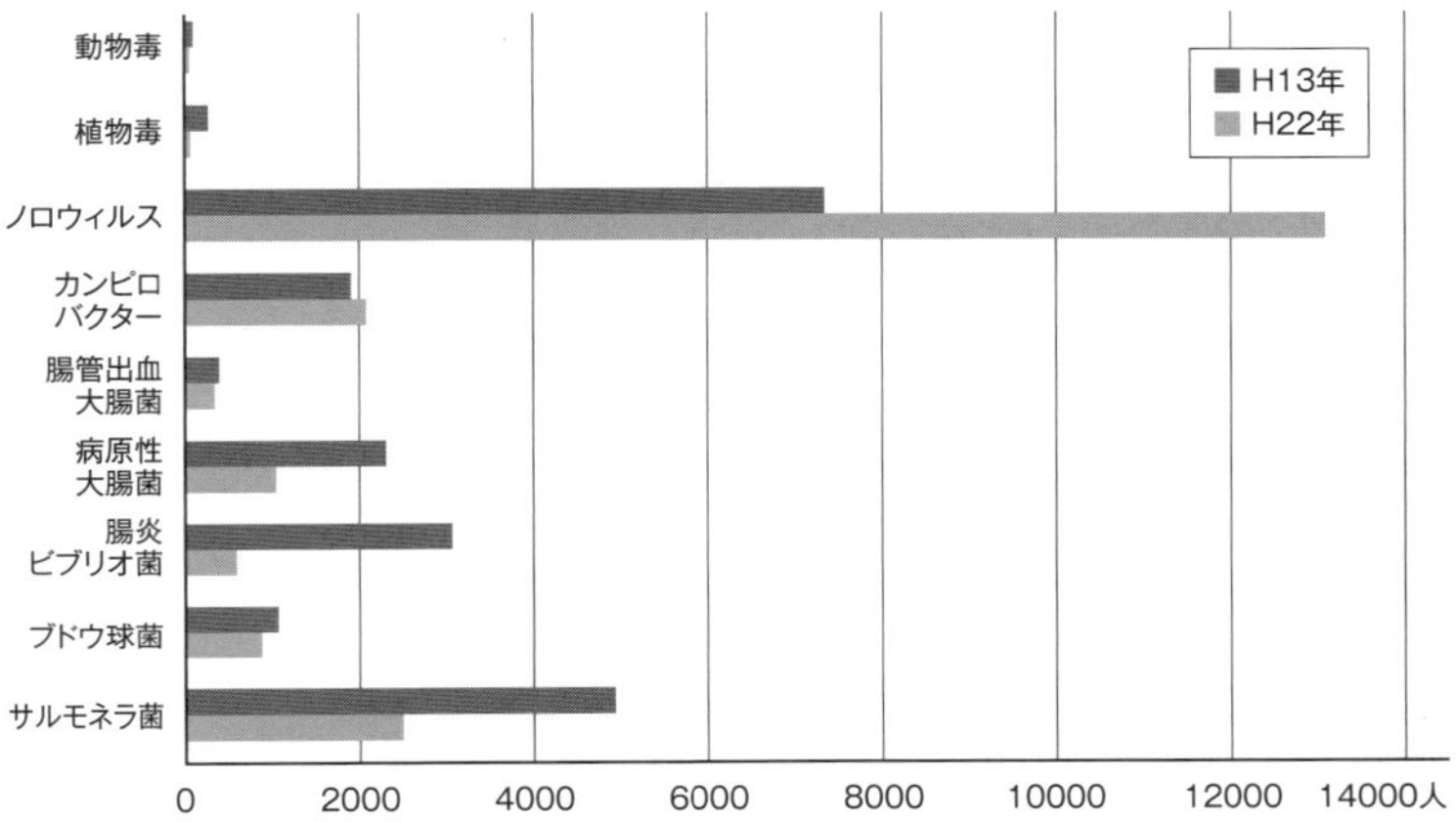

ています。腸炎ビブリオ菌は海水の温度が高くなると繁殖が盛んになりますが、海水の温度は気温より少し遅れて高くなるのが普通です。日本では気温がもっとも高くなるのは7月下旬から8月上旬ですが、海水の温度が高くなるのはそれより1ヶ月ほど遅れて8月下旬から9月になっています。海中で盛んに繁殖した腸炎ビブリオ菌は魚や貝類、海草に付着して食卓に上がり、とくに刺身の類を食べて中毒を起こすことになります。8月の末という時期は夏の疲れで胃腸が弱っていること、ついうっかりして食べ物を冷蔵庫に入れ忘れてしまうことなどが重なって食中毒が多くなっているのです。腸炎ビブリオ菌は真水や熱に弱いという性質をもっていますので、買ってきた刺身はよく水洗いし、魚の切り身はしっかりと熱を通すことで食中毒を防ぐことができます。次に多いサルモネラ菌はその種類が1500とも2200ともいわれるほど多く、私たちの周囲にいる家畜やペットはほとんどがサルモネラ菌に汚染されていると考えてよいでしょう。食品の中でサルモネラ菌にもっとも汚染されているのは生卵ですが、家畜やペットの排泄物が混入した水から感染する例もあります。2005年には千葉県でペットとして飼育していたミドリガメから感染した例もあります。卵の場合には殻ができる前に親鳥の体内で卵の内部が汚染されてしまいますから、殻がきれいであっても汚染している場合が多いのです。しかも卵の内部では10度前後の低温でもサルモネラ菌が繁殖しますから、古い卵ほど危険性が大きくなります。完全に菌を殺すためにはゆで卵は7分以上、目玉焼きでは両面を3分ずつ加熱する必要があります。片面だけ焼いた目玉焼きでは完全に殺菌されていないのです。アメリカでは卵が原因であるサルモネラ食中毒が１９８７年から１９９２年の間に流行し、その間の患者はわかっているだけで１５０００人以上、死者は53人と記録されています。

腸炎ビブリオ菌とノロウィルスはともに魚介類に多いのですが、ビブリオ菌は減少し、ノロウィルスは増加するという逆の現象が起きています。この原因は、腸炎ビブリオ菌は主に生魚に多いのですが、生魚を食べる機会が減少していること。8月から9月の日本付近の海水温が異常に高くなってビブリオ菌の繁殖には向かなくなったことが原因です。一方、ノロウィルスはビブリオ菌よりもやや低い海水温で繁殖します。冬の海水温が昔より高くなったために長期間繁殖するようになりました。とくにノロウィルスは感染力が非常に強いので、秋から冬にかけても昔以上に食中毒に気をつける必要があります。また、肉食、とくに内臓系の肉を食べる機会が多くなったためにカンピロバクターによる中毒も増加しています。

家庭での調理の際に汚染されるのがブドウ球菌による食中毒です。ブドウ球菌は手などの傷口で繁殖します。小さな切り傷でもその傷口には大量のブドウ球菌が繁殖しており、食べ物に付着しますので、手に傷がある場合は必ず調理用の手袋をしたほうがよいでしょう。

食中毒の予防はまず、手洗いから始まります。手のひらだけではなく指先や指のつけね、爪の間も清潔にします。忘れがちなのが指輪の周辺で、指輪と皮膚の間は細菌の住処といってもよいでしょう。まな板、包丁、布巾も常に清潔にし、ときどき消毒してください。

もうひとつ注意しなければならないのが冷蔵庫の過信です。冷蔵庫の普及によって食中毒が増加したといわれているほどです。冷蔵庫は通常ならば細菌の増殖を抑えますが、細菌が死ぬわけではありません。腸炎ビブリオ菌の場合に冷蔵庫の内部の温度が5度以下であれば、繁殖はしませんが生きています。ところが冷蔵庫にものをぎゅうぎゅうに詰め込んでしまうと冷気の当たらない部分はあまり温度が下がらずに、細菌が増殖してしまう場合があります。また、冷蔵庫の扉を開けると内部の温度が急激に上がります。10秒間冷蔵庫のドアを開けていると元の温度に戻るのに20分から30分必要になります。冷蔵庫から出した食物に腸炎ビブリオ菌が付いている場合、常温で3時間放置すると菌の数は100万倍にも増加したという実験結果があります。一時的でも常温に近い状態にしたら冷蔵庫の中でも細菌は繁殖してしまいます。また、冷蔵庫の中は意外に汚れており、とくに野菜室は野菜とともに混入した土にかなりの細菌が含まれているため、冷凍室内でも細菌が検出されています。冷蔵庫にはものを詰めすぎないようにし、扉を開ける時間はなるべく短く、そして定期的に壁や収納室をアルコールなどで消毒するとよいでしょう。

なお、食中毒の原因として少数ですが、毎年発生しているものに自然毒があります。自然毒は植物と動物に分けられますが、植物の大半はキノコによる中毒で秋に集中しています。これ以外の植物毒は春先の山菜です。毒草であるコバイケイソウやトリカブトを食用の山菜と間違えて食べてしまうケースです。最近はアウトドアブームで山菜やキノコによる食中毒が増加していますが、とくにキノコの毒はその成分がほとんど解明されていませんから、薬もありません。知らない山菜やキノコは口にしない方が無難でしょう。また、動物毒の大半はフグによる毒や貝の内蔵に蓄積されている貝毒になります。

台風と病気

「台風の接近で喘息《ぜんそく》が悪化する」はもう古い？

喘息に関連して、台風と病気の関係について調べてみました。よく低気圧が近づくと持病が悪化するといわれています。喘息に関しても昔から台風が日本に接近すると喘息患者が悪化するといわれていました。台風は低気圧の中でももっとも強いものですから、台風が接近すると持病が悪化するといわれていたのもある意味では当然かもしれません。ところが、実際に救急で搬送された喘息の患者数と台風の関係を調べてみるとほとんど関係ないことがわかりました。

台風に関してはいくつかの誤解がありますので、ここで台風について簡単に記しておきましょう。**図41（148頁）**は台風の月別の発生数、上陸数を示したものです。二百十日や二百二十日という言葉があるために、台風は9月がもっとも多いと誤解されていますが、台風は年間を通じて発生しており、発生数がもっとも多いのが8月、ついで9月、7月、10月の順になります。確かに喘息の多い時期と台風シーズンはかなり重なっている部分があります。次に上陸数の多い月を見ると8月と9月がもっとも多く、ついで7月の順になっています。台風というと上陸するかどうかばかりが問題になりますが、日本の近くを通過する台風も大きな影響を与えます。気象庁では台風の中心が日本の沿岸から300キロメートル以内を通過した台風を接近台風として記録をとっています。その接近台風の数は発生数と同じく、8月がもっとも多く、ついで9月、7月、10月の順になっています。つまり、台風シーズンは7月から10月の間であり、もっとも多いのは8月、ついで9月になっています。これに対して喘息患者が多くなるのは9月から11月で、もっとも多いのは10月になっています。台風が喘息発作に大きな影響を与えるならば、8月や7月にもっと喘息が多くなるはずですし、少なくとも台風の通過前後には症状が悪化しているはずです。ほかの病気も台風の通過で悪くなるはずですが、そうなってはいません。実際に台風の通過前後に喘息発作の頻度がどのように変化したかを調べると、台風が日本に近づいてきても喘息患者の変動はほとんどなく、台風が通過する当日はむしろその前より減少する傾向が見られます。台風通過の翌日はさらに患者数が減少していました。逆に患者が増加するのは台風が通過してから2日ないし3日経過したあとで、いわゆる秋晴れの頃になります。すべての台風について通過前後の中心気圧、最大風速、中心までの距離と中心が東を通過したか西側を通過したか、台風の通過速度などについても調べてみましたが、統計的に有意な関係はありませんでした。

喘息患者全体で見ると、台風の通過は喘息発作の悪化と関係はないという結果になりますが、台風の接近や通過によって症状が悪化する患者さんがいるのも事実です。また、昔はかなりの患者が悪くなったという報告もあります。つまり、台風と喘息の関係は、昔は台風の接近、通過によって喘息患者の多くが悪化したが、現在はあまり関係ないというのが正しいのでしょう。なぜこのように状況が変わったかというと、情報の精度と量に関係があります。昔の台風は突然の嵐でした。台風情報も今ほど正確ではなく、情報もラジオだけが頼りでした。大型の台風が日本にやってくるという情報がラジオで流されても、その位置や台風の姿を目で確認することはできませんでした。当然、台風に対しての恐れ、警戒が強いストレスになるわけです。これに対して現在は十分すぎるくらいの情報が流されています。台風の発生から始まって、最大72時間後までの予想が昔より正確に流され、しかも台風の位置は天気図で、台風の形は気象衛星で見ることができます。台風が日本に接近すると現地からの中継映像もあり、テレビでは深夜も台風情報が放送されています。

　昔と違って十分すぎるほどの情報があり、しかも正確になっているのです。事前に台風に備えることが可能であり、台風の接近するおそれのない地方では、警戒の必要もなくなりました。事前に十分な情報があり、備える時間ができたことで、心理的に台風を恐れ、警戒する必要がなくなりました。つまり、台風に対してのストレスがなくなったわけです。現在でも台風の接近で喘息が悪化する人がいますが、このような人は他の気象現象、たとえば季節外れの強風や雷などでも悪化する例が多いようです。むしろ、台風が通過した後の２日から３日後に喘息が悪化していることを注目すべきでしょう。台風は熱帯低気圧の発達したもので、熱い空気だけからできている低気圧です。このため、台風が接近し、通過すると天気が崩れる割りには気温が高めになり、とくに朝晩の冷え込みは弱くなります。台風の通過翌日も暖かい空気が残っていて気温が上がりますが、２日から３日後には大陸からの高気圧が乾いた冷たい空気を持ち込んできます。朝晩の気温差や、前日との気温差が大きいなど急に涼しくなって体調を崩すことが多くなります。

　喘息の場合は台風とあまり関係はありませんでした。しかし、台風の一番の特徴は短時

台風が接近すると、気圧が関連する症状（関節痛、神経痛、めまい、頭痛など）悪化の可能性があるので、室内を密閉するなどして対策。

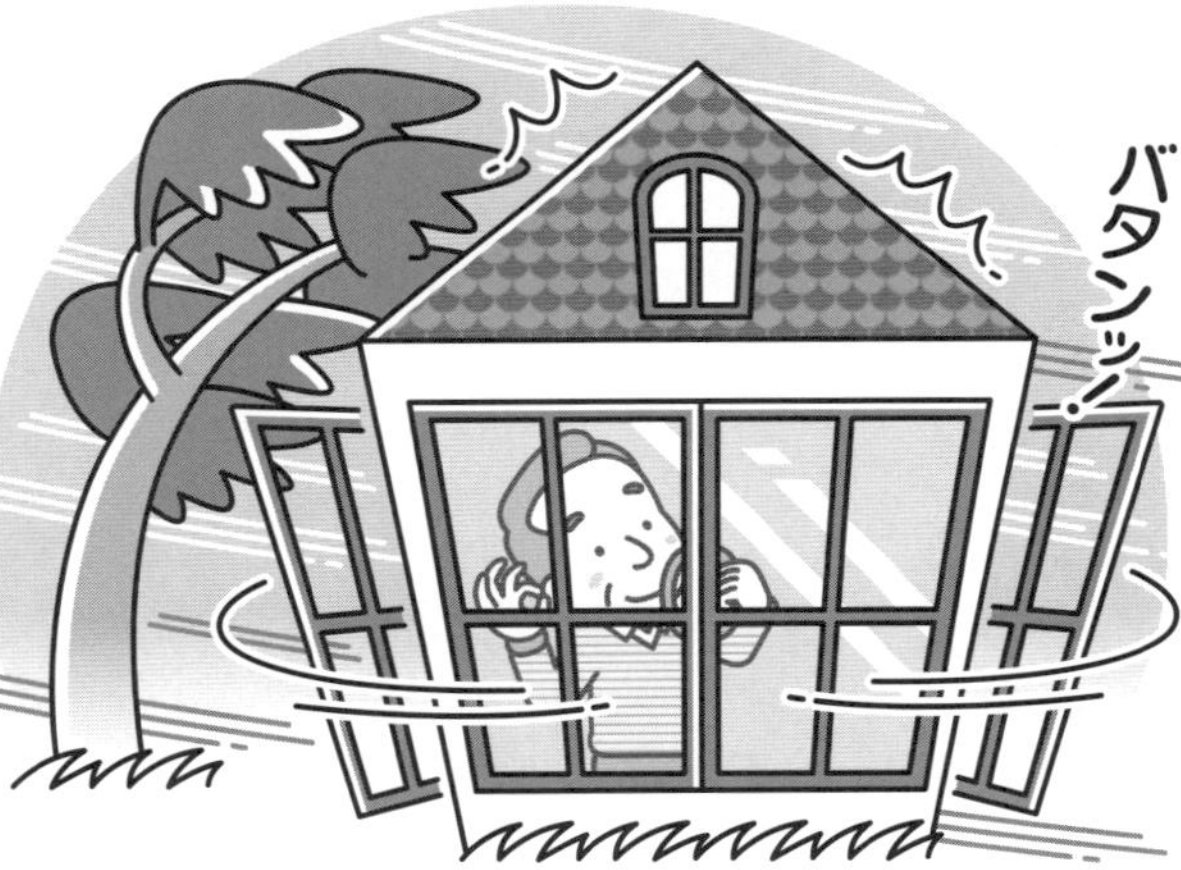

間に気圧が大きく変化することです。日本に上陸するときの台風の中心気圧は９７０ｈＰａ前後のものが多く、台風が近くを通過すると24時間で30ｈＰａ前後も気圧が変化します。このような激しい気圧変化は他の低気圧ではほとんど起きません。気圧が関係する関節痛、神経痛、めまい、頭痛などの持病をもっている場合は台風接近時には外出は避ける、室内を密閉するなどの対策をとった方がよいでしょう。

日本で過去最大の被害になったのは伊勢湾台風で、すでに50年が過ぎました。日本の南海上では毎年伊勢湾台風を上回るような猛烈な台風が1個か2個発生しています。伊勢湾台風より強い台風は、この50年間はたまたま日本に上陸しなかっただけで、いつ日本にきてもおかしくないのです。温暖化による台風の予想は次のようになっています。それは、台風の発生数は現在よりやや減少するが、猛烈な勢力の台風は増加するだろうというものです。

9月のまとめ

①気温よりも1か月遅れて高くなる8～9月の海水温により、海中でビブリオ菌が繁殖

②やや低い海水温でも繁殖するノロウイルスで冬にも食中毒

③短時間に30ｈＰａも気圧が変化する台風は、めまいや頭痛などの持病悪化

台風あれこれ

column

「9月の天気」で書いたように台風の発生、上陸は8月がもっとも多くなっています。しかし、私たちが台風というと9月をイメージするのは過去に大きな被害を出した大型の台風はほとんどが9月に上陸しているからです。過去に日本上陸した台風のうち、上陸したときの気圧が低い台風、つまり強い台風のベスト16のうち、9月に上陸したものが11個あります。大型台風のおよそ70%が9月に上陸しているわけです。死者、行方不明の合計が1000人を越えた台風はすべて9月の上陸です。順に伊勢湾台風、枕崎台風、室戸台風、カスリーン台風、洞爺丸台風、狩野川台風です。

ところで台風という呼び名は太平洋の西半分と南シナ海で発生したもので、同じ太平洋でも東半分と大西洋ではハリケーンになります。またインド洋やオーストラリアの周辺ではサイクロンという名前になります。台風やハリケーンが東経180度を越えた場合はどうなるかというと規定通りに名称が変わります。東太平洋で発生したハリケーンが西に進んで日付変更線を越えれば台風とよばれることになります。

日本の場合は熱帯低気圧のうちで最大風速が17.2メートルを越えたものを台風とよんでいます。つまり台風と熱帯低気圧の違いは風速だけなのです。このため、熱帯低気圧によって大雨の被害がでることがしばしばあります。以前は、台風が強い熱帯低気圧であることに対して、弱い熱帯低気圧とよんでいました。しかし、1999年8月に神奈川県丹沢山塊の玄倉川でキャンプをしていた人が熱帯低気圧による大雨で中州から流され13人の人が死亡する事故が起きました。弱い熱帯低気圧という名称では注意してくれないのでは、という反省から弱いという言葉を止めました。日本では2つの名称しかない熱帯低気圧ですが、実は国際分類では4つに分かれており、気象庁も業務では4つに分けています。風速の弱い順に「熱帯低気圧」、次が「熱帯の嵐」、「強い熱帯の嵐」、そしてもっとも強いものが「ハリケーンやサイクロンそしてタイフーン」になります。日本の台風は熱帯の嵐からタイフーンまでを総称しているのです。台風を英語表記するとtyphoonになりますが、厳密には台風とtyphoonは違うものなのです。

10月の天気と健康

秋雨から秋晴れへ

10月の天気

一般に10月は秋晴れの季節と考えられていますが、10月の上旬はまだ秋の長雨の季節、その後は季節が進むほど晴れる日が多くなります。**図45**は２０１０年10月10日の天気図です。この日は低気圧の通過で関東から北では朝のうち雨が降りましたが、昼頃から晴れてきました。東京オリンピックの開会式の日の天気図に似ており、このときも朝は小雨が降っていましたが、その後晴れてきました。天気図では関東付近に低気圧、九州の西に高気圧、さらに中国大陸に低気圧があり、天気が周期的に変化することが予想されます。実際にこの後は2日から3日の周期で天気が変化するようになりました。10月は台風が来なければ後半になるほど天気がよくなりますが、下旬になると大陸の寒気が南下して北日本から冬の便りが届くようになります。**図46**は10月26日の天気図です。前日に低気圧が日本を通過し、その後大陸から強い高気圧が張り出してきました。この秋以降初めて等圧線が縦

10月

●10月は春と同じように周期的に天気が変わるようになる
●大陸で等圧線が混み合ってきたらまもなく冬の便りが北日本に届く

図45　2010年10月10日の天気図

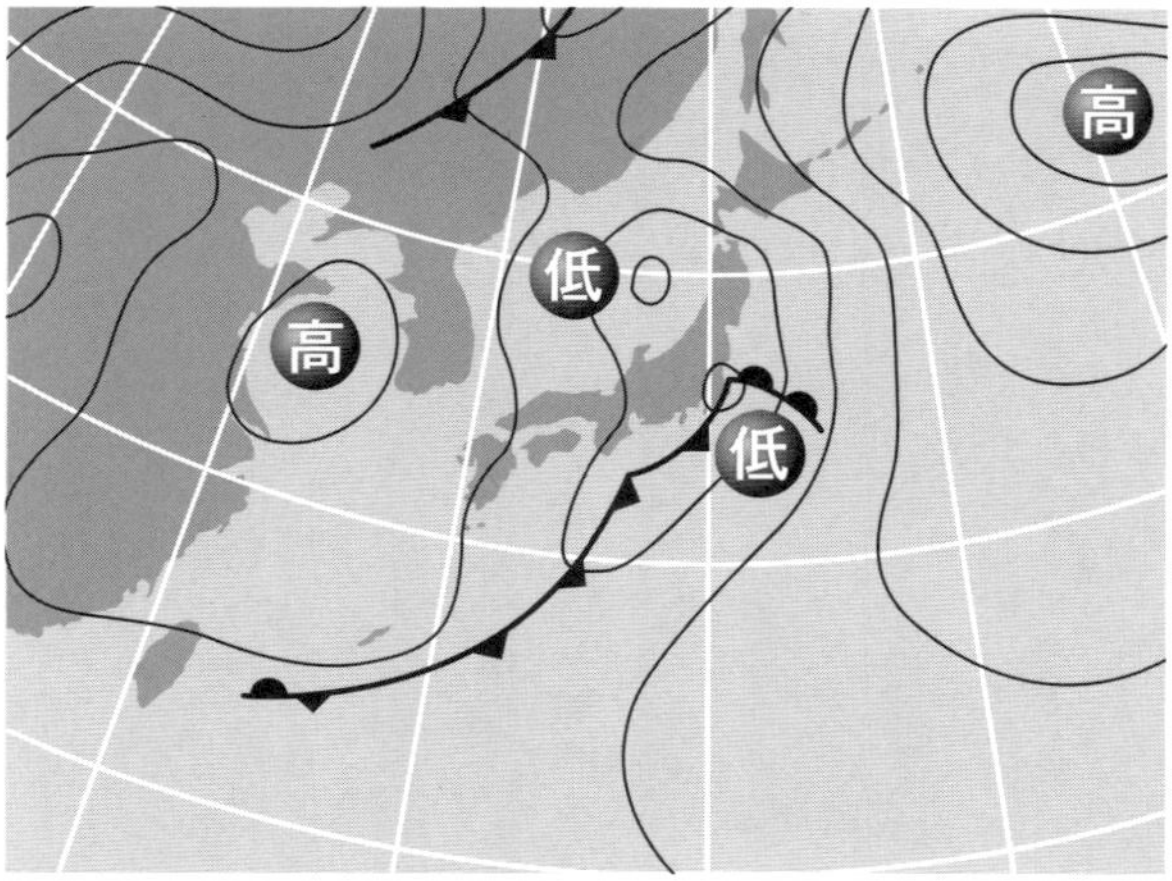

図46　2010年10月26日の天気図

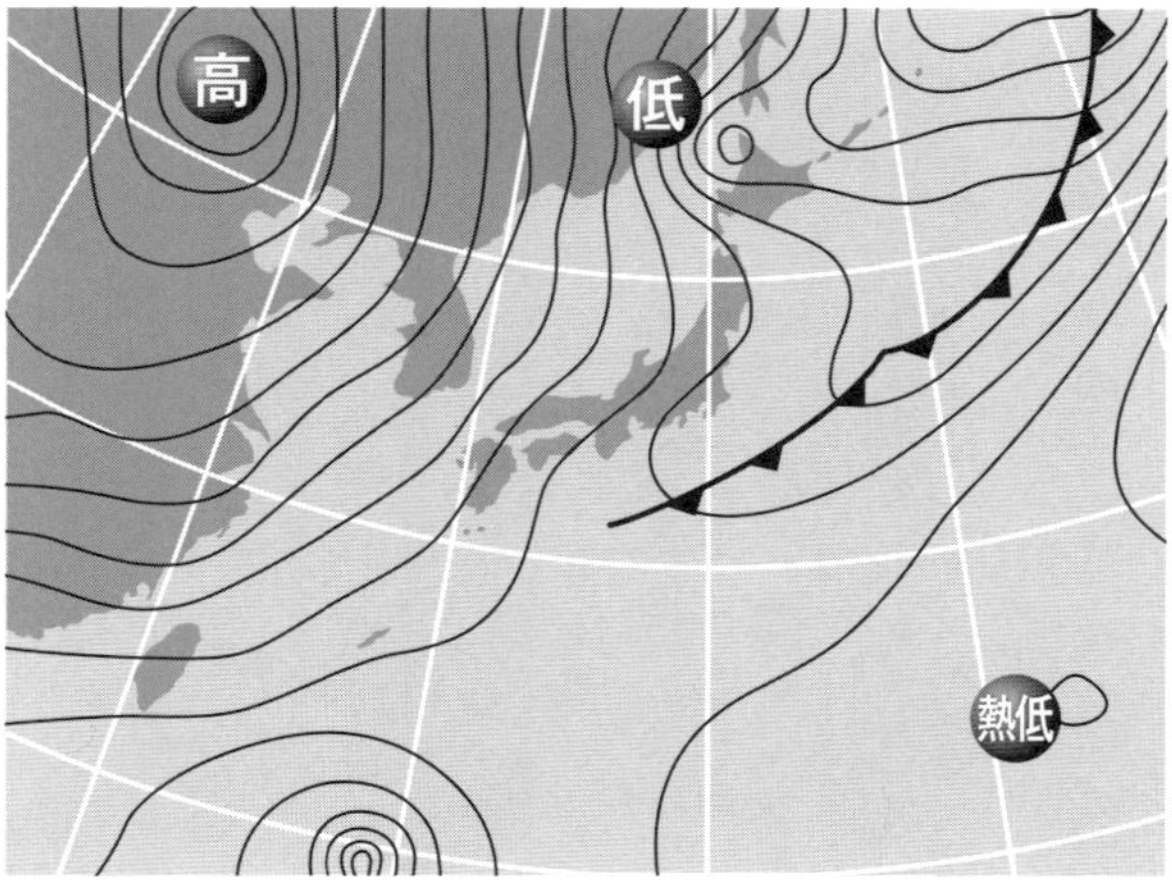

縞模様になり、一時的ですが西高東低の冬型の天気図になりました。この日は青森から北の地方では初雪を観測し、関東地方では例年より2週間ほど早い木枯らし1号が吹きました。標高の高い山は雪におおわれ、紅葉前線はいっきに南下するのもこのころです。天気図では沖縄の南に台風があります。10月は天気図上で冬と秋と夏が同居することも珍しくありません。この台風は月末に伊豆諸島を通過しました。

天気予報ではこのキーワードに注意!!

- 寒冷前線の通過
- 雨により短時間に気温が3度下がる
- 朝と昼の気温さが小さい、昼の気温が朝の気温より低い

喘息《ぜんそく》

悪化の原因は、ハウスダストと気象変化

9月末から10月に多くなるのが喘息です。喘息は気温や湿度などの気象の変化、大気汚染などの環境の変化によって悪化しますが、秋に悪化するのは夏の暑さが間接的に影響しています。喘息は一年中起きる病気で、主な原因が気象にあるとすれば変化の激しい春や

図47　月別喘息患者数

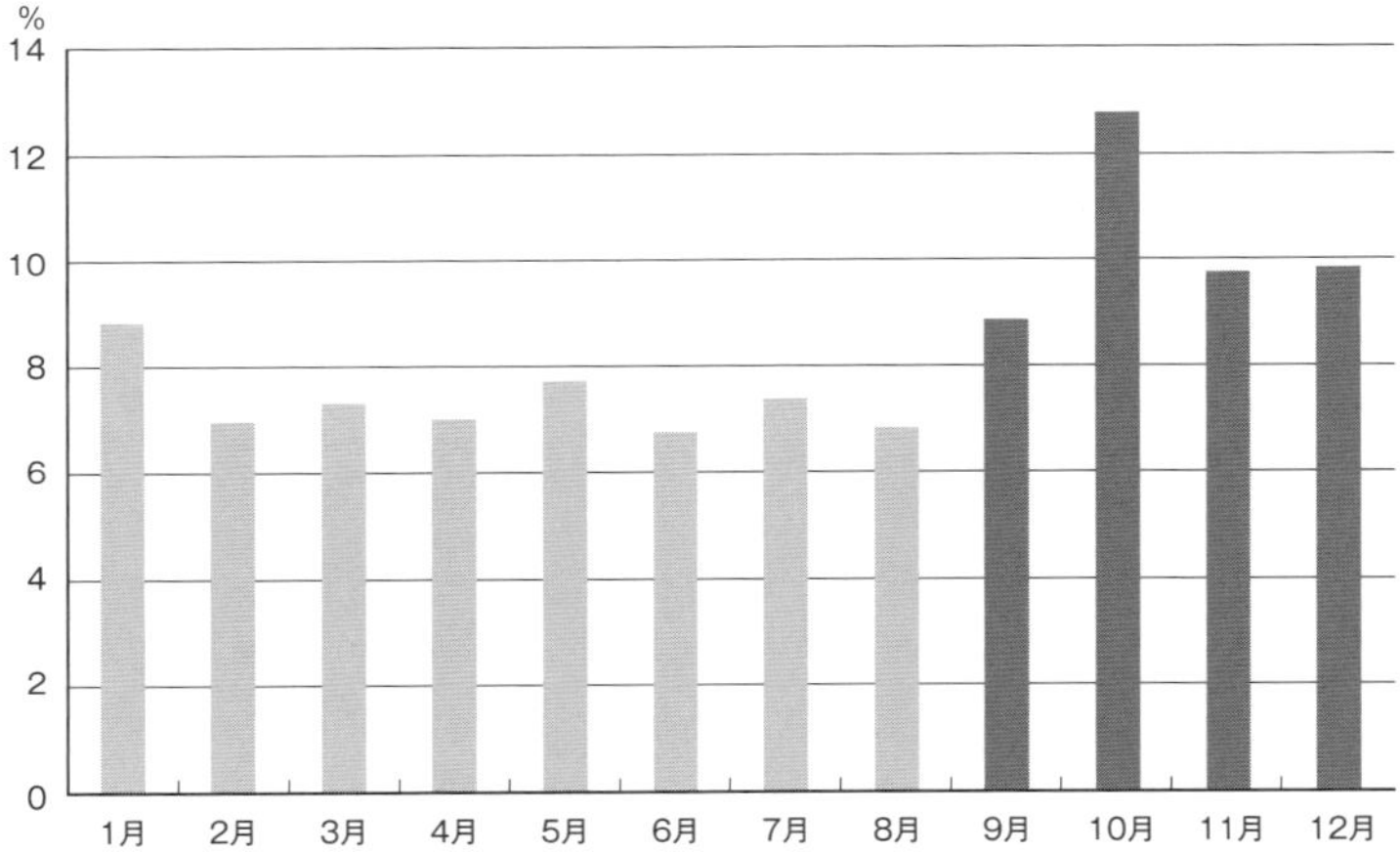

気温の低下する冬に多くなりそうですが、**図47**にみるように9月の末から11月にかけて多く、10月がピークになっています。これには喘息の原因であるアレルゲンの量が関係しています。そのアレルゲンとは夏に繁殖したダニの糞《ふん》や死《し》骸《がい》が作るハウスダストです。ダニは高温多湿の条件で盛んに繁殖し、梅雨時から夏に数を増加させます。9月下旬になって気温が下がってくると死ぬものが多くなり、その死骸や糞であるハウスダストが増加するのです。このハウスダストを吸い込むことによって喘息の発作が多発します。

　喘息の原因にはこのハウスダストのほかに大気汚染物質、花粉、ストレス、気象の変化など多くのものがあり、一つだけの原因でも喘息の発作が起きてしまいますが、原因が複合的になるのが秋の特徴です。大気汚染物質は秋から冬に多く、花粉は春と秋が多くなります。とくに夏の終わりから秋に飛散するブタクサの花粉は喘息の原因ともなります。ストレスは春に多いのですが、気象の変化は男心と秋の空のたとえどおり春についで秋も変わりやすくなっています。このように秋は一つの原因だけではなく、いくつかの原因が重なることが多く、年間のうちで喘息発作がもっとも多い月になります。

気象の変化で喘息発作に影響するものは、気温の低下、乾燥、大気汚染濃度の上昇、逆転層の発生があります。間接的に影響しているのが、夏の高温によるダニの繁殖です。最近は9月になっても暑い日が多いので、ダニの生存している期間が長くなり、喘息発作が多発する時期も少しずつ遅くなっていますが、高温の期間が長いということは、それだけダニの死骸＝ハウスダストが増加していることを意味しています。

気温が下がる場合には2つのタイプがあります。ひとつは寒冷前線の通過や雨が降り出すことなどにより短時間に気温が3度以上下がる場合です。寒冷前線の通過による気温の低下はよく知られていますが、雨の場合にはうっかりすることが多いようです。低気圧が近づいて雨が降り出す場合、とくに太平洋側では東からの冷たい風が吹き込むことが多く、気温が急激に下がることがあります。また、雨が降り出したときに、その雨が地上付近で蒸発し、その際に周囲から熱を奪うことが原因でも気温が下がります。春や秋は雨の降り

図48　喘息患者数（東京23区内）と朝昼の気温差

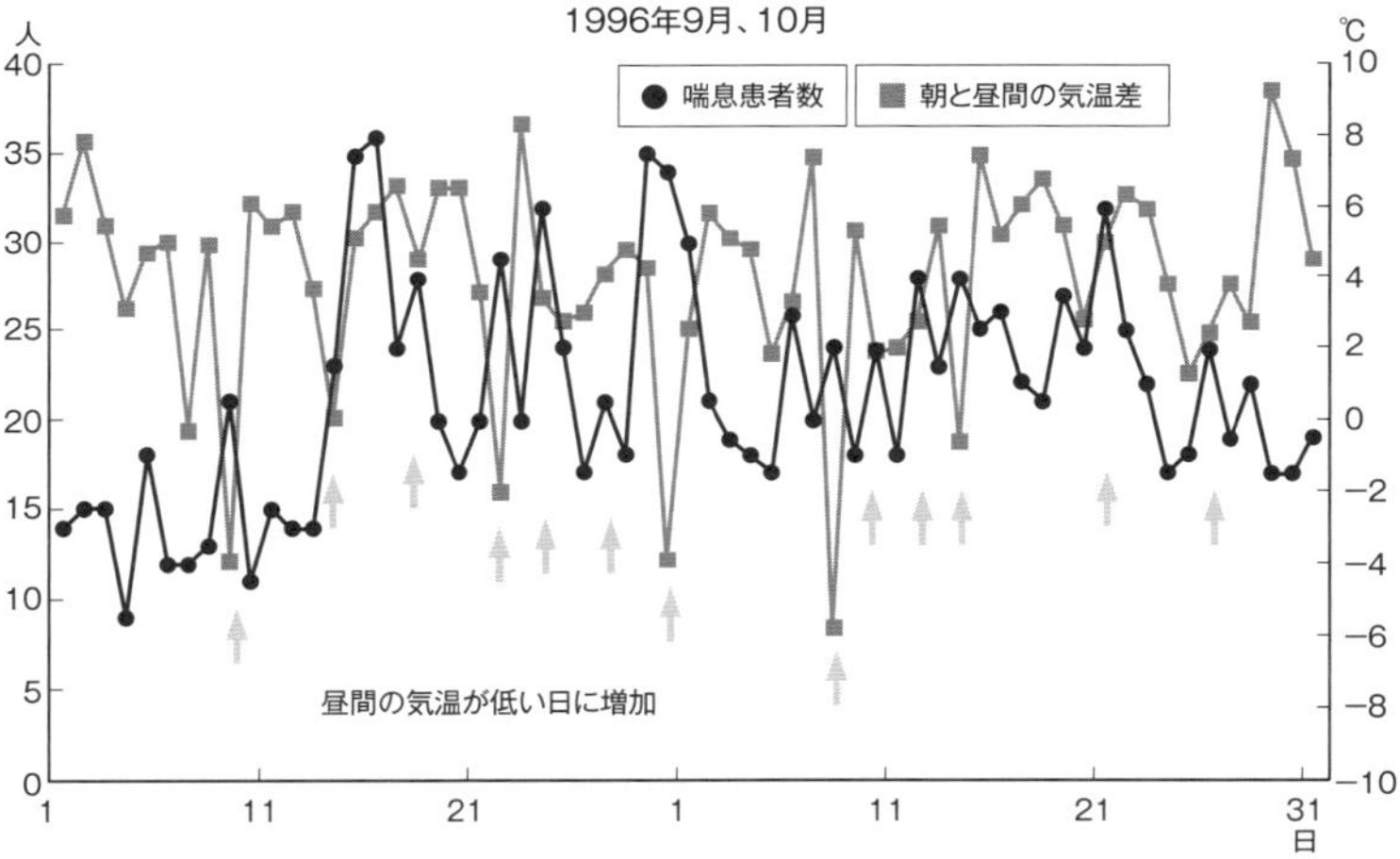

だしとともに気温が急激に低下することがよくありますから注意してください。

気温の変化は体内の血流に影響を与えます。気温が高くなると皮膚など末梢の血管が拡大して血流が増加し、熱を体外に逃がそうとしますが、逆に気温が低下した場合には皮膚の血管が収縮して熱が逃げるのを防ぐようになります。皮膚の血流が減った分だけ身体の内部の血流が増加することになり、気管支周辺でも通常より血流が多くなり、炎症を悪化させ、喘息の発作につながることになります。気温低下のもうひとつのタイプは、早い時間から雨が降りだし、日中の気温があまり上がらない、あるいは朝よりも低下してしまうような場合です。雨の降り出しが午前中の早い時間の場合にはその後の気温がほとんど上がりません。逆に朝より低下し

上空より地上の気温が低くなる逆転層が発生すると、気温の低下と大気汚染濃度の上昇により喘息発作が起きやすくなる。夜間穏やかに晴れ、最低気温予想が低く、風の弱い気象条件の日は要注意。

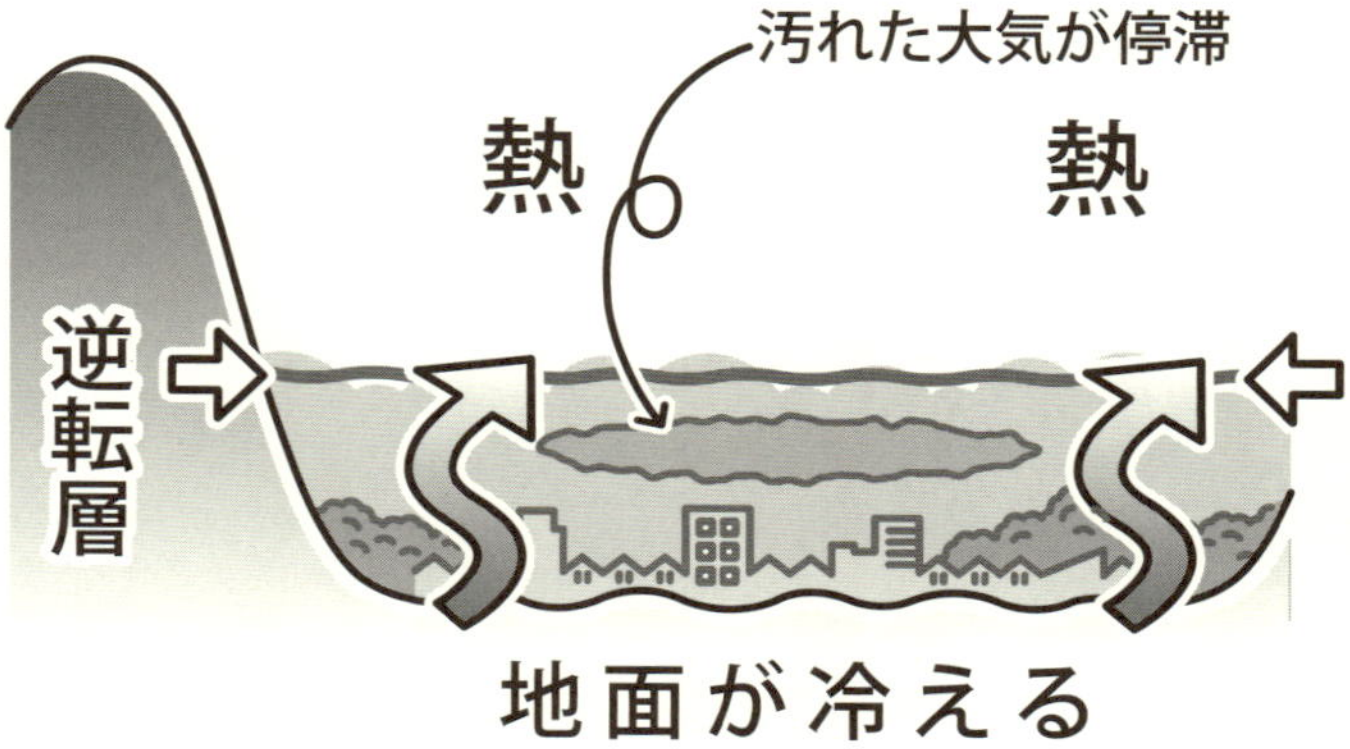

てしまう場合があります。私たちの身体は朝の気温が低く、昼間の気温が高いという変化に合わせて身体の機能が働いていますが、日中の気温が上がらない、逆に朝よりも下がってしまう場合には身体の機能と気温の変化が合わなくなり、バランスが崩れてしまいます。これが原因となって喘息の発作が悪化します。**図48**は東京23区内で喘息発作により救急車で搬送された患者数とその日の朝と昼の気温差を調べた結果です。気温差がマイナスになっている日は昼間の気温が朝よりも低い日になります。図を見てわかるように喘息発作が多くなるのは朝と昼の気温差が小さい場合や昼の気温が朝よりも低い日に集中しています。このような気温になるのは**図45**のような天気図の日で、高気圧が日本海から北日本に張り出し、南の海上に前線や低気圧

図49　逆転層の有無による喘息患者数の違い

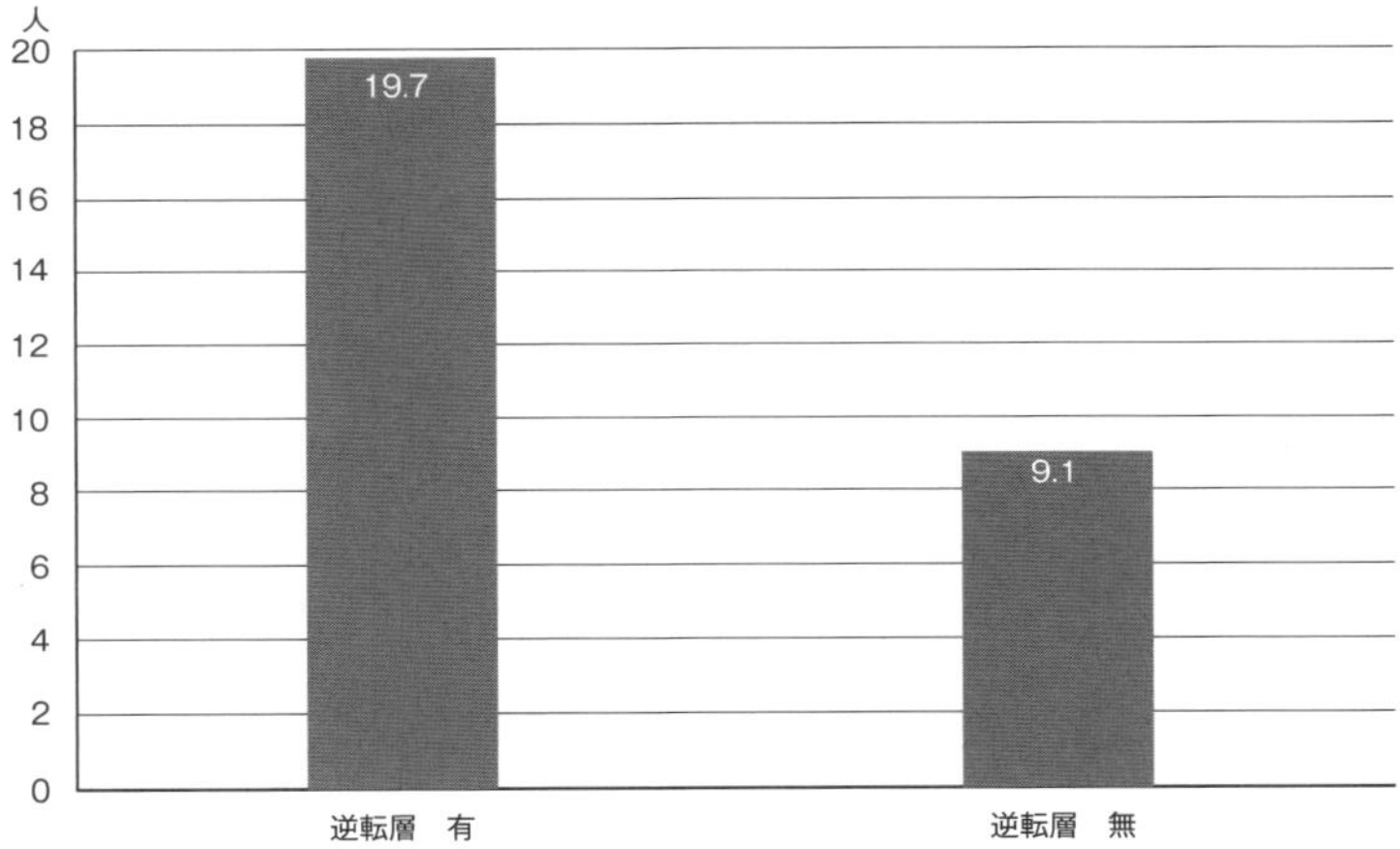

がある場合です。気象情報でこのようなタイプの天気図になり、予報が雨または曇りのち雨というような場合、喘息患者は注意が必要です。

気象の変化で忘れてならないのは、逆転層の発生です。通常、気温は高度が高いほど低くなりますが、秋から冬にかけて穏やかに晴れ、地上の熱が奪われて冷え込みが強くなると上空より地上の気温が低くなるという現象が起きます。これを地上と上空の気温が通常と逆になっていることから逆転層とよんでいます。冬に東京や大阪などの大都市にはスモッグがかかることがあり、なかなか消えません。スモッグの一番上の部分が地上より気温の高い部分になります。高さはおよそ２００メートルから３００メートルです。逆転層ができる原因は地上の気温が上空より早く下がることですが、逆転層ができると地上にたまった大気汚染物質が上空に逃げることができなくなります。このために地上では気温の低下と大気汚染濃度の上昇という2つの喘息の原因が発生することになるわけです。実際に逆転層ができた日とできなかった日の喘息発作の違いを示したのが**図49**です。もっとも喘息患者の多い10月の場合には、逆転層のなかった日の平均患者数が9人程度なのに対し、逆転層が発生している場合には20人近くと、喘息発作の頻度は2倍以上になっています。大気汚染物質に関しては喘息発作に影響することはわかっていますが、汚染物質単独の場合、窒素酸化物、硫黄酸化物、ＳＰＭとよばれる空中浮遊物質にしても喘息との相関があまり高くありません。ところが、気温の低下と汚染濃度の上昇が同時に起きると喘息発作がきわめて悪化することがわかっています。

秋から冬にかけて翌日の朝の気温が低くなる場合は逆転層ができることが多くなります。また、日中の気温が上がらないかどうかも気象情報でチェックすることができます。逆転層ができるのは、夜間に穏やかに晴れて、最低気温の予想がかなり低く、風も弱いという条件の場合です。逆転層ができそうな夜は、空気清浄機を夜間から作動させ、明け方に弱い暖房が入るようにしておくとよいでしょう。

日中の気温が上がるかどうかは最高気温の予想から知ることができます。とくに最低気温と最高気温の差が小さい場合と天気が下り坂に向かう場合には注意が必要です。昼間の

図50　喘息患者数と予測値（東京）

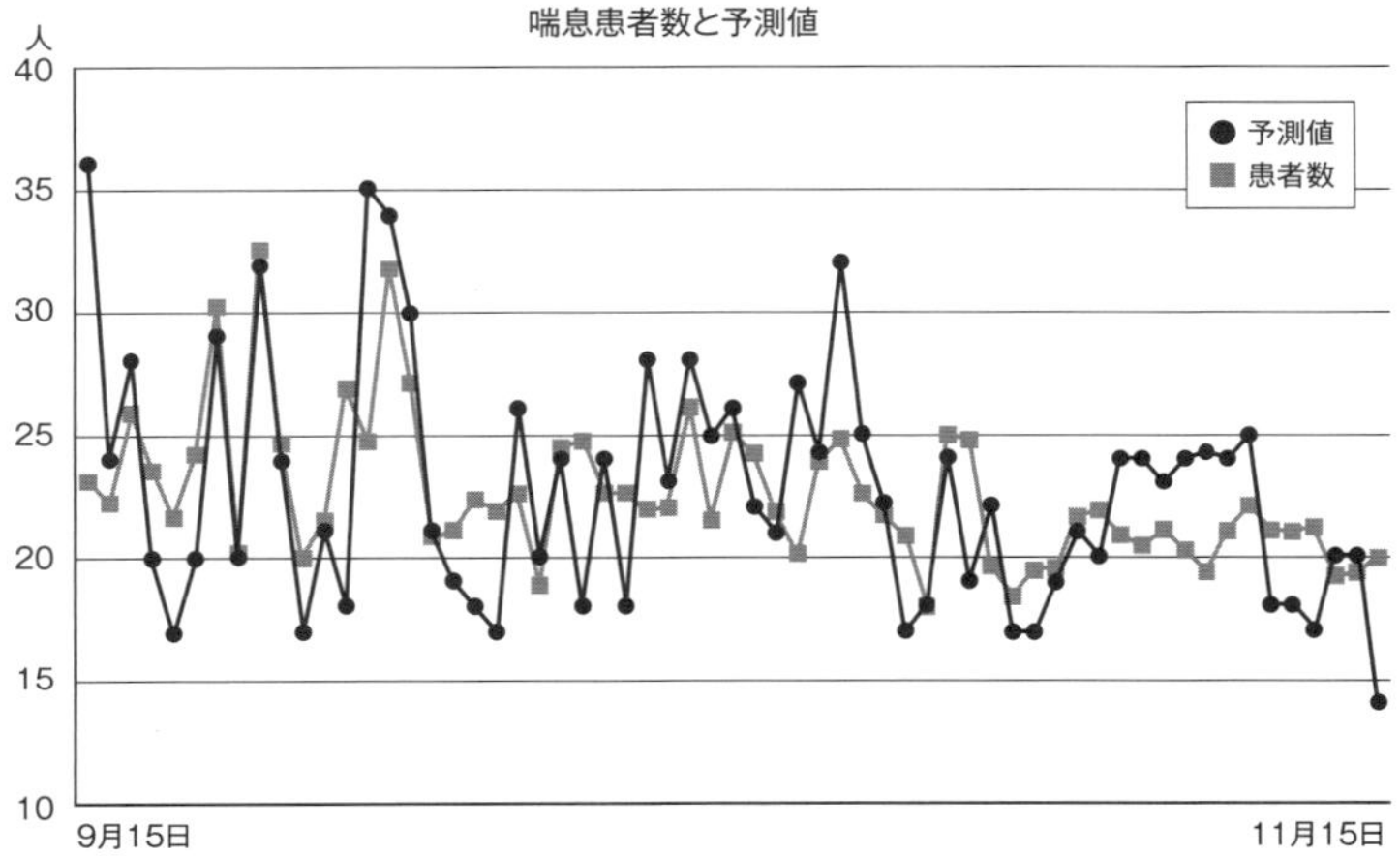

気温が上がらないと体調を崩し、それが喘息を含めて病気を悪化させる大きな原因になります。気象情報でこのような予報になっている場合には、衣服でこまめに調整をする必要があります。通常ならば朝夕は衣服が多めで昼間は少ないのですが、昼の気温が低い場合には朝から同じ服装をしていると昼間寒く感じてしまいます。通常とは逆に朝よりも昼間に１枚多く着るようにして体調を崩さないようにしましょう。

喘息発作原因のかなりの部分を占める気象や大気汚染の変化は前日からの予測が可能になっており、地域によっては喘息予報が可能になってきました。**図50**は東京における喘息患者発生の予測と実際の患者数を比較したもので、かなりの精度で予測が可能になってきています。しかし、この予測をそのまま公表すると、喘息患者に対して余分なストレスを与える可能性があります。この予報が広く公表されるためには、喘息患者がどんな気象条件のときに自分の症状が悪化するかを知り、それに対応するという意思をもつ必要があるでしょう。病気を自ら予防しようという患者以外には喘息予報は有害なものになってしまう可能性があるからです。しかし、喘息予報を受け取る医療機関の整備、対応、患者側の対応ができれば非常に有用な情報になると思います。

秋の花粉症

秋はヨモギとブタクサが代表的!

花粉症というと春のスギ花粉症が有名ですが、日本で初めて見つかった花粉症は秋のブタクサ花粉症で、１９６１年のことでした。それまでは日本には花粉症はないと思われてきましたが、このブタクサ花粉症の発見以降は次々にいろいろな花粉症が発見、報告されています。花粉症は、最初はヨーロッパの牧場で働いていた人に起きたアレルギー性の鼻炎で、原因を調べた結果イネ科の牧草の花粉であることがわかりました。初期には枯草熱(hay fever)とよばれていました。日本ではブタクサ花粉症に続いて、１９６３年にはスギ花粉症、１９６４年にはイネ科のカモガヤ花粉症が、１９６９年にはヨモギ花粉症とシラカンバ花粉症が報告され、日本の主要な花粉症は１９７０年以前に発見、報告されています。**表5**にあるようにその後もさまざまな花粉症が発見され、現在までにわかっているだけでも50種類にもなっています。植物の花粉はほとんどがたんぱく質でできており、人間の身体の中に入ればすべて異物と認識されます。つまり、植物の花粉はすべての種類が花粉症の原因になる可能性があるわけです。しかし、花粉症の多くは職業性の花粉症に分類されています。たとえば表の中に果物の花粉症がいくつかあります。イチゴ花粉症、モモ花粉症、リンゴ花粉症、ナシ花粉症、サクランボ花粉症などです。これらの花粉症は一般の人はほとんどかかりません。果物の花粉による花粉症はハウス栽培や受粉作業をおこなう果物農家の人がなっています。花粉症になるためにはある程度の花粉が身体の中に入り、その花粉に特有なIgE抗体を作ることが条件になります。受粉作業などを行う農家の人以外は大量の花粉を浴びることがないので、これらの花粉症になることは少ないのです。一般の人がかかる花粉症はスギ・ヒノキ科花粉によるスギ花粉症、カモガヤなどのイネ科花粉症、キク科のヨモギおよびブタクサ花粉症、それに北海道に多いシラカンバ花粉症になります。兵庫県の一部ではヤシャブシ花粉症が多いことが報告されています。

季節的にみると2月から4月がスギ花粉、3月から5月がヒノキ科花粉、4月末から8月にかけてがイネ科花粉、8月末から10月にかけてがヨモギやブタクサなどのキク科花粉が飛散する時期になっています。花粉の種類、地域によって飛散する時期を示したものを

表5　花粉症の種類

報告年	花粉症
1961年	ブタクサ花粉症
1963年	スギ花粉症
1964年	カモガヤ花粉症
1965年	イタリアン･ライグラス花粉症
1968年	カナムグラ花粉症
1969年	ヨモギ花粉症
	イネ花粉喘息
	コナラ属花粉症
	シラカンバ花粉症
	テンサイ花粉症
1970年	ハンノキ花粉喘息
	キョウチクトウ花粉喘息
	スズメノテッポウ花粉症
1971年	ケンタッキー31フェスタ花粉喘息
	ヒメガマ花粉症
1972年	ハルジオン花粉症
	イチゴ花粉症
1973年	ヒメスイバ･ギシギシ花粉症
	キク花粉症
1974年	除虫菊花粉症
	クロマツ花粉症
1975年	アカマツ花粉症
	カラムシ花粉喘息
	ケヤキ花粉症
1976年	クルミ花粉症
	タンポポアレルギー
1977年	モモ花粉症
	セイタカアキノキリンソウ花粉症
1978年	イチョウ花粉症
	バラ花粉症
	リンゴ花粉症

報告年	花粉症
1979年	アカシア花粉症
	イエローサルタン花粉症
1980年	ヤナギ花粉症
	ウメ花粉症
	ヤマモモ花粉症
1981年	ナシ花粉症
1982年	コスモス花粉症
1983年	ピーマン花粉症
1984年	ブドウ花粉症
	クリ花粉症
	コウヤマキ花粉症
1985年	スズメノカタビラ花粉症
	サクランボ花粉症
	サクラ花粉症
1986年	ナデシコ花粉症
1987年	アフリカキンセンカ花粉症
1989年	オオバヤシャブシ花粉症
	ツバキ花粉症
1990年	スターチス花粉症
1991年	アブラナ属花粉症
1992年	グロリオサ花粉症
1993年	ミカン科花粉症
1994年	ネズ花粉症
	ウイキョウ属花粉症
	オリーブ花粉症
1995年	イチイ花粉症
1998年	オオバコ属花粉症
	マキ属花粉症

ヨモギ、ブタクサの花粉は数百メートルの飛散がほとんどなので、
家の周囲の草を花が咲く前に刈り取るのが一番の対策。

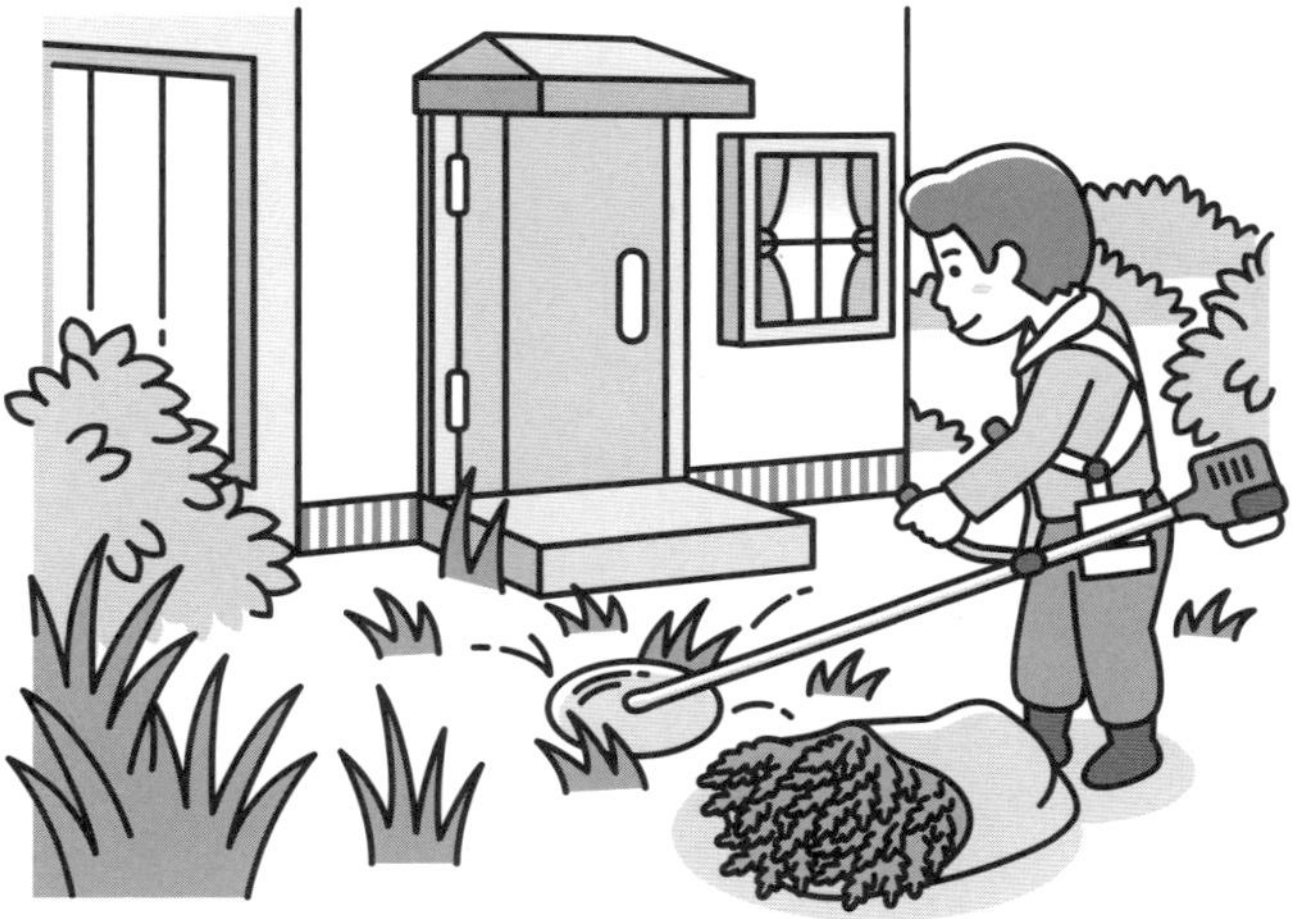

花粉症カレンダーとよんでいます。花粉症の人は花粉カレンダーを参考にして旅行の計画を立てるとよいでしょう。秋の代表的な花粉症はヨモギ花粉症とブタクサ花粉症になります。ヨモギは春の草餅やお灸の材料につかう植物で、秋になると背丈が1メートルを超え、たくさんの花をつけて花粉を飛ばします。ブタクサの仲間はブタクサ以外にオオブタクサとセイタカアワダチソウなどがあり、いずれも背丈は2メートルから3メートルになります。ヨモギやブタクサは背丈がスギやヒノキよりかなり低く、繁殖している場所の標高も低いので、スギやヒノキのように数十キロメートルから百キロメートル先まで飛ぶことはありません。ブタクサやヨモギの多い地域は、河原や広い空地、高速道路の沿線、基地や飛行場の周辺などで、日本では神

奈川県中部でブタクサ花粉が多いことが有名です。ブタクサやヨモギ花粉はせいぜい数キロメートルの距離しか飛びませんし、大半の花粉は数百メートルの範囲に落下してしまいますから、家の周辺の草を早めに刈り取ることが一番の対策になります。自治体が草刈をやっている場合には、花が咲く前に実施することを要望する必要があります。最近ブタクサやオオブタクサの繁殖が目立つのが高速道路の斜面です。高速道路を利用している人は車の窓を閉めているので、花粉症の影響はありませんが、花粉の高速道路周辺の住民に影響します。人家の多い地域では道路だけではなく、斜面の手入れもしっかりして欲しいと思います。

スギ花粉症は2月から4月の病気ですが、実は秋にも少量のスギ花粉が飛散し、症状が出てしまう場合があります。スギには雄花に雌花が付き、花粉を飛ばすのは雄花です。夏の日照時間が長く、高温になるとスギはたくさんの雄花を付けるようになります。10月から11月にかけて低温と高温の気象が繰り返し起きると一部の花が開花して花粉を飛ばしてしまいます。よくサクラの花が狂い咲きをすることがありますが、同じような現象です。秋にスギ花粉症の症状が出る場合には、その人は少量の花粉でも発症する、花粉に敏感なタイプの患者ということになりますから、翌年春には、より早めに対策を取る必要があります。また、秋に症状が出るほどの花粉が飛散する場合には、翌年春の花粉数が多くなりますので注意が必要です。

ところで、季節外れに鼻炎などが起きたときには、何が原因なのかがわからない場合がありますo秋のスギ花粉の飛散も最近になってわかったことで、10年以上前には他の原因と誤診されていることもありました。アトピー性皮膚炎の場合も多くはハウスダストが原因と考えられていますが、他に原因がある可能性もあります。アレルギーの症状がある場合いにはアレルギーの専門医や耳鼻咽喉科などで、自分がどんな物質でアレルギーを起こしているかを検査しておくとよいでしょう。検査の項目にスギやブタクサ、イネ科の花粉の他にイカや魚、猫などペットによるアレルギー物質も含まれています。同時に自分がどんなときにアレルギーの症状を起こし、悪化したかをカレンダーに記入しておくと原因がわかる場合もあります。

10月のまとめ

①夏に繁殖したダニの死骸《しがい》や糞がアレルゲンとなって喘息《ぜんそく》を引き起こす

②朝と昼の気温差が小さいか、昼の気温が朝の気温より低いときに、喘息発作が集中

③花粉の種類、地域による飛散時期を示した花粉カレンダーを有効に使おう

体育の日

column

1964年に開催された東京オリンピックは、夏季のオリンピックとしては例外的に開会式が遅い季節になりました。北半球の中緯度で行われる夏のオリンピックは8月中旬から9月上旬にかけて開催されることが多くなっています。高緯度地方では開かれる場合はさらに早く7月から8月上旬になります。この期間が選ばれるのは、季節的にもっともよい期間になるからで、秋冬の訪れが早い高緯度ではより早い時期になるわけです。南半球で開催される場合は季節が逆になります。7月8月は南半球では冬に当たります。このため春から初夏に当たる11月頃を選ぶことが多くなっています。

東京オリンピックが10月10日に決まったのは天気が影響しています。まず、先進国の中ではもっとも南にあるために、7月から8月は非常に気温が高くてスポーツには向かないことです。1964年の8月は連日30度以上の真夏日が続きました。近年問題になっている熱中症予防の観点からは毎日が熱中症の危険度が高い状態でした。9月はというと秋の長雨の時季に当たります。この年の9月はまったく雨が降らなかった日は4日しかなく、9月前半は気温も高く蒸し暑い日が続きました。つまり、気象的には東京で夏季のオリンピックを開催するのは無理があったのです。苦肉の策が、秋の長雨が終了し、寒くなる前の期間を選ぶという方法だったのです。

10月10日という日付は秋の長雨が終わって晴天率が高くなり始めるころであり、これ以上遅くすると大会の末期が寒くなってしまう、ということから決まりました。実際の天気を見ると10月7日から9日にかけて雨が続き、10日未明になっても小雨が残って関係者をやきもきさせました。しかし、天気は急速に回復し、開会式が始まる前には青空が広がってきました。開会式は目論見通り成功したのですが、この年は秋雨が長引き、競技が始まってからも2日に1回は雨になってしまいました。

11月の天気と健康

木枯らしが吹き、小春日和もある境目の季節

11月の天気

11月は秋と冬の境目の季節です。関東から西では平均すると11月上旬に木枯らし1号が吹き、冬が近づいていることを教えてくれますが、木枯らしの翌日からは穏やかな晴天が続きます。**図51**は2010年11月3日の天気図です。前日は冬型の気圧配置で冷たい木枯らしが吹きましたが、この日は関東か西の地方では風も弱まり、穏やかな晴天になりました。11月3日は昔から「晴れの特異日」として知られていますが、特異日とはある気象現象が前後の日に比べて起きやすいことをさしています。晴れなら晴れの特異日、雨なら雨の特異日になります。11月の晴天率をみると文化の日より下旬の方が高くなっていますが、文化の日はなぜか前後の日に比べると晴天率が高いので、晴れの特異日になっています。11月の特徴は大陸からの高気圧が東西に帯状に伸びてくることで晴天が長続きします。このときも3日から7日まで晴天が続きました。一方で、11月は秋と冬の境目にあたりま

11月

●大陸の高気圧の西側に低気圧がなければ晴天が持続する
●南海上にある前線がサザンカ梅雨の原因だが、
期間は比較的短い

図51　2010年11月3日の天気図

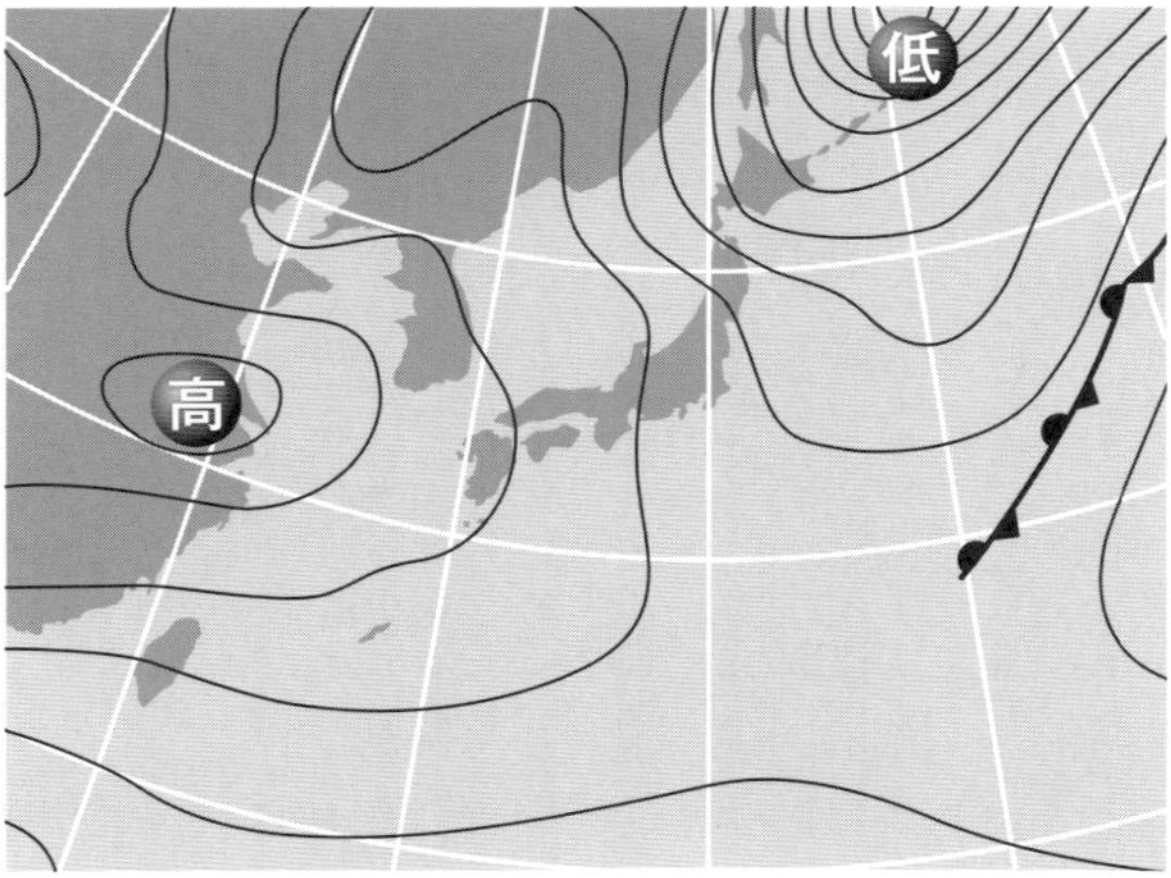

図52　2010年11月17日の天気図

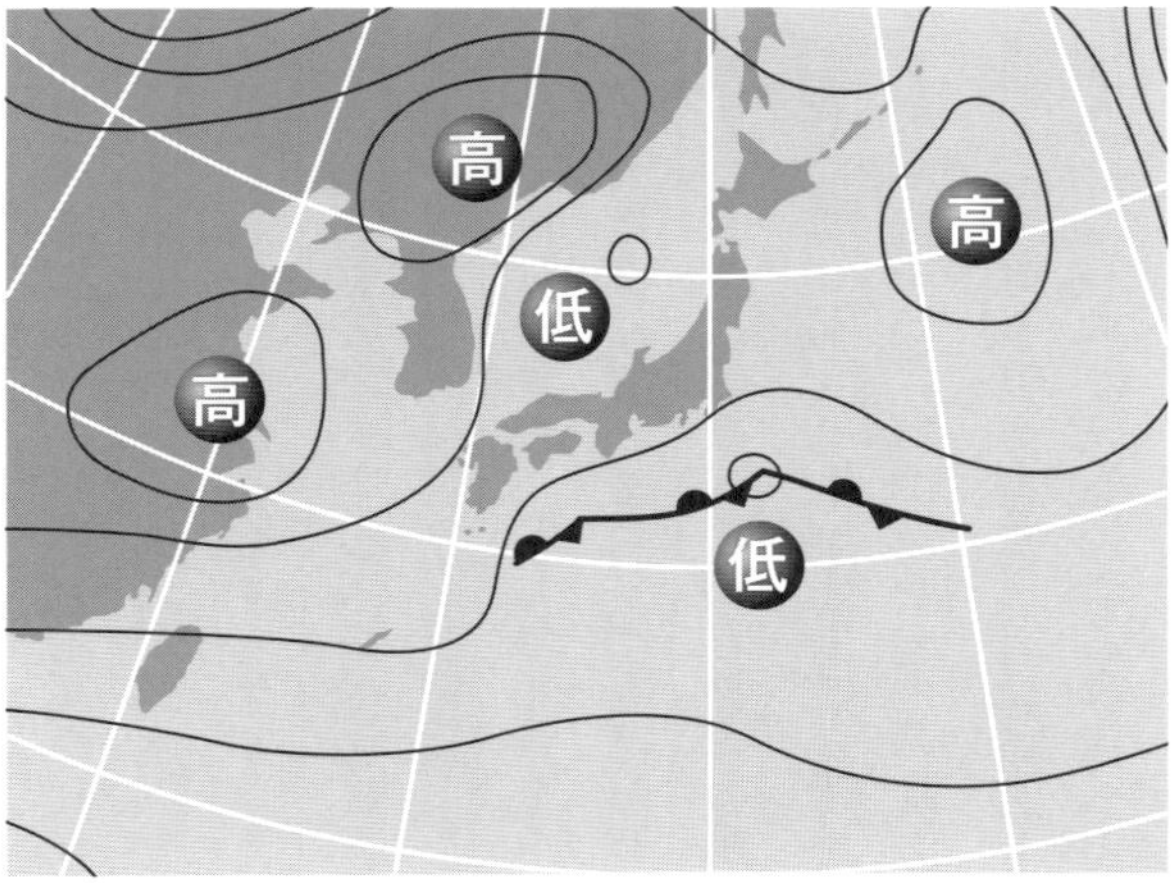

す。日本では季節の変わり目に必ず天気のぐずつく時期があります。関東から西では11月中旬に曇りや雨の日が多くなり、この時期に咲いている花からサザンカ梅雨とよばれます。**図52**は２０１０年11月17日の天気図です。本州の南海上に前線があり、前線上を低気圧が進んでいます。この日は関東から九州にかけて雨になり、関東では日中の気温が10度以下の寒い日になりました。この前線が南海上に残ると何日も天気がすっきりせず、サザンカ梅雨になります。11月下旬になると北日本の日本海側の地方は雨や雪の日が多くなり、早い年には北海道の一部では根雪になります。一方、関東から西の地方は穏やかな晴天になる日が多く、気温も上がります。このころは旧暦の10月に当たりますが、旧暦の10月を小春とよぶことからこの時期の穏やかな晴天を「小春日より」とよんでいます。小春は旧暦の10月にあたる期間だけに使われる言葉ですし、木枯らしは文字どおり木の葉を枯らす風ですから11月からせいぜい12月初めまでしか使わない言葉です。同じ冷たい北風でも真冬になると単に季節風とよばれます。11月は中旬のサザンカ梅雨を除けば関東から西の地方は晴れる日が多く、空気が乾燥してきます。また、下旬には朝晩暖房が欲しくなるくらいに気温が下がってきます。この時期から注意しなければならないのが乾燥による身体への影響です。

天気予報ではこのキーワードに注意!!

・秋晴れをもたらす高気圧
・太平洋側に吹き降りる、乾いた空《から》っ風
・湿度・乾燥

乾燥と肌

アトピー性皮膚炎にも深く関係

　秋から冬にかけては空気が乾燥する季節です。秋晴れをもたらしてくれる高気圧は大陸育ちの乾いた空気を日本列島にもち込んできます。全国的にさわやかな秋晴れの季節ですが、11月中旬以降は冬型の気圧配置が現われるようになり、日本海側と太平洋側では天気が大きく変わってきます。春から中秋までの季節は低気圧が通過した後は全国的に天気が回復しますが、晩秋から冬になると日本海側では低気圧の通過後も天気が回復しません。日本海側の地方は前線の通過後に寒気が入り、この寒気が日本海で雪雲や雨雲を作りしぐれの季節になります。日本海側に雨や雪を降らせた季節風は空気中の水分が減少し、乾いた空《から》っ風となって太平洋側に吹き降りてきます。冬型の天気の特徴は、日本海側は曇りや雨または雪で湿度が高いこと、一方、太平洋側では乾燥した晴天になり、風が冷たく感じられます。秋田美人や新潟美人という言葉があるように日本海側の女性は色白で肌のきれいな人が多いといわれていますが、太平洋側には○○美人という言葉はありません。この違いは実は冬の気象の違いが作り出しているのです。

女性の肌の大敵は3つあり、ひとつは紫外線、次が乾燥、最後が夜更かしなどの生活習慣です。生活習慣は個人差がありますが、紫外線と乾燥は地域によって大きな差が出てきます。11月から2月までのおよそ4か月間、雨や雪の日が多い日本海側の地方の人は浴びる紫外線量が少なく、しかも太平洋側に比べて湿度も高くなりますので、そのぶんきれいな肌が保てることになるわけです。まず、紫外線量の違いですが、初

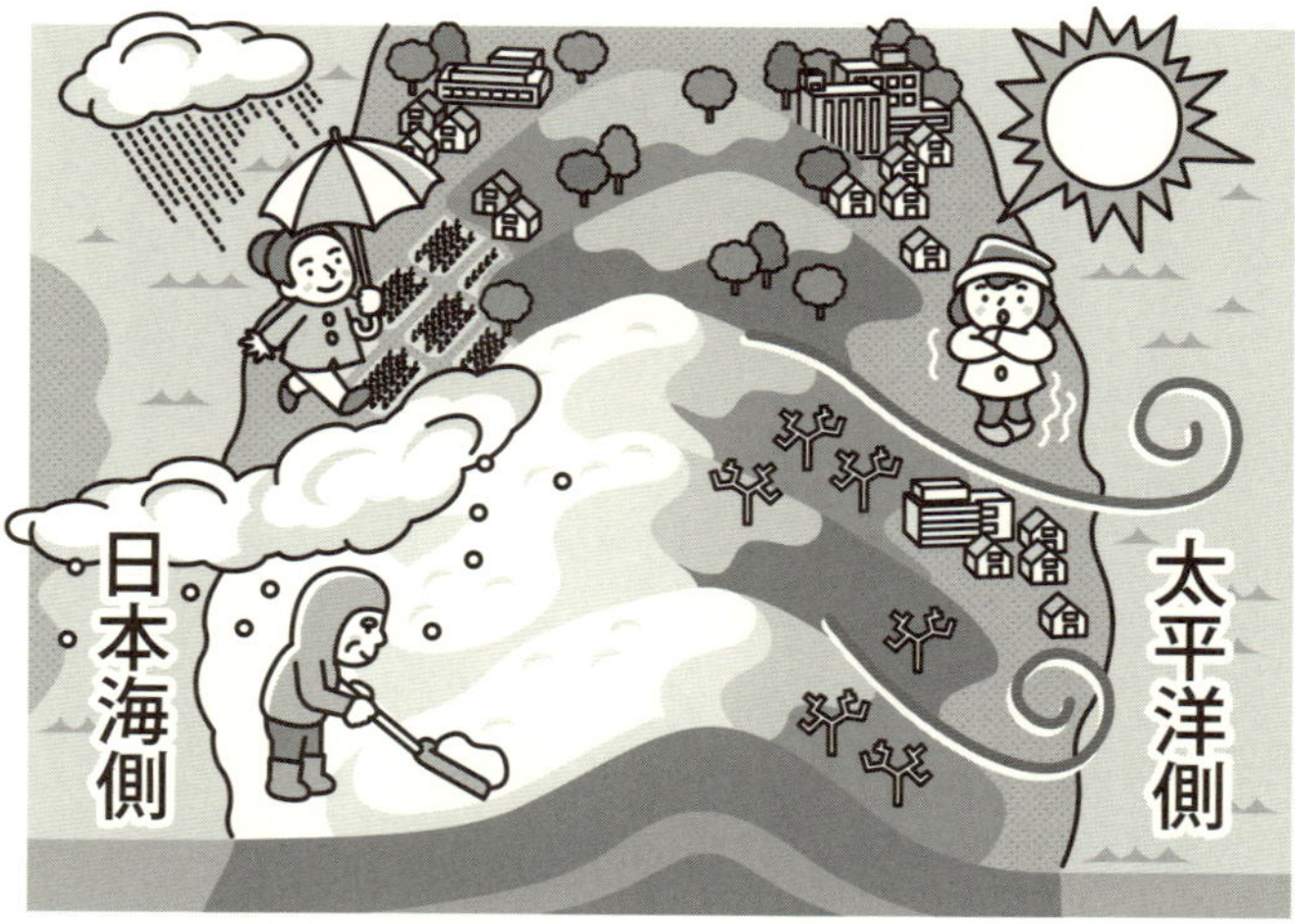

冬の天気　（日本海側）湿度の高い曇りや雨、雪。
（太平洋側）乾燥した晴天→肌の乾燥とアトピー性皮膚炎悪化に注意。

図53　新潟と東京の月別日照時間（平年値）

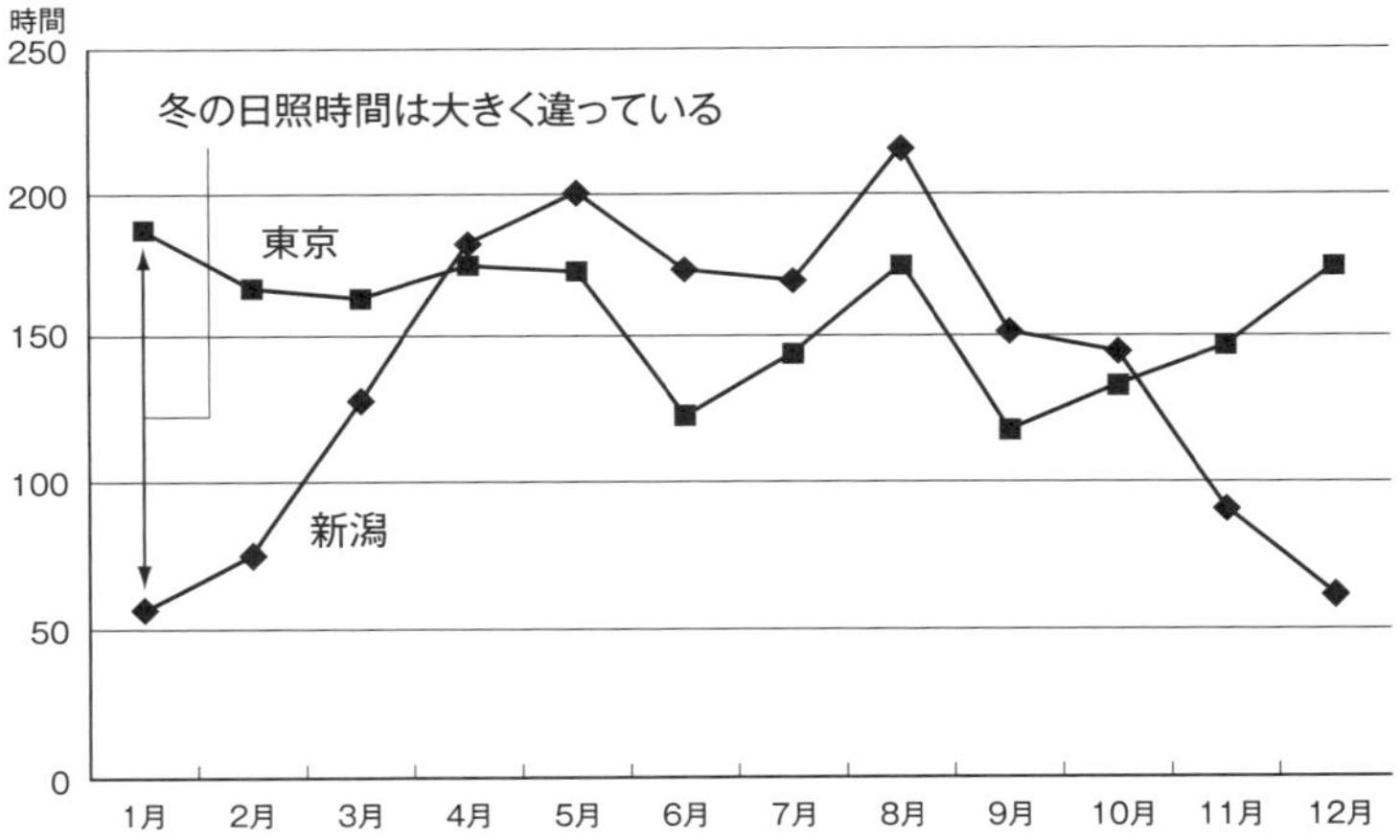

図54　新潟と東京の月別湿度

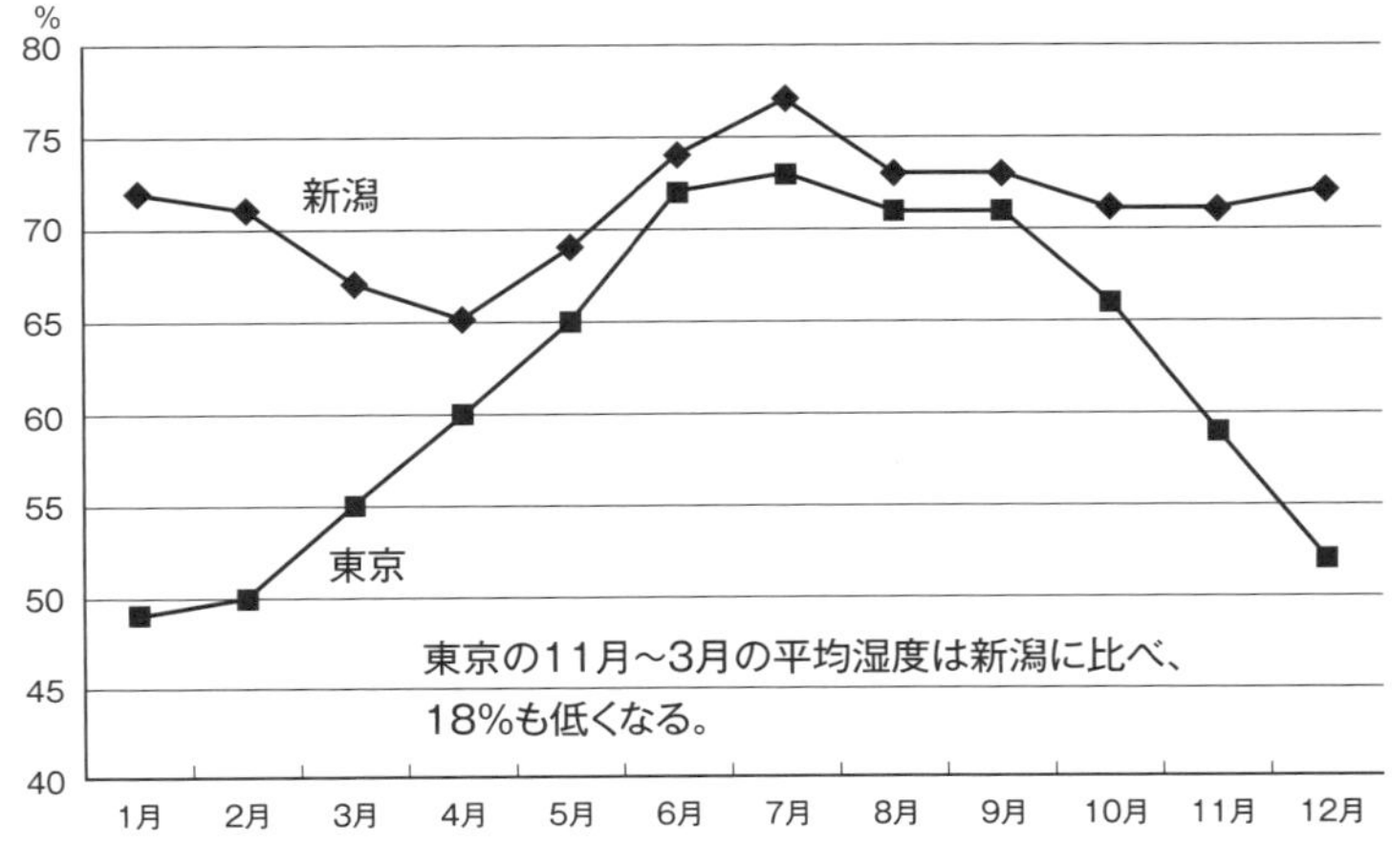

夏の紫外線の項で示したように、肌へのダメージが大きいＵＶＢの量は真冬でも真夏の半分程度が地上に届いています。真冬でも快晴ならば、かなりの紫外線を浴びることになります。ところが厚い雲におおわれていたり、雪や雨が降ったりすると紫外線量は半分から10分の1に減少します。短い時間なら大きな差にはならないのですが、年間でおよそ4か月間にわたってこの差が続くわけです。**図53**は東京と新潟の月別の日照時間の平年値を比較したものです。年間の日照時間は東京の方が２３６時間長いのですが、夏と冬では傾向が大きく違っています。4月から10月までは東京より新潟の方が日照時間長くなっていますが、11月からそれが逆転し、とくに12月と1月は日照時間が１００時間以上違っています。夏の間は昔から日差しを避ける習慣がありましたが、冬はどうしても気を抜いてしまいます。しかし、紫外線の項で書いたように肌にダメージを与えるＵＶＢは冬でも真夏の半分程度の量を浴びているのです。

もうひとつの原因である湿度も冬場は太平洋側と日本海側で大きく違っています。**図54**は東京と新潟の月別の湿度を比較したものです。新潟は年間を通じて東京よりも湿度が高くなっています。とくに違いが大きくなるのが10月の後半からで、11月は東京の方が12%も低く、12月は20%、1月は23%、2月は21%、3月は12%それぞれ低くなっています。この5か月間は新潟に比べて10%以上も湿度が低いわけで、この5か月だけをみると平均湿度は新潟が71％なのに対し東京は53％と18％も低くなっていますから、十分な保湿対策をしないと肌がかさかさに乾燥してしまいます。

寒い時期は汗をかくことはめったにありませんが、人間の皮膚は毛細血管から滲み出す水分でいつもしっとりと潤うようになっています。この皮膚表面の水分は空気が乾燥していれば常に蒸発しています。湿度が70％以上あれば皮膚から蒸発する水分は非常に少なくなり、肌はつねに潤いのある状態が保てます。これに対して東京など太平洋側の地方では空気が乾燥しているために皮膚の水分がどんどん蒸発し、肌がかさかさになりやすいのです。冬の雪や雨は日本海側の人にとっては天然の保湿クリームになっています。

とくに東京や大阪などの大都市は秋から冬にかけてだけではなく、年間を通じて湿度が低くなっています。東京は地球の温暖化と都市化の影響でこの１００年の間に平均湿度が10％以上低くなっており、湿度の低下傾向は現在も続いています。田畑のある地域や緑の多い場所では降った雨が地面に染み込み、その水分が蒸発していることや、植物の蒸散作用によって水蒸気が補給されていますが、コンクリートにおおわれた大都市では降った雨はそのまま下水に流れてしまい、水蒸気の補給がありません。また、湿度は気温が高いほど低くなりますから、都市の乾燥は郊外にくらべて著しいのです。大都市ほど厚化粧が必要な時代になっているのかもしれません。

乾燥が進む秋から冬の肌の手入れはまず保湿を心がけることが大切です。忘れがちなのがお風呂から上がったときで、なんとなく肌がしっとりしているような気がしますが、入浴中にはかなりの汗をかき、肌の水分が減少しています。入浴の際には入る前に少量の水分をとり、入浴後は水分補給と保湿クリームを忘れないようにするべきです。

最近は温暖化の影響で冬型が持続する期間が短くなっていますので、日本海側の人も昔よりは肌の手入れが必要になってきています。

なお、同じ気温でも空気が乾燥していれば皮膚の水分が蒸発する際に熱を奪われますから、より寒く感じることになります。たとえば冬の北京では気温は北海道より高いのですが、非常に寒く感じます。これは湿度が20％以下と非常に乾燥しているために肌の乾燥が進み、皮膚から熱がどんどん奪われることが原因です。

肌が乾燥する季節に悪化するのがアトピー性皮膚炎です。人によっては夏に汗をかくことによって悪化する場合もありますが、圧倒的に秋から冬に多くなっています。アトピー性皮膚炎は子供に多い病気です。１９９０年代前半に行われた調査では都道府県によって異なりますが、小学校就学時の検診で８％から19％がアトピー性皮膚炎と診断されており、２００１年から２００２年にかけて厚生労働省が北海道、岩手県、東京都、岐阜県、大阪府、広島県、高知県、福岡県の小学１年生と６年生を対象に行った調査では２３７１９人中２

664人、およそ11％がアトピー性皮膚炎と診断されています。後者の調査の方が数字が低くなっているのは6年生が入っているからで、アトピー性皮膚炎は低年齢に多い病気で、年齢が上がるにつれて軽くなっていく傾向があります。

アトピー性皮膚炎の患者の多くは免疫グロブリンＥ（ＩｇＥ）というアレルギーに関する抗体をもっていますが、20％程度の人はこのＩｇＥがないか、あっても非常に少なくなっています。ＩｇＥをもつアレルギーはアレルギーを起こす抗原にすぐに反応して症状を起こしてしまうために、即時反応型アレルギーに分類されますが、アトピーの中には反応が遅い人もいます。もともとアトピーは「奇妙な」という意味の言葉で、反応や症状の出方が一般のアレルギーとは違う奇妙な皮膚炎だったのです。アトピー性皮膚炎は子供に多いアレルギーで、その原因は家の中のダニや埃などのいわゆるハウスダストが多いと考えられていますが、ほかにも犬や猫などのペット、花粉も原因になっているようです。一度アトピー性皮膚炎になるとその症状を悪化させる原因が多くなり、ハウスダスト以外にも乾燥、太陽光による光過敏、高温による発汗などの気象要因が大きく影響します。ほかにも体調や疲労、ストレスなど人によって多くの要因があります。これらの悪化要因の中でもっとも影響するのが乾燥です。私たちの皮膚の表面には角質層とよばれる薄い膜のようなものがあり、この角質層が身体の内部の水分を保ち肌に潤いを与えています。また、外からの刺激のバリアにもなっているのです。アトピー性皮膚炎の人は角質層の中のセラミドとよばれる物質が減少し、皮膚のバリア機能が低下しています。とくに空気が乾燥する季節になると通常の人よりも水分が多めに失われて肌がカサカサするようになり、かゆみを感じます。子供は肌がかゆくなるとその部分かきむしってしまうために炎症が悪化し、炎症部分に細菌が繁殖してさらに症状が悪化するという悪循環に陥ってしまいます。夏に悪化する場合は汗をかくことによって体内の水分が不足してかゆみが増し、高温多湿な環境では皮膚の表面で細菌が繁殖して炎症が悪化します。夏冬に共通しているのは肌の乾燥や水分不足によってかゆみの増加から炎症の悪化になり、細菌の増殖によってさらに炎症が悪化するという点です。アトピーの対策は肌の保湿、水分補給と肌を清潔に保つことが大切です。

とくにアトピー性皮膚炎の幼児は皮膚のバリア機能が低下して肌が乾燥しやすくなっているため、秋から冬の時期であっても十分な水分補給が必要になります。同時に季節を問わずに肌の清潔さを保つことも大切です。とくに夏は大量の汗をかくので、入浴やシャワーは一日一回ではなく、機会があるごとにシャワーをさせ、汗を流して肌を清潔にしておきます。冬もできれば朝晩2回程度は入浴かシャワーをさせるとよいでしょう。また、手を頻繁に洗って細菌を除去し清潔を保つことで、皮膚をかいても細菌の繁殖を抑えることができます。下着やシャツも静電気の発生しにくい木綿の素材にした方がよいでしょう。

布団干し

空気が乾く秋晴れの季節にアレルギー対策

毎年9月から11月にかけて、各地の神社仏閣で曝涼《ばくりょう》が行われます。曝涼とは虫干しのことで、奈良の室生寺《むろうじ》のように真夏に行われる場合もありますが、多くは秋に行われています。秋晴れが続き、空気が乾燥するこの時期が宝物の虫干しに適しているのです。奈良正倉院や大徳寺の曝涼が有名ですが、普段は非公開の宝物が曝涼の時期だけ公開されることもあります。

空気が乾燥してくるのは、大陸育ちの乾燥した空気が日本に流れ込んでくるからで、例年、秋の長雨が終わる10月中旬から虫干しに最適の季節になります。一般家庭でもこの時期に押入れ等の整理をし、虫干しを行うとよいでしょう。

10月中旬になると、北海道では最低気温が5度以下になり、関東以西でも朝晩は15度以下の日が多くなってきます。秋は日中の気温が高くても夕方以降は気温が急激に下がり、夜は暖かい布団がうれしい季節になります。私たちが睡眠をとると一晩でおよそ200ミリリットルの汗をかくといわれています。牛乳瓶1本分の水を布団に撒くというように考えると、かなりの量になることがわかります。掛け布団に吸い込まれた汗はほとんどが蒸発してしまいますが、1週間も2週間も布団を干さないとしだいに湿り気が多くなり、中綿がつぶれて保温力が低下してきます。敷布団は水分が蒸発しにくいために、さらに早く湿ってしまいます。

布団の保温性を保ち、快適な眠りをとるためには、少なくとも週に1度は布団を乾燥させる必要があります。布団を干す際には湿度が低くなる昼前後の時間を選び、遅くとも午後3時前には取り込むようにします。気温が下がると湿度が高くなるために、夕方まで干しているとせっかく乾燥した布団が再び湿り気を帯びてしまうのです。快晴の日なら2時間程度で内部まで乾燥します。乾燥によって、中綿の間に空気の層が復活し、保温力も回復します。とはいっても共働きの家庭や一人暮らしの場合は週末が晴天になるとは限らないので、布団干しが難しい場合もあります。この場合は、布団を椅子などにかけてエアコンをドライにする、敷き布団の下に乾燥材を置く、ホットカーペットの上で乾燥させるなどの方法もあります。

布団干しはアレルギー対策にもなります。アレルギーの最初の原因は家の中のダニの死骸や糞であり、これを少なくすることはとても大切なことです。ダニは高温多湿の環境を好みますが、家の中のもので私たちがもっとも長時間接し、しかもダニが多いのが布団で

週1回、快晴の昼頃2時間程度の布団干しが理想的。
ポイントは、布団の温度を高くすることと、干す前後に必ず掃除機をかけること。

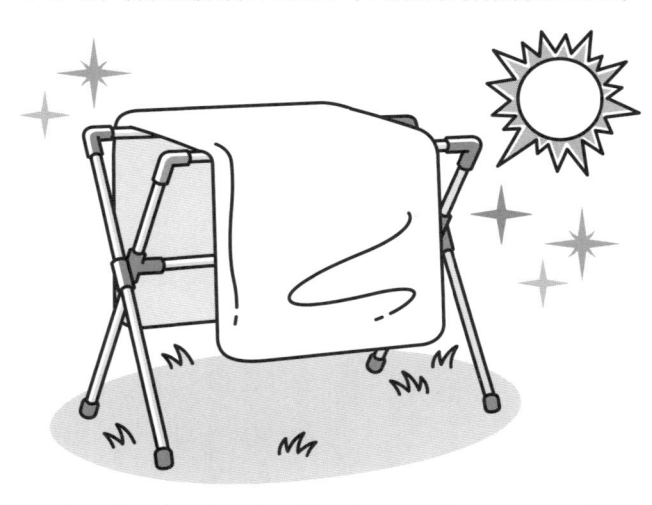

す。私たちが睡眠をとるために布団に入れば中の温度が上がり、しかも湿ってきますから、布団はいつもダニの大好きな高温多湿の状態になっています。

晴れた日には積極的に布団を干してダニ退治をしてください。季節的にはダニが増加を始める前、初夏から行うのがよいでしょう。布団を干す前にまず、フィルターつきの掃除機で布団の表裏をゆっくりと吸引し、表面にいるダニを吸い取ってしまいます。布団を太陽光に当てると表面温度は短時間で上がり、数時間で中の水分もほとんどなくなります。通常はこれで十分なのですが、ダニ退治の場合にはもう少し手をかけてください。布団の表側が暑くなるとダニは反対側に移動してしまい、全部を退治することができません。ダニ退治の目的で行う場合には、布団の水分がある程度減少したら黒いビニール袋（なければ透明のものでもかまいせんが）に入れておくと、内部の温度が非常に高くなり、多くのダニが死んでしまいます。取り込んだ布団にもう一度掃除機をかければ完璧です。これを何回か繰り返すことにより、布団の中のダニは激減します。ポイントは布団の温度を高くすることと、必ず掃除機をかけることです。アレルギーの原因は生きているダニよりも、ダニの死骸や糞だということを忘れないでください。ダニやカビを繁殖させないためにも、部屋の換気を定期的に行って、室内を乾燥させてください。室内の乾燥は除湿機や除湿財を使うよりも晴れた日に窓を全開にして風邪を入れる方が効果的です。換気は室内の汚染物質を外に出す効果もありますので、晴れた日には積極的に行うとよいでしょう。

11月のまとめ

①日本海側に多い「○○美人」は乾燥と日射量に根拠がある

②肌が乾燥する秋から冬ににアトピー性皮膚炎が悪化する

③布団を干すのは昼前後の湿度が低くなるときがよい

冬の便り、初雪・初冠雪

column

11月の後半になると北海道では平野部でも初雪が降るようになります。日本で初雪が一番早いのは北海道の大雪山系と富士山で平均すると9月中旬になります。富士山は山頂の測候所が無人になってしまったこと、山小屋も9月中旬には閉まってしまうために、最近はいつ初雪が降ったのかを知ることができなくなりました。このために最初の初雪の知らせは多くの場合、大雪山から届きます。山の初雪は山小屋が閉じてしまうとわかりませんが、山に雪が積もったかどうかは麓から見てわかります。麓から見て山の上に雪が積もっていることが初めて確認された日を初冠雪といいます。9月下旬から10月上旬になると北アルプスの3000メートル級の山でも雪が降るようになりますが、このころの雪はいったん融けてしまうのが普通です。11月になると冬型の気圧配置がときどき出現し、山は本格的な雪になります。この時期以降に降った雪は融けることがなく根雪になってしまいます。本州で営業している山小屋が11月初めで閉じるのは、山が本格的な冬山の様相になり、厳しい冬の天候に耐えるように小屋の備えをしなければならないこと、そして登山客が急激に減少することが理由です。一方、平野部の初雪は気象台の職員が雪を目で確認したときに発表されます。完全な雪ではなく、みぞれの場合も初雪と認定します。初氷の観測は気象台構内の気象を観測する場所、これを露場といいますが、この露場に水を張った容器を置き、毎朝氷が張ったかどうかを観測しています。霜も同様です。気温はこの露場内の高さ1.5メートルのところで観測しています。風が弱く穏やかに晴れた朝は地表付近の温度は1.5メートルの高さの温度より3度から5度低くなります。このために最低気温が5度以下と予想される場合には、地表付近では0度前後まで下がり、霜や氷の可能性が出てきます。庭で寒さに弱い鉢物の植物を育てている場合には最低気温の予想が出たら家の中に取り込んだ方が無難です。

第5章

冬

12月の天気と健康

本格的な寒さが訪れ、日本海側は雪や雨、太平洋側は空気が乾燥

12月の天気

12月は本格的な冬の始まりです。「冬至冬中冬初め」という言葉があります。12月下旬の冬至は暦の上では冬の真ん中ですが、本当の寒さは冬至の頃から始まるという意味になります。12月の初めは冬型になってもあまり長続きはしませんが、中旬以降は本格的な冬型になり、強い寒気がしばしば南下するようになります。毎年のようにクリスマスの前後には非常に強い寒気が南下し、スキーヤーには待望の雪になります。11月までとは違って高気圧にゆるやかにおおわれた日でも朝晩は厳しい冷え込みになります。**図55**は2010年12月10日の天気図です。移動性の高気圧が西日本にあって北日本の日本海側を除いて穏やかに晴れました。11月までなら小春日よりになるところですが、この日の朝は西日本を中心に非常に寒くなり、各地で初氷を観測しました。また、オホーツク海には発達した低気圧がありますが、12月になると北海道の北に進む低気圧は例外なく発達するようになり、

12月

●移動性高気圧におおわれて穏やかな晴天になるが、朝晩は冷え込みが強い
●例年クリスマスの頃に強い寒気が南下する、
等圧線が混み合うほどに強風に

図55　2010年12月10日の天気図

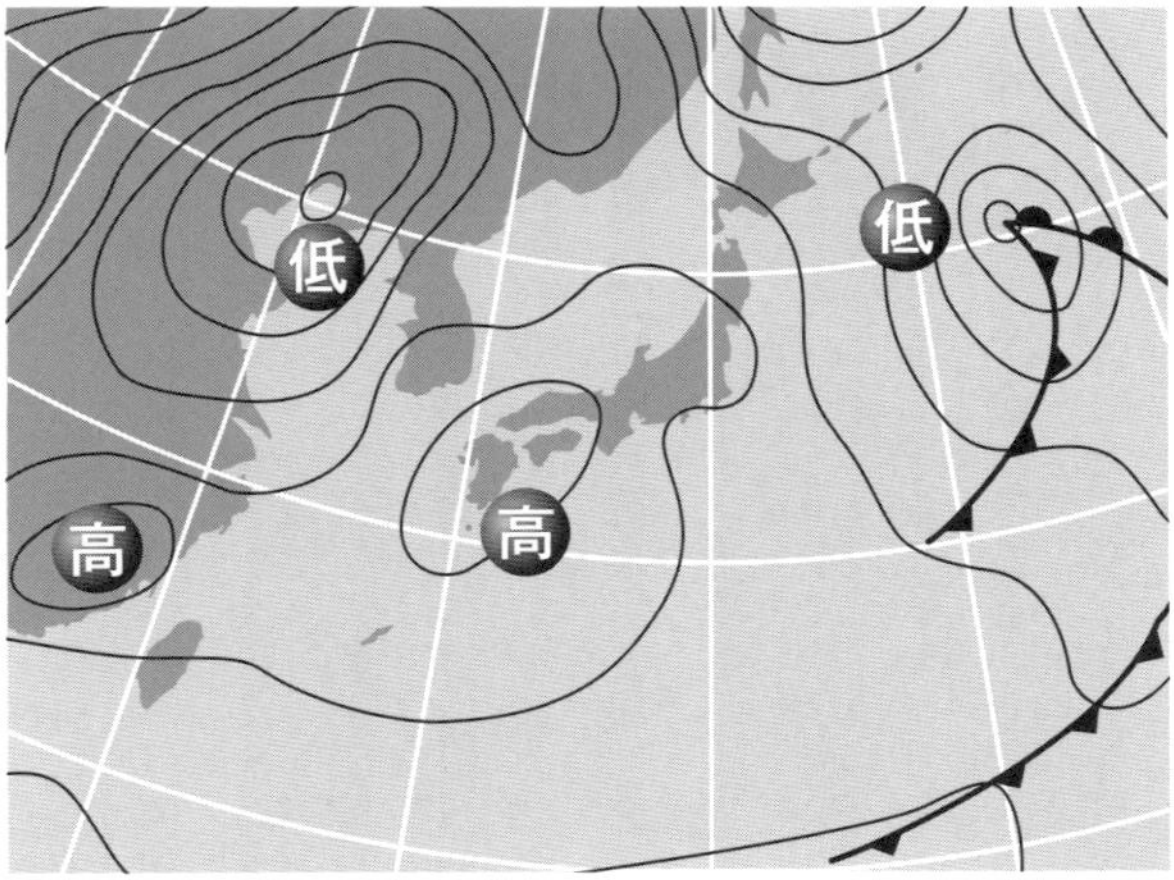

図56　2010年12月24日の天気図

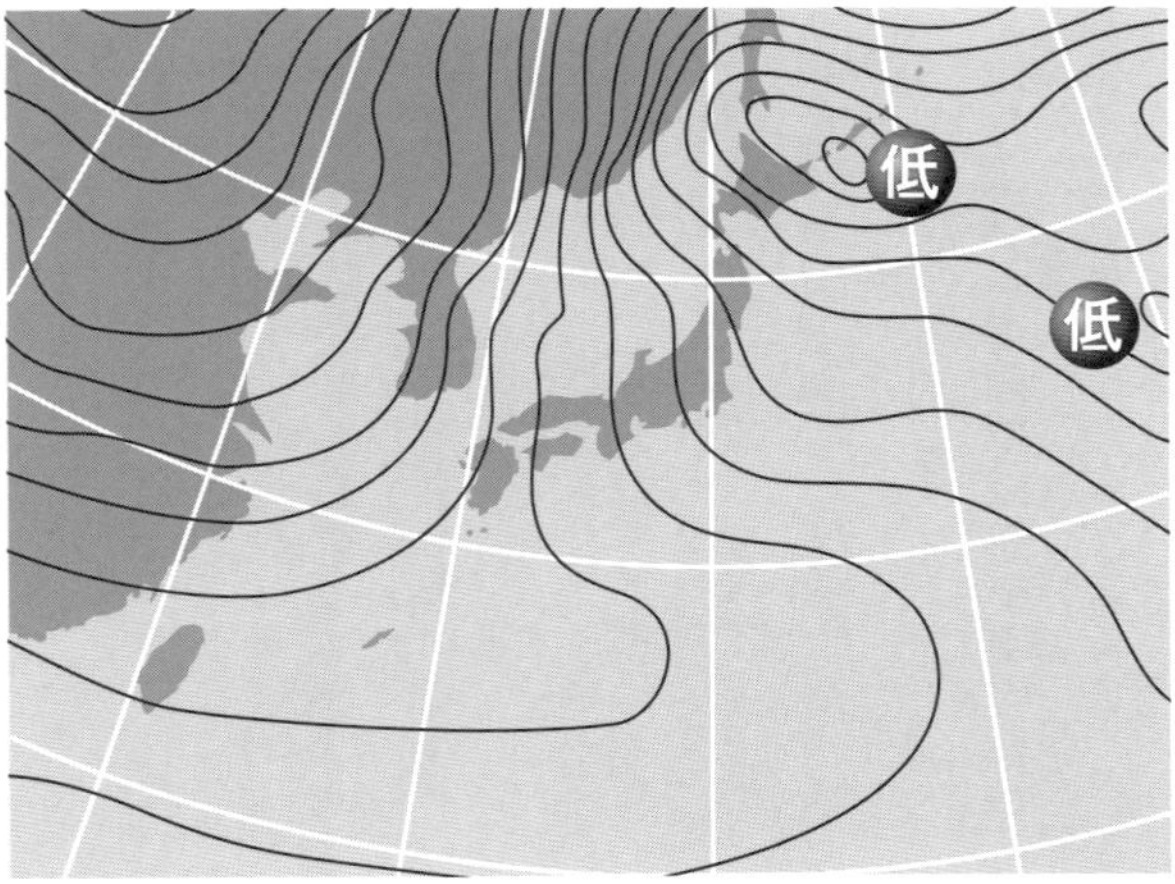

北日本では強い風が吹き荒れるようになります。この後低気圧が周期的に通過し、その後は冬型になるという変化を繰り返しますが、下旬になるといっきに本格的な冬型になり、日本列島には寒波が南下してきます。**図56**は12月24日の天気図です。前日に三陸沖で発達した低気圧が北海道の東に進み、大陸からは優勢な高気圧が張り出して強い冬型の気圧配置になりました。北海道から九州の間にかかっている等圧線の数を数えると9本あります。平均的な冬型は5本程度ですから、この天気図はかなり強い冬型になります。強い寒気の南下で本州の山間部では一晩に50センチメートルから90センチメートルもの雪が降りました。毎年この時期に強い寒気が南下するためにクリスマス寒波とよばれています。このときの冬型の気圧配置は27日まで続き、各地に大雪と低温をもたらしました。冬型は28日にいったん解消しましたが、年末に再び強い寒気が南下し大みそかは各地で大荒れの天気となり、南国鹿児島で22センチメートルの積雪になりました。天気予報では寒気という言葉と寒波という言葉が出てきますが、一時的なものを寒気、２０１０年の12月下旬のように繰り返し寒気が南下する場合は寒波といっています。12月は日本海側では雪や雨の日が多く、湿度が高くなります。これに対して太平洋側の地方では乾燥した晴天が続くようになります。空気の乾燥とともに流行するのがインフルエンザです。

天気予報では
このキーワード
に注意!!

・空気の乾燥
・最低気温
・前日との気温差

インフルエンザ

感染メカニズムを理解して予防

11月の末から流行が始まるのがインフルエンザで、12月から2月にかけてもっとも多くなります。インフルエンザは年間を通じてあるのですが、寒くて乾燥する季節に多くなるのが特徴です。普通の風邪とインフルエンザの違いは**表6**のようになり、インフルエンザの特徴は高熱と筋肉の痛みなどの全身症状です。一般の風邪はアデノウィルスやコロナウィルス、ライノウィルスなどが原因で熱は微熱程度、身体の悪寒もほとんどありません。症状は喉の腫れや鼻症状、頭痛など首から上の症状に限定されています。これに対してインフルエンザは急激に高熱となり、悪寒があり、筋肉痛や関節痛などの全身症状になります。全部の人ではないのですが、インフルエンザの場合には下痢をすることもありま

表6　インフルエンザと風邪の違い

	インフルエンザ	風邪
原因	インフルエンザウィルス A型、B型、C型	アデノウィルス コロナウィルス ライノウィルス
症状範囲	全身症状	主に首から上
発熱	急な高熱	微熱、ない場合も
悪寒	あり、強い	弱い、ない場合も
痛み	筋肉痛、関節痛など	ない

す。人によっては例外的にインフルエンザでも痛みがない、あまり高熱にならない場合がありますので、判断がつきにくい場合は医療機関の診断を受けた方がよいでしょう。

今から2400年以上前の紀元前412年にギリシャのヒポクラテスがインフルエンザに関する記述を残しており、これがもっとも古いインフルエンザの記録になります。人類は誕生して以来、インフルエンザと付き合ってきたようです。ヒポクラテスの記述にもありますが、インフルエンザはかなり昔から周期的に流行してきたようです。インフルエンザという病名が初めて使われたのは14世紀のイタリアと考えられています。日本では平安時代の日記や書物の中に咳病あるいはシハブキが流行ると記されており、これがインフルエンザだったようです。

インフルエンザがもっとも流行したのは１９１８年のスペイン風邪で、このときは世界中でおよそ6億人が感染し、２３００万人もの人が死亡しています。スペイン風邪は日本でも流行し、２３００万人が感染し、38万人が死亡しています。インフルエンザの原因であるインフルエンザウィルスは大きさがおよそ１００ナノメートル、1ミリメートルの一万分の一という微小なもので、電子顕微鏡でしか見ることができません。インフルエンザウィルスが発見されたのはスペイン風邪が流行してから15年後の１９３３年で、それから70年以上経過していますが、いまだに決定的な治療法は見つかっていません。スペイン風邪以降も１９５７年のアジア風邪、１９６８年の香港風邪、１９７７年のソ連風邪などおよそ10年周期で大流行を繰り返し

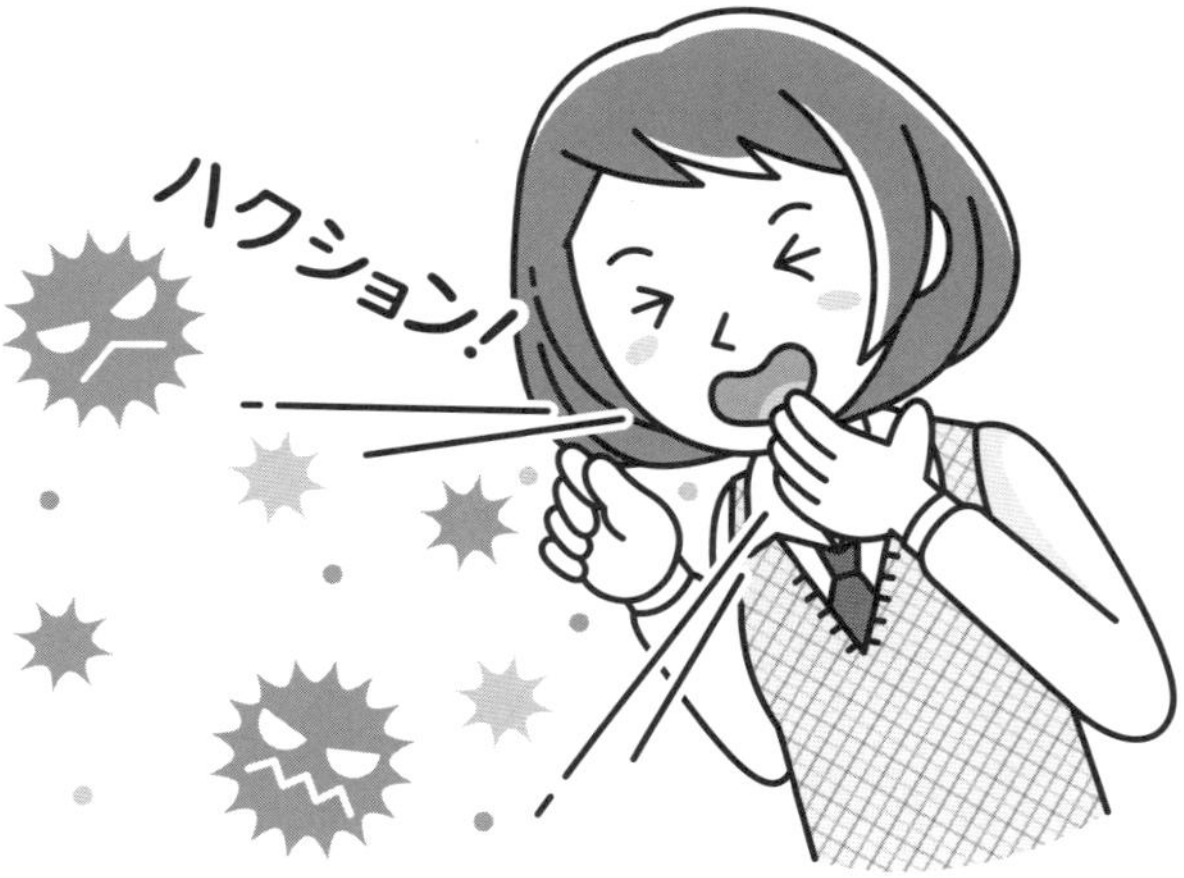

インフルエンザウィルスは人の鼻や喉からくしゃみや咳で 5m 程度の範囲に飛散し、くしゃみの直後が最も感染の危険が高い。最低気温が8度以下、湿度50%以下で患者が増える。

ています。このように周期的に大流行するのはインフルエンザウィルスの種類が多く、しかも鳥や豚、人間の間で感染を繰り返すうちに簡単にその型が変化してしまうからで、人間の免疫が対応できず、ワクチンを作る時間もないことが原因です。近年鳥インフルエンザとそれに関連する新型ウィルスの危険が報じられていますが、インフルエンザウィルスの基本形はＨＮで表わされ、それぞれ数個のＨとＮの組み合わせができるために種類はかなり多くなります。たとえば、アジア風邪はＨ２Ｎ２、香港風邪Ｈ３Ｎ２、鳥インフルエンザはＨ５Ｎ１で、近年流行が懸念されている新型インフルエンザはＨ１Ｎ１に分類されています。

豚インフルエンザの場合、大きな騒ぎになったのは今までになかったタイプの新型インフルエンザであること、そして、毒性が強いものに変化する可能性が高い、という点でした。インフルエンザウィルスは鳥や豚、人間の間で感染を繰り返しているうちに強い毒性をもつタイプに変化することがよくあります。新型インフルエンザが確認された場合、国は特定の国から日本への侵入を食い止めようと空港や港での検疫を強化しますが、現在は世界の国々が航空機で簡単に移動できる時代ですから侵入を食い止めることは難しく、とくに感染がいくつかの国に広がった場合はほとんど不可能になってしまいます。ウィルスが国内に侵入し、感染者が見つかった場合は、患者を隔離するなどの手段で感染の拡大を防ぎますが、それでも感染が拡大してしまう場合には、患者を隔離して医療をそれに集中することができなくなります。このような場合には、多数の患者の治療、とくに重症者への対応になってきます。2009年の春から夏にかけての感染者の拡大は、予防のための検疫や患者隔離が有効ではなかったことを教えてくれます。

この段階での対策は国や自治体がさまざまな手段を用いることは当然ですが、私たち自身が積極的に予防策をとることが一番大事なことなのです。とくに、空気が乾燥し、気温が下がる秋から冬にかけては大流行になる可能性があります。予防をするためにはインフルエンザに対する正しい知識をもっていることが重要です。もう一度**表6（202頁）**を見て普通の風邪とインフルエンザの違いをよく理解しておきましょう。もう一つは新型インフルエンザではなくても、毎年インフルエンザによって多数の死者が出ています。日本国内で2002年から2006年の冬までに季節性のインフルエンザに感染した人の数はおよそ411万人、そのうち3万5千人余りの人が死亡しています。致死率はおよそ0.9%にもなっています。豚インフルエンザの致死率は2009年8月現在の推定でおよそ3%です。新型インフルエンザも怖いのですが、普通のインフルエンザもかなり怖い存在です。

インフルエンザから身を守るためには、ワクチンの接種による予防、外部からの感染を防ぐ、感染した場合の抗インフルエンザウィルス薬の投与の3つです。新型インフルエン

図57　インフルエンザ患者数と湿度の関係（東京）

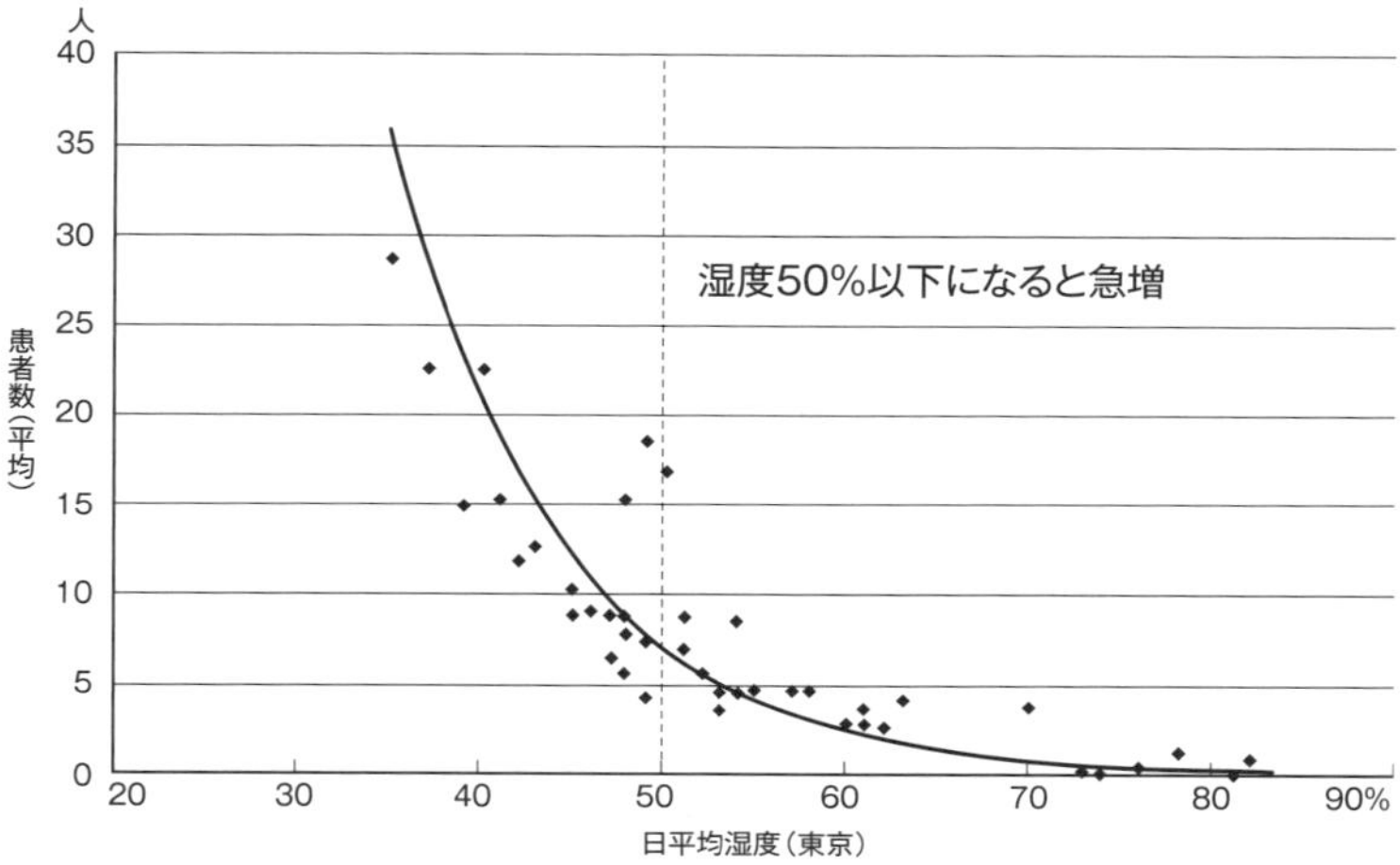

ザに対するワクチンは2009年秋までに製造が可能なのはおよそ1700万人分ですから、国民全体が接種を受けることはできません。一方、抗インフルエンザウィルス薬の備蓄はタミフルとリレンザを合わせて2860万人分ですが、これを4000万人分以上に増加させようとしています。しかし、これでも国民の3人に1人しか薬がありませんし、薬の一部は政府の備蓄用です。ワクチンも薬も足りない可能性が高いということは、自らインフルエンザに対する予防をきちんと行う必要があるのです。

ところでインフルエンザがなぜ冬に流行するかという問題ですが、実はインフルエンザウィルスは不思議な生き物で、鳥や豚、人間の体内で増殖するウィルスですから高温多湿の環境で増殖していることになります。ところが、人間の身体の外ではまったく逆の条件を好むのです。ウィルスの感染形態は咳やくしゃみなどによる空気感染になります。いったん、空気中に放出されたインフルエンザウィルスももっとも長時間生存できる条件はまず空気が乾燥していること、ついで気温が低いことです。これは一般の細菌などと大きく異なる点になります。

図57は東京の湿度とインフルエンザ患者の関係を示したもので、一日の平均湿度が70％以上あるとあまり発症しませんが、湿度が50％以下になると急激に増加しているのがわかります。感染症研究所や民間の気象会社がインフルエンザの予防情報を出していますが、その根拠は主に空気の乾燥と患者数の関係であり、その際の乾燥度合いは湿度ではなく空気中の水蒸気量を使っているようです。インフルエンザウィルスを始め、風邪の原因となるウィルスの多くが低温低湿の条件を好むためまた、気温との関係では最低気温が8度以下になる頃から患者が急増しています。

インフルエンザウィルスは冬に多くなっているのです。

インフルエンザウィルスは風邪を引いている人の鼻や喉からくしゃみや咳のときに外部に飛散し、空気中に広がっていきます。このときに空気が乾燥していると長時間生存し、これを吸い込んだ人が感染する空気感染によって拡大していきます。最近の研究ではウィルスのついたもの、たとえば電車のつり革やドアのノブなどに触った手で、鼻をこするなどの接触感染の危険も指摘されています。くしゃみでどの程度汚染されるかというと、1

回のくしゃみで50万個から60万個の飛沫が飛びだします。飛沫はすぐに水分が蒸発して直径が10分の1程度の大きさになるために、軽くなり空気中を浮遊しやすくなります。空気中に飛びだしたインフルエンザウィルスがどの程度生きているかは、そのときの気象条件で異なりますが、通常の温度では3時間で80％が死滅し、9時間後には99・9％が死滅してしまいます。つまり、くしゃみの直後がもっとも危険なのです。くしゃみの飛沫は直接飛ぶ距離は5メートル程度ですが、たとえば電車の中で座っている人がくしゃみをすると、反対側の座席やつり革にも飛沫が付着します。

電車でつり革につかまっていた場合には、下りた後に必ず手洗いをする、素手で顔や鼻をこすらないようにすることを習慣づけましょう。また、マスクは通常のものではウィルスが通過してしまいますが、くしゃみの飛沫が正面から飛んでこない場合は一定の効果がありまます。また、マスクをかけていると自分の呼吸で布地が湿ります。このために、鼻や喉が乾燥しにくくなり、呼吸をする際に外からの空気が加湿、加温されますのでインフルエンザウィルスが早く弱ることになります。

インフルエンザは郊外より都市のほうが感染しやすい病気です。東京や大阪などの大都市では地面からの水蒸気の補給がなく、空気が乾燥していること、乾燥した空気と大気汚染で喉や鼻の粘膜を痛めやすいこと、人間が多いために感染する機会が多いことなどが原因です。もちろん集団で生活する学校、幼稚園、保育園、老人ホームなどでは都市に限らず一度感染者がでると短時間に感染が拡大します。

インフルエンザは有効な治療法が少なく、予防が一番の対策です。新型インフルエンザはともかく、通常のインフルエンザの予防は季節前にワクチンを注射することです。ワクチンを注射しても100%効くわけではありません、たとえ感染しても症状はかなり軽くなります。次はインフルエンザの嫌う環境を作ることです。インフルエンザウィルスは低温低湿の環境を好みますから、その逆の環境、つまり、暖かく、多少湿度の高い状態にすればよいのです。気温では最低気温が8度以下で患者が増加しますから、室内で気温の低い場所を作らないこと、また、湿度では50%以下で増加していますので、加湿器を用いて室内の湿度を上げるようにします。最近の研究では口の中を清潔にしているとインフルエンザウィルスがつきにくい、ということもわかってきました。

寒い冬の脳梗塞・心筋梗塞

寒さ対策と入浴に注意!

気象の中でもっとも健康に影響するのは気温の変化で、中でも冬の低温は脳や心臓の循環器系の病気だけではなく、多くの病気の悪化要因になっています。外気温が下がってくるとまず皮膚の表面温度が低下しますが、身体は皮膚から熱が奪われることを防ぐために、手足の抹消血管を細くし、そのぶん身体内部の血流が増加します。その際血管が詰まっていたり、弱くなっているとその部分の血管が切れたり、完全に詰まり、脳梗塞などの発作を起こしてしまいます。身体の冷えは風邪や関節痛などの原因にもなります。寒いときに身体が震えるのは、筋肉を動かして熱を発生させ、体温を維持しようとしているのです。

最近は温暖化の影響でオーバー姿を見ることが少なくなりましたが、寒くなるとセーターやコートなどで着膨れ状態になった人をよく見かけます。分厚い素材の衣服は確かに暖かいものが多いのですが、厚手の衣服を着ると動きが鈍くなり転倒しやすくなります。寒さが厳しくなるとついつい何枚もの洋服を重ね着してしまいますが、その場合に身軽に動くためにも薄くて保温性の高い素材の組み合わせを考えておきましょう。衣服の保温性は素材の厚さではなく、熱の伝えにくさで決まります。布団の中が暖かいのは、布団が分厚いからではなく、布団の綿の間にたくさんの空気を含んでいるからです。空気は熱伝導率が小さく、熱を伝えにくい物質です。繊維が空気をたくさん含めばそれだけ保温性が高くなります。木綿の布団より羽毛の布団が温かいのは羽毛が羽の間にたくさんの空気を含んでいるからです。

身体を暖かく保つためには、身体の周りの衣服を熱が逃げにくい、空気をたくさん含んだ素材にします。素材としては木綿よりウールがよいでしょう。ウールは身体が汗をかいた場合にその水分を吸収すると発熱するという性質があり、多少の汗ならかえって保温性が高くなるのです。最近は糸の中を中空にして空気を入れ、さらに保温性を高くした素材も発売されています。その上にセーターやフリースなどを着てさらに空気の層を厚くします。家の中はこれでよいのですが、外出する場合にはせっかく暖めた空気の層が風で逃げないように、風を通しにくいウィンドブレーカーや薄手のジャンパーを着るようにしましょう。ダウンジャケットの場合には表の素材が風を通しにくいものでないと、保温の効果が小さくなってしまいます。とくに冷え性の人は一度登山用具店の衣服を見ることをお勧めします。日本でも冬のアルプスは氷点下20度から30度の世界になります。そのような厳しい寒さの中で行動するための衣服が下着から上着まで用意されています。冬山で使う衣服は軽くて、小さくて、しかも高い保温性が要求されています。通常の衣服よりも値は高くなりますが、検討の余地はあると思います。

人間の身体で寒さをもっとも敏感に感じるのは手足の指先と耳になります。一方、身体の中で体温がもっとも高い部分は首から胸周りです。**図58**は額、わきの下、手足の指先の温度が外気温の変化によってどのように変わるかを示したものです。気温を25度から０度に下げた場合、20度くらいまではどの部分もあまり変化はなく、わきの下の温度はさらに

図58　気温と体温の関係

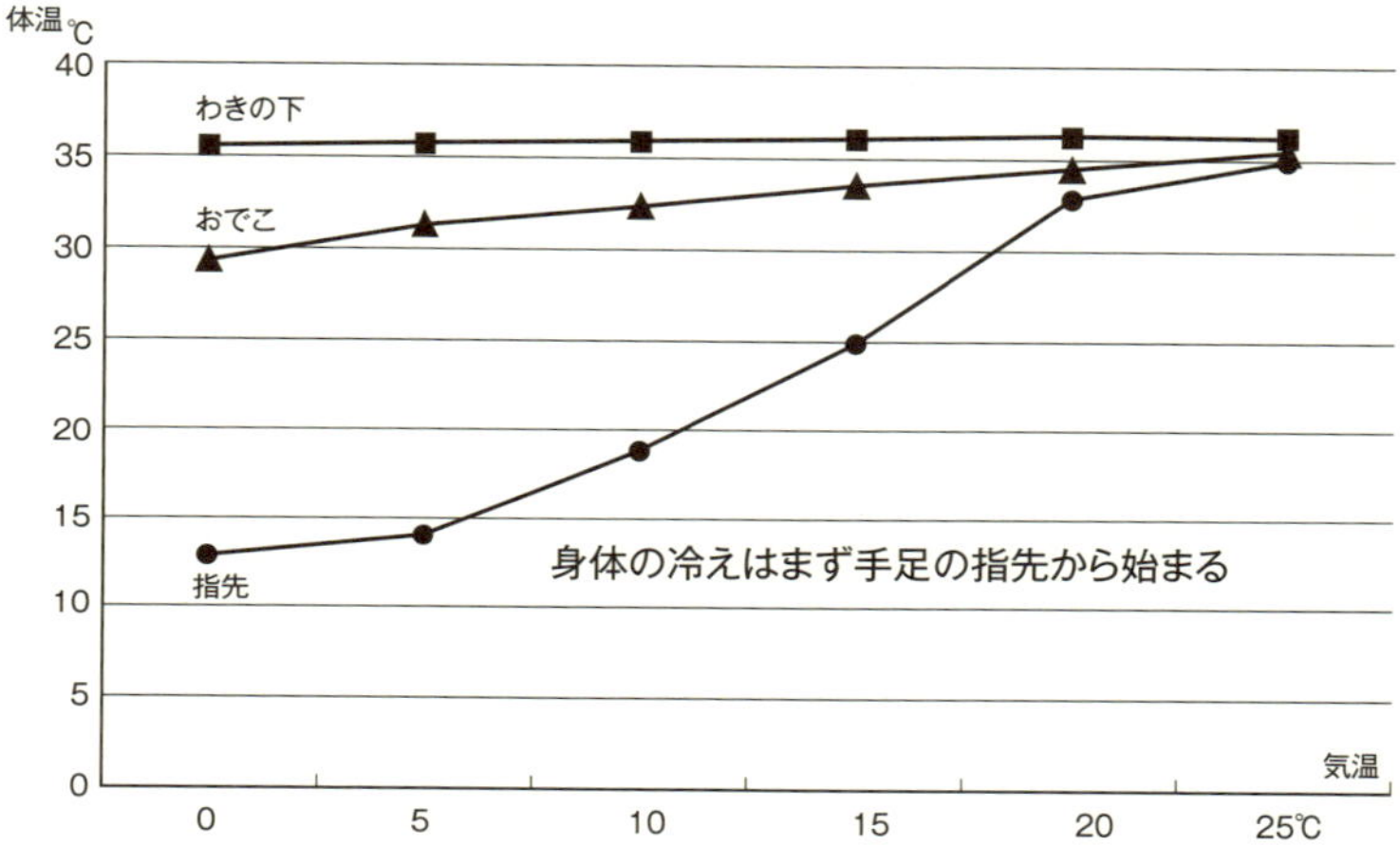

気温が下がってもほとんど変化がありません。また、額の温度も変化は小さくなっており、気温が5度に下がったときでも30度前後になっています。手足の指先は変化が非常に大きくなります。気温が20度以下になると急激に皮膚の温度が低下し、気温が5度になるとわきの下よりも20度以上、額に比べても15度も低くなってしまいます。雪山やスキー場での凍傷が多くの場合手足の指で起きているのはこれが原因です。

身体の冷えはまず手足の先から始まり、次に下半身、上半身へと広がっていきます。夏の冷房病も同じような仕組みで身体が冷えていくのです。

寒さを防ぐには、最初の冷えを防ぐことが肝心です。「冷えは3つの首から」と覚えてください。首と手首、足首の3つで、この部分を保温することによって冷えを防ぐのです。

方法はごく簡単で、首にはマフラーを、手には手袋を、足には保温性の高い靴下それも長めのものを用意します。薄手のショールでもかなり保温力がありますから、寒い季節はかばんやバッグの中にマフラーや手袋を用意しておくとよいでしょう。

室内で暖房を使う場合には次の点に注意してください。暖かい空気は軽いために天井の方に上がってしまうことです。これでは暖房の効率が悪く、温風の吹き出し口と天井が暖かく、ほかは温度が低くなってしまいます。室内のエアコンは天井付近に付けられていることが多く、温度センサーも高い部分にありますから、室内の温度を正確に反映していません。扇風機を利用して弱い風を天井に向けて送ると室内の空気がかき混ぜられて温度が均一になります。なお、夏の冷房の場合は逆に床の方に扇風機の風を送るとエアコンで冷やされた冷たい空気が室内全体に届くようになります。

もうひとつの注意点は暖房をしている部屋とトイレや浴室および脱衣場との温度差です。暖房のきいている部屋とトイレや脱衣場との温度差は10度以上になることがあります。この大きな温度差は身体にとっては強いストレスになります。寒い部屋から暖かい部屋に行く場合は皮膚温が急激に上がり、身体内部の血流が減少します。逆に暖かい部屋から寒い部屋に行く場合は皮膚温が下がり、身体内部の血流が増加してしまいます。もろくなっている血管や血栓がある場合には循環器の病気、発作につながってしまいます。とくに高齢者のいる家庭は注意が必要です。

もうひとつ冬の死亡原因で多いのが「入浴関連死」です。毎年15000人前後の人が入浴中に発生した病気あるいは事故で亡くなっています。温度の低い脱衣室から高温の浴槽に飛び込むと、末梢の血管が一時的に拡張して血圧が急激に低下します。一方、身体が温まることによって発汗が多くなり血液がどろどろになります。これによって血液中の血小板が固まりやすくなり、血栓ができやすくなります。正常な人なら問題は少ないのですが、動脈硬化などにより血管が狭くなっている場合は、できた血栓によって心筋梗塞や脳梗塞の危険性が増加します。入浴関連死といっているのは、脳梗塞や心筋梗塞によって身体の動きがマヒしたり、意識を失ったりしますが、それが死亡原因ではなく、マヒや意識障害によって浴槽内に転倒し、溺死してしまうことが多いからなのです。動脈硬化が多い高齢者によく見られることですが、お酒を飲んでいたり、食事の直後は高齢者でなくても危険性が高くなりますので、飲酒、食事の直後の入浴は避けた方がよいでしょう。また、入浴前と後で体重を計るとほとんどの人が数百グラム体重が減少しています。この減少分が入浴中にかいた汗の量です。個人によって差がありますので、入浴中にどの程度の汗をかくか知っておいて、それぞれに合わせた量の水分を入浴前に飲んでおくようにしてくだ

さい。冬の入浴関連死を防止するためには、
①脱衣室に暖房を入れる
②浴室に入る前に2分から3分シャワーの湯を浴槽に向けて流す
③入浴時間は5分から7分程度とし、温度は40度以下にする
④身体が少し温まったら、半身浴にする（心臓の負担が小さい）
⑤急に浴槽に入らない、出るときに急に立ち上がらない
入浴関連死は、交通事故の死者より多くなっています。以上のことを習慣づけて、事故を起こさないように注意しましょう。

12月のまとめ

①寒くて乾燥する12～2月にインフルエンザが多くなる

②地面からの水蒸気補給が少なく、空気が乾燥する都市は郊外よりインフルエンザに感染しやすい

③暖房のきいた部屋とトイレや浴室などの温度差をなくして、心疾患予防

昼間の時間

column

冬至は１年のうちでもっとも昼間の時間が短い日です。言葉を変えれば冬至以降は昼間の時間がだんだん長くなるわけで、古代には冬至を１年の始まりとしていました。その後は春の始まりである立春を１年の始まりとするようになりました。今の暦では１月１日が季節的にも太陽の位置、昼夜の長さなど何の意味ももっていません。ところで、私たちは冬至は昼が一番短く、夏至は昼が一番長く、春分と秋分は昼と夜の長さが同じになると教えられてきました。冬至と夏至は正しいのですが、春分と秋分の時は昼夜の時間は同じではなく、昼間の方が少し長くなっています。たとえば東京の場合は春分のときには昼間の時間はおよそ12時間７分ですから、昼間の方が10分ほど長いことになります。なぜこのようなことが起きるかは２つの理由があります。まず、昼間の時間は日の出から日の入りまでの時間です。日の出は太陽の上辺（頭の部分）が地平線に出たとき、日の入りはそれが地平線に沈んだときです。太陽の中心が地平線にかかったときを日の出、日の入りとすれば昼と夜の時間は本来一致しますが、実際には太陽の直径分だけ昼間の時間が長くなるのです。もうひとつは光の屈折です。太陽の光が地球の空気の層を通過するときに屈折します。この場合には地表の方に曲がって届きます。つまり、私たちが日の出が見えたと思ったときに、太陽はまだ地平線の下にあるのです。日の入りのときにも同じ現象が起きます。私たちが今まさに太陽が沈むと感じたときには、実際の太陽はすでに地平線の下にいるのです。光の屈折の分だけ昼間の時間が長くなります。この２つの理由によって春分と秋分の日には昼夜の時間が同じにはならないわけです。

冬至の頃には北極圏では１日中太陽が沈んだまま、逆に南極では１日中太陽が沈みません。夏至にはこれが逆になります。

1月の天気と健康

厳しい寒さの時期、急激な温度差による脳・心臓の病気にご注意

1月の天気

1月は年間でもっとも寒い時期に当たります。1月前半が小寒、後半が大寒でこの大寒の頃が年間でもっとも寒さが厳しくなります。日本列島は南北に細長いために気温の差が大きく、本州でもっとも寒い頃に沖縄ではヒカンザクラが咲き始めます。**図59**は2010年1月14日の天気図です。日本付近は西高東低の冬型になっています。よく冬型のときに等圧線が縦縞模様になっている、という表現をしますが、この日の天気図では縦縞ではなく、日本海で等圧線が湾曲しています。冬型には2つのタイプがあって等圧線が縦縞になるのが普通ですが、この場合は山間部の雪が多くなり山雪型とよばれます。一方、14日の天気図のように日本海で等圧線が湾曲すると平野部でも大雪になり里雪型とよばれています。この日の正午までの24時間に新潟県の十日町では127センチメートルもの雪が降りました。この前日には九州一帯で積雪になり、佐渡で最大瞬間風速が40メートルと台風

1月

●日本海で等圧線が湾曲するときは平野でも大雪になることが多い
●冬型がゆるんでくると、風は弱まるが冷えこみは逆に強まる

図59　2010年1月14日の天気図

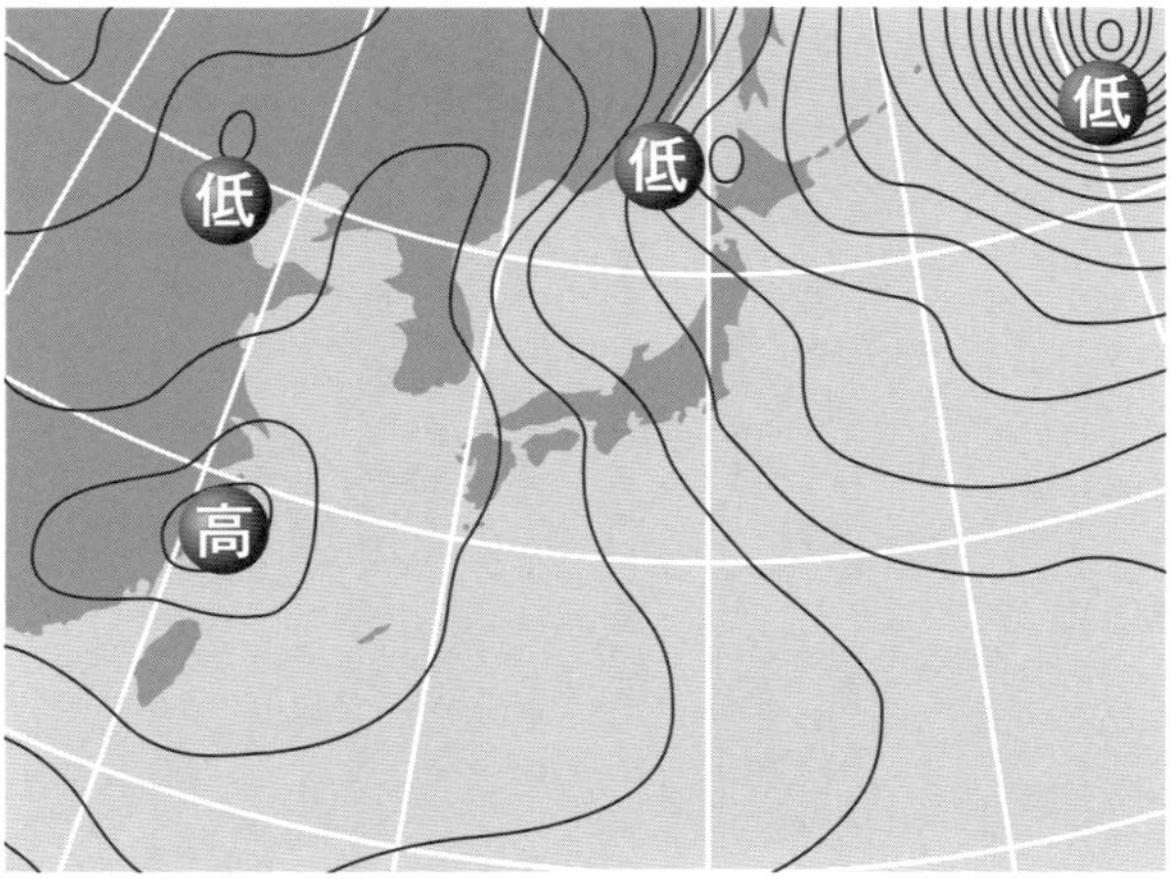

図60　2010年1月17日の天気図

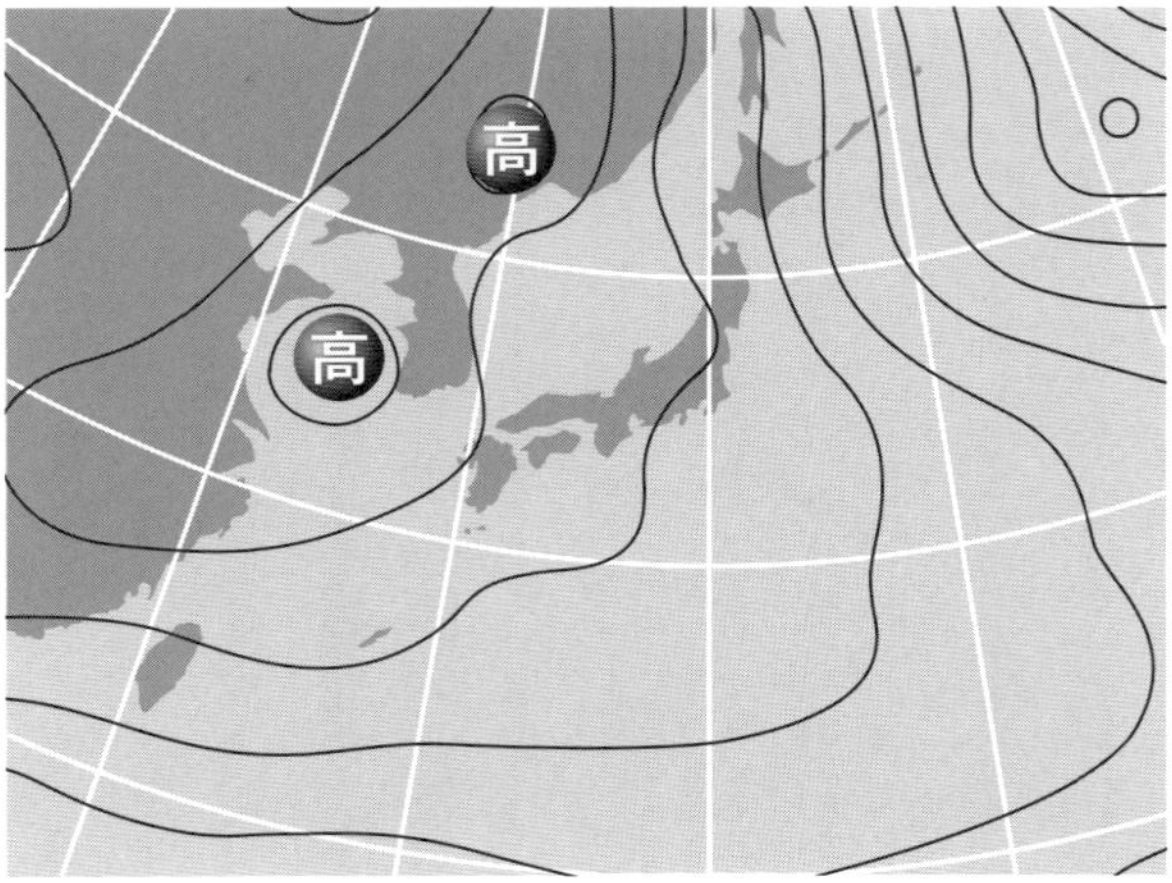

並みの暴風になりました。このときの冬型は13日から17日まで続きました。冬型最後の日の天気図が**図60**です。等圧線の間隔が広がり、風もしだいに弱まり日本海側の雪も弱くなりました。このような日の朝は北日本や本州の内陸部では厳しい冷え込みになります。地球は昼間は太陽からの熱を吸収していますが、夜間は逆に地球から宇宙に向かって熱が逃げていきます。これを放射冷却現象といいますが、穏やかに晴れた夜に放射冷却が強まり、気温が下がります。逆に雲が広がっていると地球から逃げようとする熱を雲が吸収し、一部が地球に戻ってくるためにあまり気温が下がりません。1月17日の朝は北海道の内陸の旭川の最低気温はマイナス18・9度まで下がりました。一方、沖縄の南端にある与那国島の最低気温は18・3度でその差は37度以上になりました。強い寒気におおわれた場合北海道の内陸部ではマイナス30度以下に下がります。このようなときには沖縄との温度差は40度以上、ときには50度近くになることがあります。実際前日の13日には北海道の陸別町の最低気温がマイナス28・9度、与那国島では16・3度でしたから、その差は40度以上になっていました。仮にこの日に陸別町から与那国島に旅行したらほとんどの人が体調を崩してしまうと思います。この時期に注意しなければならないのが、急激な温度差です。冬に脳や心臓の病気が多いのは多くの場合温度差によるものです。

天気予報ではこのキーワードに注意!!

・急激な温度差
・寒波
・乾燥

心臓病・脳疾患

急激な温度差による血圧変化と血管収縮が原因

図61は心筋梗塞と狭心症の月別の変化で季節ごとの変化が大変よく似ています。狭心症も心筋梗塞も年間で発生が少ないのは7月から9月になっており、11月から12月、1月にかけて多くなっています。とくに心筋梗塞はもっとも少ない月と多い月との差が3％以上になっています。狭心症と心筋梗塞は虚血性心疾患の代表的な病気です。また、冬は脳の疾患の多い季節にもなっています。脳梗塞も狭心症や心筋梗塞と同様に11月から2月にかけて多く発生しています。私たちの身体に血液を送ってくれるのは心臓で、一日におよそ10万回も鼓動を繰り返しています。この心臓を動かしているのも血液であり、心臓に血液を送る血管を冠動脈といいます。冠動脈が硬化したり、詰まったりすると心臓へ十分な血

図61　心筋梗塞と狭心症

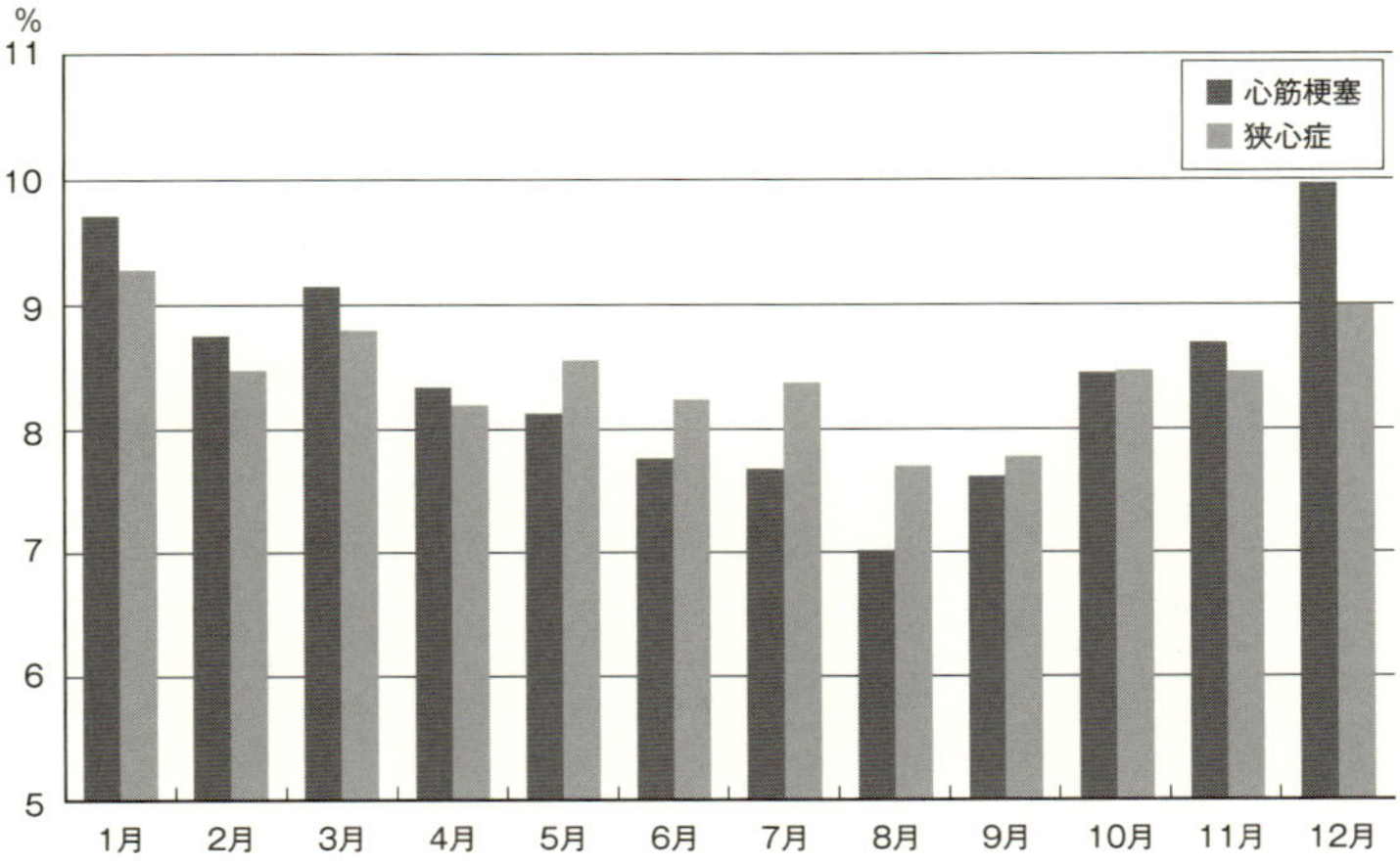

液が届かず、心臓が酸素不足になり、やがては心臓の細胞が死んでしまいます。冠動脈の硬化で一時的に心臓が酸素不足になったときに起きる発作が狭心症です。まだ心臓の筋肉は生きていますから回復が可能です。ニトログリセリンなどの舌下錠剤が有効なことはよく知られています。一方、冠動脈の硬化が進行して詰まってしまうと心臓の筋肉が壊れて激しい発作を起こしてしまいます。これが心筋梗塞で10%前後の死亡率になっています。

狭心症や心筋梗塞は冠動脈の動脈硬化が原因ですから、血圧の高い人、コレステロールや中性脂肪の高い人、肥満の人がなりやすいといえます。狭心症や心筋梗塞が起きやすい条件として、睡眠不足、強い疲労、激務の連続、強い精神的ストレスがあげられますが、これらの条件は年間を通じて起きるものであり、心臓病が冬に多いこととは関係ありません。なぜ、狭心症や心筋梗塞が冬に多いのかはその予防策の中に答えがあります。心臓病の予防策としていわれるのは、肥満を防ぎ、脂肪やアルコールを控えて中性脂肪やコレステロールを減らす、ストレスを溜めない、そして喫煙を減らすことです。共通しているのはストレスや喫煙によって血圧を上げないこと、血管の強い収縮を起こさないことです。

狭心症や心筋梗塞が冬に多いのは急激な温度差による血圧の変化と血管の収縮が原因です。暖房の効いた暖かい室内から急に寒い屋外に出た場合には、皮膚の表面温度が急激に低下し、皮膚に集まっている抹消血管が細くなって体温を逃がさないようにします。皮膚表面付近の血流が少なくなったぶんだけ、身体の中心部を流れる血流が増加します。急に増加した血流が動脈硬化の進んでいる冠動脈を通過できずに発作が起きます。逆に寒い屋外から暖かい室内に入ったときには、皮膚の表面温度が急激に上昇します。皮膚の周辺では抹消血管が拡大して血流が急増しますが、身体の中心部では急激に血流が減少してしまいます。動脈硬化でもともと血流不足であった冠動脈の血流がさらに低下し、酸素不足から発作を起こしてしまうのです。

心臓病とまったく同じ仕組みで起きるのが、脳梗塞など脳疾患です。いずれも急激な温度変化によることが原因です。とくに冬に多いのは屋外と室内の温度差がきわめて大きい

心臓病、脳疾患対策には、室内の暖房は控えめに、トイレや浴室など冷えやすい場所には暖房を入れるなどして、家庭内でも温度差を小さく。外出時は衣服でこまめに温度調節。

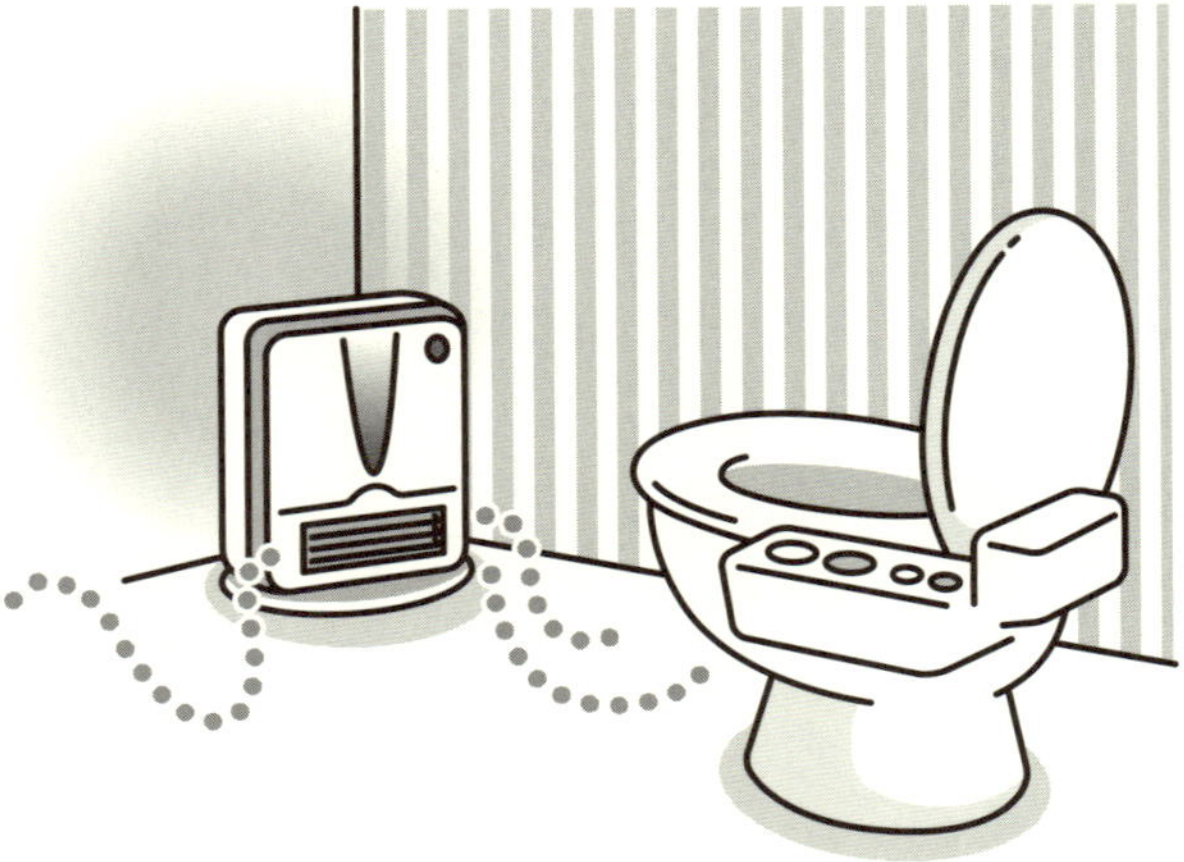

ことです。夏の場合は冷房の効いている室内と屋外の温度差は大きくても10度前後ですが、冬は15度以上になることがよくあります。また、室内でも暖房の効いている居間とトイレや廊下の温度差が非常に大きくなっています。浴室周辺も問題です。最初の入浴の場合、洗い場が冷えていますから浴槽内との温度差がきわめて大きくなっています。事前に洗い場の温度を上げておかないと、浴槽に身体を入れた瞬間との温度差は25度以上にもなってしまいます。また、脱衣場と浴室の温度差もかなり大きい家庭が多くなっています。もうひとつは冬はたくさんの衣服を着ていることです。室内でも下着を含めると3枚から4枚の衣服を着ているのが普通であり、トイレや入浴の際に衣服を脱いだときの温度差が非常に大きくなってしまうためです。

脳や心臓以外の病気でも冬に多いのは、前述したような急激な、しかも大きな温度差が原因になりますから、日常の生活でなるべく温度差を小さくすることが病気の予防につながります。もっとも大切なのは日ごろから暖房は控えめにして、家庭内の温度差を小さくするようにします。これによって私たちの身体もしだいに寒さに慣れてくるのです。次に衣服を脱ぐトイレや脱衣場は使用する前に暖房を入れて温度を上げておきましょう。入浴する際には衣服を脱ぐ前にシャワーで浴室内の温度を上げるとよいでしょう。外出する場合は、暖房の効いた建物と寒い屋外を出たり入ったりする場合が多いので、衣服でこまめに調節するようにしてください。

気管支炎・肺炎

細菌やウイルスによる感染病は乾燥対策で防ぐ！

冬に多い病気には脳や心臓などの循環器系の病気のほかに肺炎や気管支炎などの呼吸器の病気があります。**図62**は肺炎の月別の患者数の変化です。肺炎は寒くなる12月から急増し、1月、2月と多くなっています。肺炎は主に細菌やウィルスによる感染が原因ですが、感染する場所での分類として、一般の生活の中で感染する市中感染と病院内で感染する院内感染に分けられます。一方、感染の種類、形態によって細菌やウィルスが原因の感染性

図62　肺炎の月別患者数

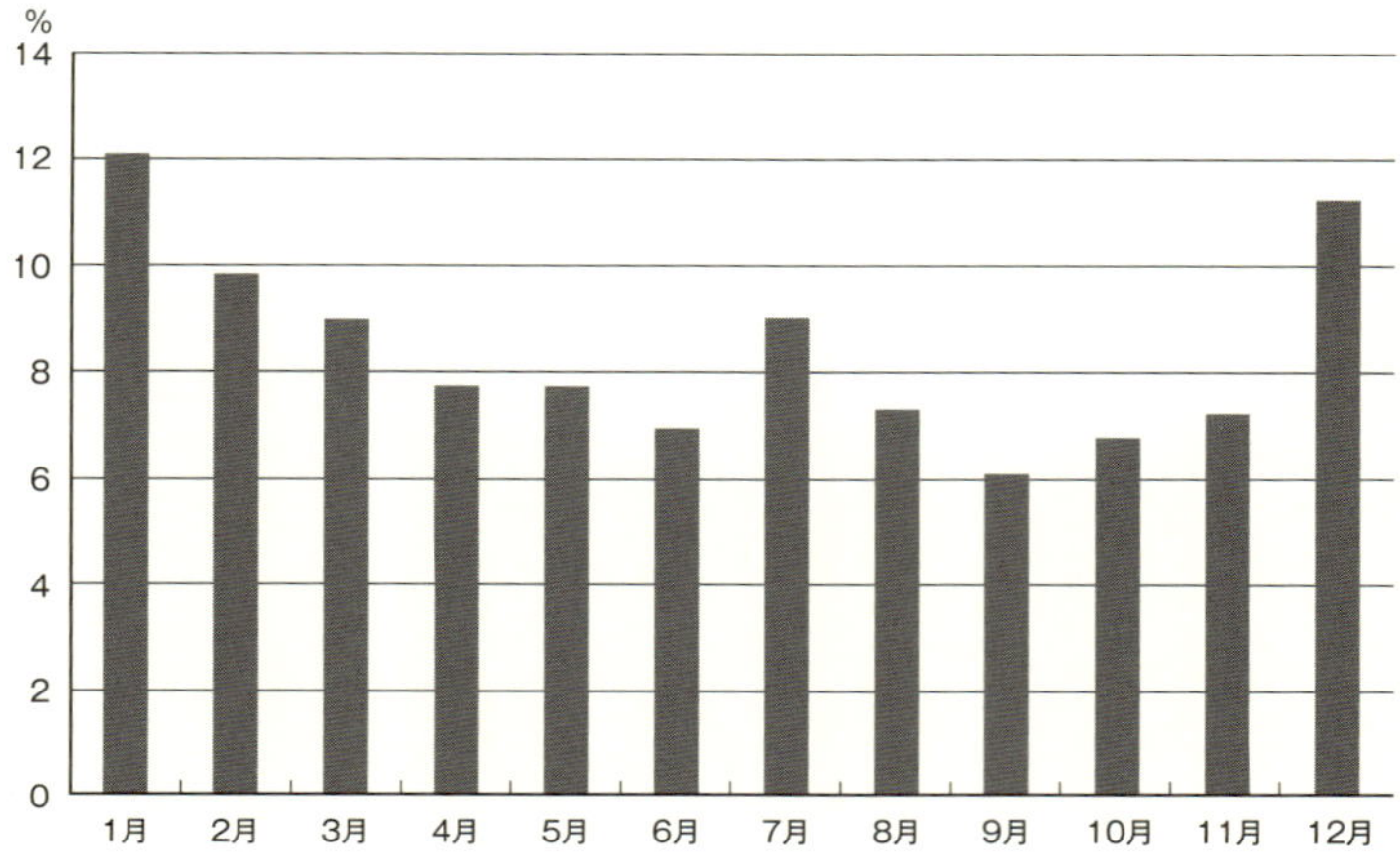

肺炎、食道から誤って気道に物が入ってしまう誤嚥下や吸入などの機械的肺炎、抗がん剤や漢方薬、インターフェロンなど薬剤による薬剤性肺炎などに分類されますが、もっとも多いのは細菌やウィルスによる感染性の肺炎です。感染性の肺炎では細菌とウィルスによるものが多く、ほかにマイコプラズマ、クラミジア、カビや真菌などがあります。

通常は口から気管支に細菌が入っても、痰や咳といっしょに外に出てしまいますが、気管支が炎症を起こしていると軽い場合でもその機能が低下します。

冬は年間の中では湿度が低く、とくに太平洋側の地方ではカラカラ天気が続きます。さらに東京や大阪などの大都市は都市化の影響もあって、湿度は50年前より10％以上も低下しています。冷たく、乾燥している空気が喉や鼻に入ると粘膜を損傷し、軽い炎症状態になってしまいます。さらに、風邪やインフルエンザの流行する季節でもあり、喉の粘膜を痛めやすくなっています。一方、空気中を浮遊している物質は湿度が低いときの方がより遠くまで飛散しやすいという性質があります。冬はスモッグの発生など大気汚染物質の濃度も高くなっています。これらの条件がそろっている冬に肺炎や気管支炎が多くなるのはある意味では当然のことなのです。

肺炎や気管支炎を予防するためには喉から気管支の粘膜を痛めないようにすることと、原因となる細菌やウィルスを減らすことが大切です。粘膜損傷の原因は冷たく、乾いた空気で風邪を引くことになります。予防は風邪の予防がそのまま応用できます。外出から戻った際にはうがい、手洗いをする。歯磨きや口内殺菌液で口の中を清潔にしておく。また、外出時にマスクをするのも効果的です。マスクは付けることによって素材が呼吸に含まれる水分で湿ってきますから、マスクを通して口や喉に入る空気の湿度が高くなり、温度も上がります。このために喉や気管支に損傷を与えることが少なくなります。室内では暖房をしますが、温度が上がることによって空気が乾燥します。これを防ぐために加湿器を使うのがよいのですが、注意する点が２つあります。ひとつはエアコンを使用する場合、エアコンのフィルターなどでカビや真菌が繁殖していることがあります。エアコンのフィルターは定期的に清掃する必要があります。図を見ると7月にも肺炎の患者が前後に比べて多くなっています。これは暑くなってエアコンを使い始めることと、梅雨時に肺炎の原因となる真菌が家庭内で増加するためです。もうひとつは加湿器内の清掃です。加湿器の中に水が残っている状態だと、中でカビが発生することが多いのです。加湿器の水タンクと噴出し口も定期的に洗浄して、清潔を保つようにしてください。

風邪をこじらせて肺炎や気管支炎に進行するケースもよくあります。単なる風邪と考えずに、風邪を引かない、引いたら無理をせず、早めに治療することを心がけてください。

1月のまとめ

①急激な温度差による血圧変化と血管収縮が狭心症や心筋梗塞の原因

②肺炎や気管支炎の予防には、帰宅後のうがい・手洗い、外出時のマスク

③カビや真菌を取り除く、エアコンフィルターや加湿器内の清掃

寒さの記録

column

日本でもっとも寒い地域は北海道の内陸部です。気象台や測候所の観測記録の中でもっとも低温になったのは1902年1月25日の旭川でなんと－41度を記録しました。低温記録のベスト3はいずれも北海道の内陸で、富士山が4番目になり、－38度です。－40度といわれてもぴんときませんが、－10度では窓ガラスにびっしりと霜がつき、ビールが凍ります。－15度あたりから空気中の水蒸気が凍るダイヤモンドダストが見られるようになり、－20度では吐く息に含まれる水蒸気が凍るために髪の毛やまゆ毛、ひげに霜がついて真っ白になります。－25度では醤油が凍り、凍裂といって樹木が音を立てて裂ける現象が始まります。そして－40度では小鳥やからすが凍死して地上に落下するといわれています。－40以下になると空気中の水蒸気のほとんどが凍って小さな氷の粒になって浮遊するために粉ミルクの小さな粒を撒いたような感じの氷霧が発生します。北半球でもっとも低温になったのはシベリアのオイミヤコンという地点で1933年2月6日に－71.2度を記録しました。－50以下の低温では人の吐く息が凍るかすかな音が聞こえるそうで、これを星のささやきとよぶそうです。旭川で－41度が記録された猛烈な寒気の中、青森県の八甲田山では青森第5連隊が1月23日から雪中行軍を行っており、大雪と猛烈な寒さによって参加210名中199名が凍死するという痛ましい遭難がおきました。新田次郎さんの小説「八甲田山死の彷徨」でも有名です。ちなみに世界でもっとも低温が記録されたのは南極のヴォストーク基地で1983年7月21日に－89.2度でした。

2月の天気と健康

厳しい寒さと春の気配。
花粉症の季節の始まりでもある

2月の天気

2月初めの立春を過ぎると暦の季節は春になりますが、まだまだ厳しい寒さが続きます。立春過ぎの寒さを余寒といいますが、年間の最低気温が出現した時期を調べると半分くらいの年が立春以降になっています。**図63**は2010年2月1日の天気図です。1月と違うのは低気圧が本州の南岸や南海上を通過するようになることです。真冬の間は大陸の高気圧が強いために低気圧ははるか南の沖合を通過します。高気圧の勢力が少し弱くなるとこの図のように低気圧が本州のすぐ南を通過するようになります。この日は関東から九州、沖縄にかけて雨となりましたが、三陸沖から冷たい空気が流れ込んだ関東では雪に変わり、各地で雪が積もりました。関東の場合年間でもっとも雪が降りやすいのが2月であり、ついで1月、3月の旬になっています。雪というと冬のイメージですが、太平洋側の地方では雪を降らせる低気圧が通過すること自体春が近付いていることを示しているので

2月
●低気圧が本州のすぐ南を通過するようになったら春は近い
●春一番が吹くと気温が上がるが、翌日以降は冬の寒さに戻る

図63　2010年2月1日の天気図

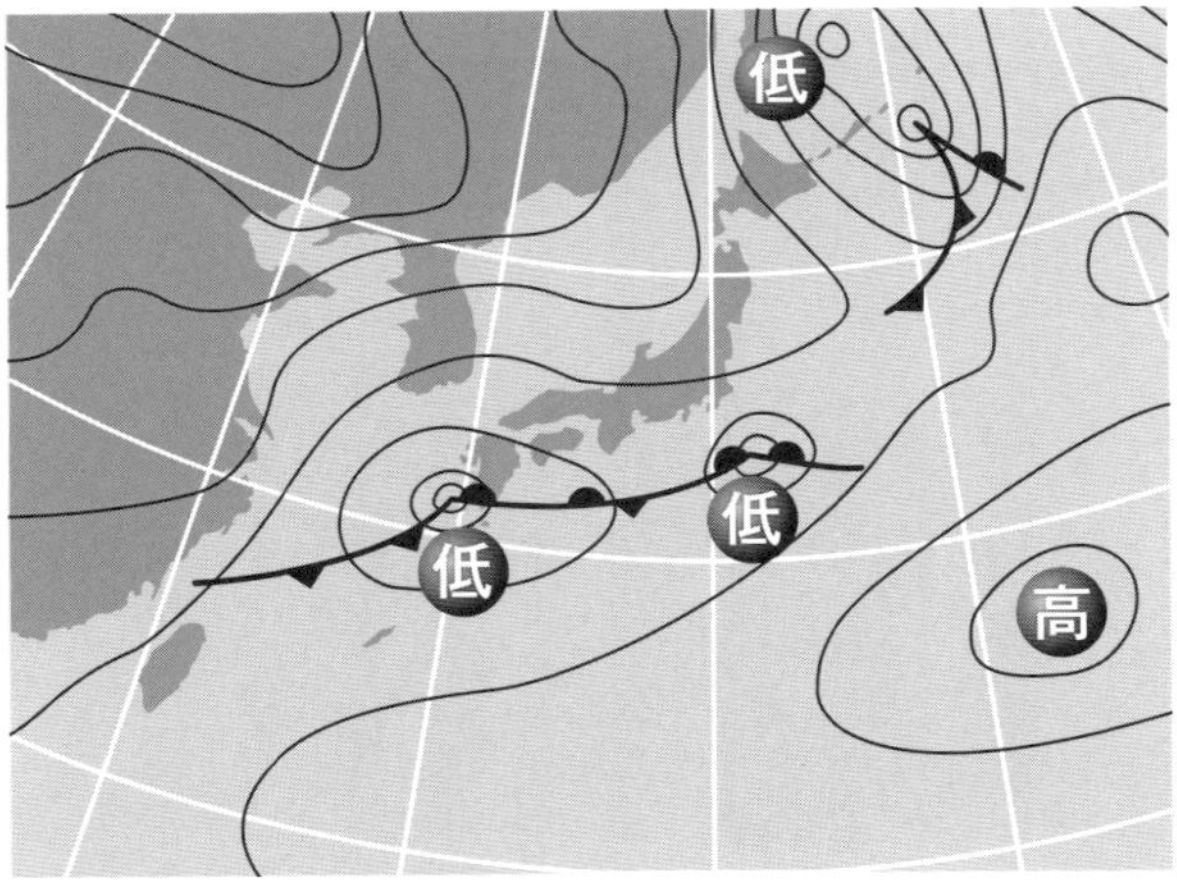

図64　2010年2月25日の天気図

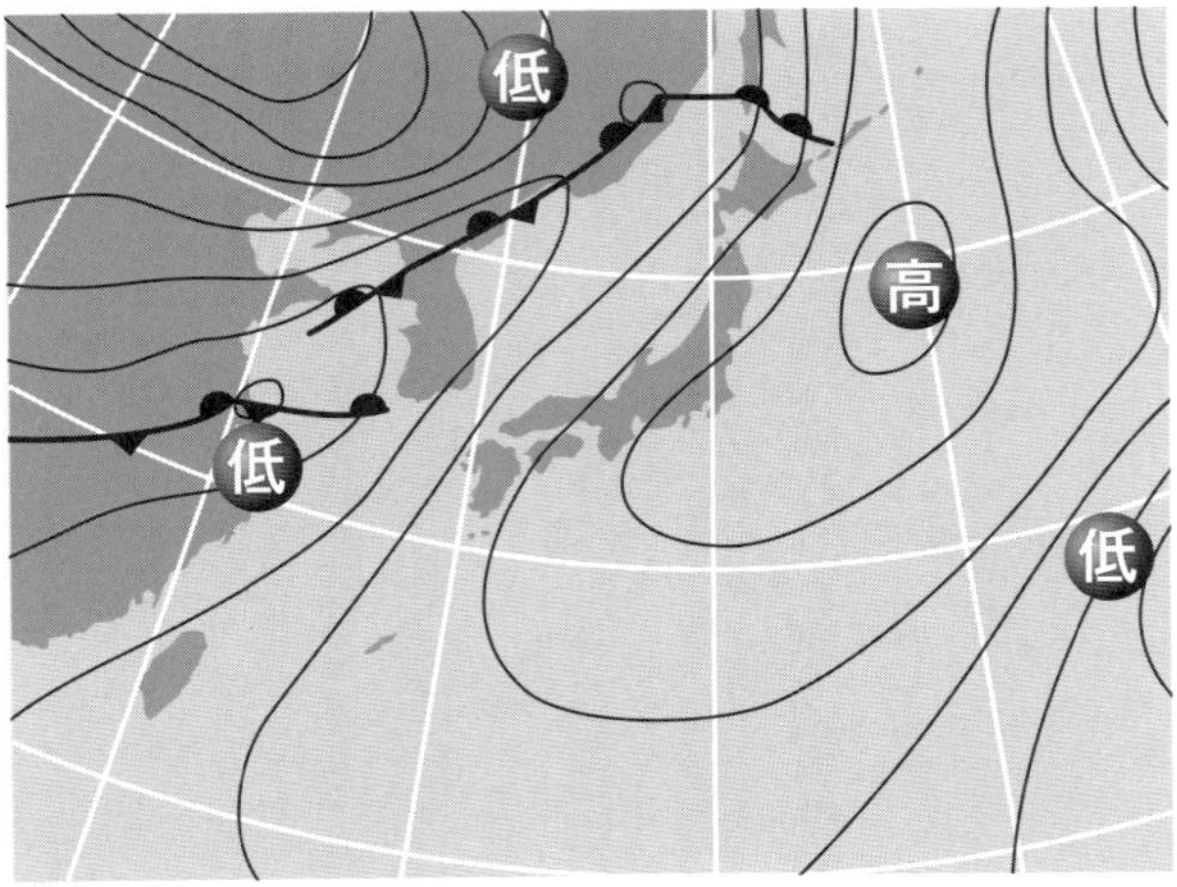

す。この年2月、東京は雪やみぞれが合計9日も観測されました。実感として春を感じさせてくれるのが「春一番」です。低気圧が日本海を発達しながら通過すると、この低気圧に向かって強い南風が吹き込み、気温がいっきに上がります。**図64**は各地で春一番を観測した2月25日の天気図です。この日東京では南寄りの風が平均で8・1メートル、最大瞬間風速は14・4メートルを記録しました。最高気温は平年より7・4度高い18・3度を記録しました。しかし、発達した低気圧が東海上に出た後は冬型に戻るのが普通で翌日以降は真冬の寒さになってしまいます。2月は真冬並みの寒さとときおり現われる春の陽気を繰り返す季節です。ちなみに春一番は立春から春分までの間に最初に吹く強い南風のことで、もともとは九州の漁師さんが使っていた言葉です。気象庁では平均風速が8メートル以上、前日より気温が大幅に上昇する場合を春一番としています。この条件に当てはまらない年もあり、10年に1回くらいは春一番が吹かない年もあります。2月は寒さは厳しいものの昼間の時間が少しずつ長くなり、光の春ともいわれます。私たちの周囲では梅の花が見ごろになりますが、花粉症の人には憂鬱な季節の始まりになります。

天気予報では
このキーワード
に注意!!

・前年夏の日射量が多い
・前年夏が空梅雨、猛暑
・寒の戻り

前年夏の日射量が翌年春に影響する!?

花粉症

日本人の病気の中でもっとも多いのが花粉症で、2008年の調査ではスギ花粉症だけでも日本人のおよそ26・5%、3000万人以上の患者がいます。日本でもっとも多い病気は以前は糖尿病で、その数はおよそ1400万人ですから、花粉症はその倍以上、いかに多くなったかがわかります。花粉症は花粉が原因となって起きるアレルギー反応で、スギ花粉症の場合はスギの花粉とヒノキやサワラといったヒノキ科花粉が原因になっています。「アレルギー」という言葉はオーストリアの医師、von pirquet が1906年に提唱したもので「自分の身体の成分と異なる物質が体内に入ると、これに反応する物質ができ、一定期間の後に再び同じ物質が入ってくると、生体は最初とは違った反応を示すようになる」という意味になります。アレルギーという新しい言葉が提唱されてからわずか100年ですが、現在はさまざまな使われ方をしています。日本では戦前は花粉症はもちろん、アレルギーがないようにいわれていた時代があります。欧米でも花粉症がアレルギーであるとされたのはかなり新しい話で、ヨーロッパでは現在も花粉症を枯草熱（hay fever）とよぶことがあります。アレルギーという言葉が生まれる前の19世紀前半にすでに枯草熱という病気は発見されており、干草に接触することが原因と考えられていました。19世紀後半にその原因が花粉であることが判明しました。

日本で花粉症が発見され、学会に報告されたのはブタクサによる花粉症が最初で、1961年のことです。ついで当時東京医科歯科大学にいた斉藤洋三先生が日光でスギ花粉症を発見し、1964年に報告しています。日本の花粉症研究のすばらしい点は、翌年の1965年から神奈川県の国立相模原病院でスギやヒノキの花粉の観測が始まっていることで、40年におよぶ花粉データから花粉量の変動や患者との関係が研究されてきました。

スギ花粉症はスギやヒノキ科の花粉が鼻や眼の粘膜に付着して起きるアレルギー反応で、当然花粉量が多くなれば、発症する患者も多く、症状も悪化します。スギ花粉の飛散する季節は2月から4月、ヒノキ科花粉のシーズンは3月から5月中旬になりますが、飛散する花粉の量は前年の夏の気象条件に大きな影響を受けます。**図65**は春に飛散したスギ・ヒ

図65　花粉数と前年夏の日射量の関係

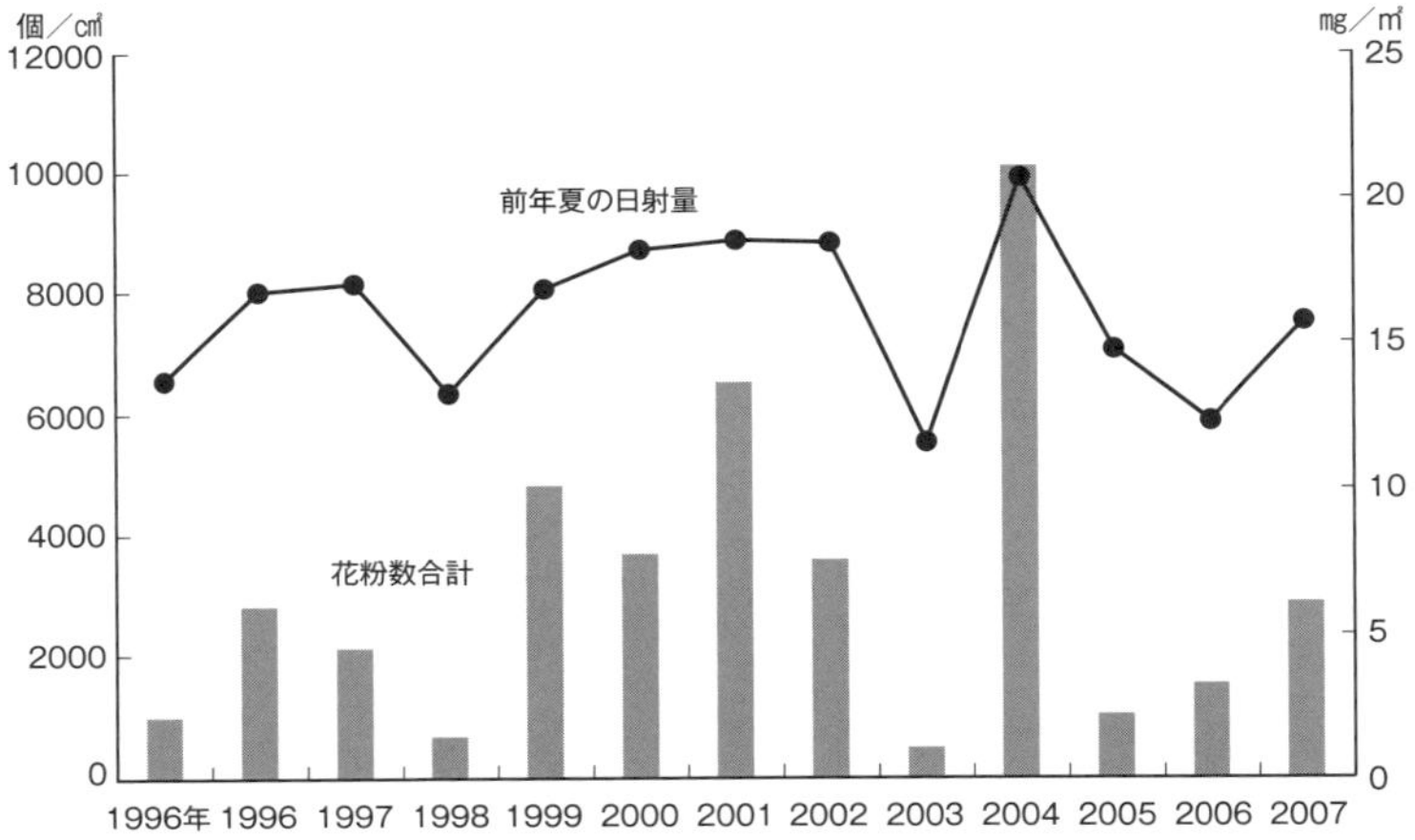

ノキ科花粉の総量と前年夏の日射量の関係を示したもので、日射量が多いと翌年春の花粉量が増加し、少ないと花粉量が減少する関係があります。日射量という言葉は毎日の気象情報に出てくることは少なく、なじみのない言葉ですが、太陽光のエネルギーを熱量に換算したもので、植物の光合成に影響する指数になっています。日射が十分にあって、光合成でたくさんの糖分ができれば花粉を作るスギの雄花も多くなるわけです。

ほかにも気温が高いと増加し、雨が多いと減少するという関係が知られています。簡単にいえば、空梅雨、猛暑になればよく年春の花粉が増加し、長雨、冷夏になれば花粉量が減少することになります。前年夏の気象条件との関係から翌年春の花粉量の予測が行われています。

図66　花粉を多く生産する樹齢３０年以上のスギ（林野庁資料による）

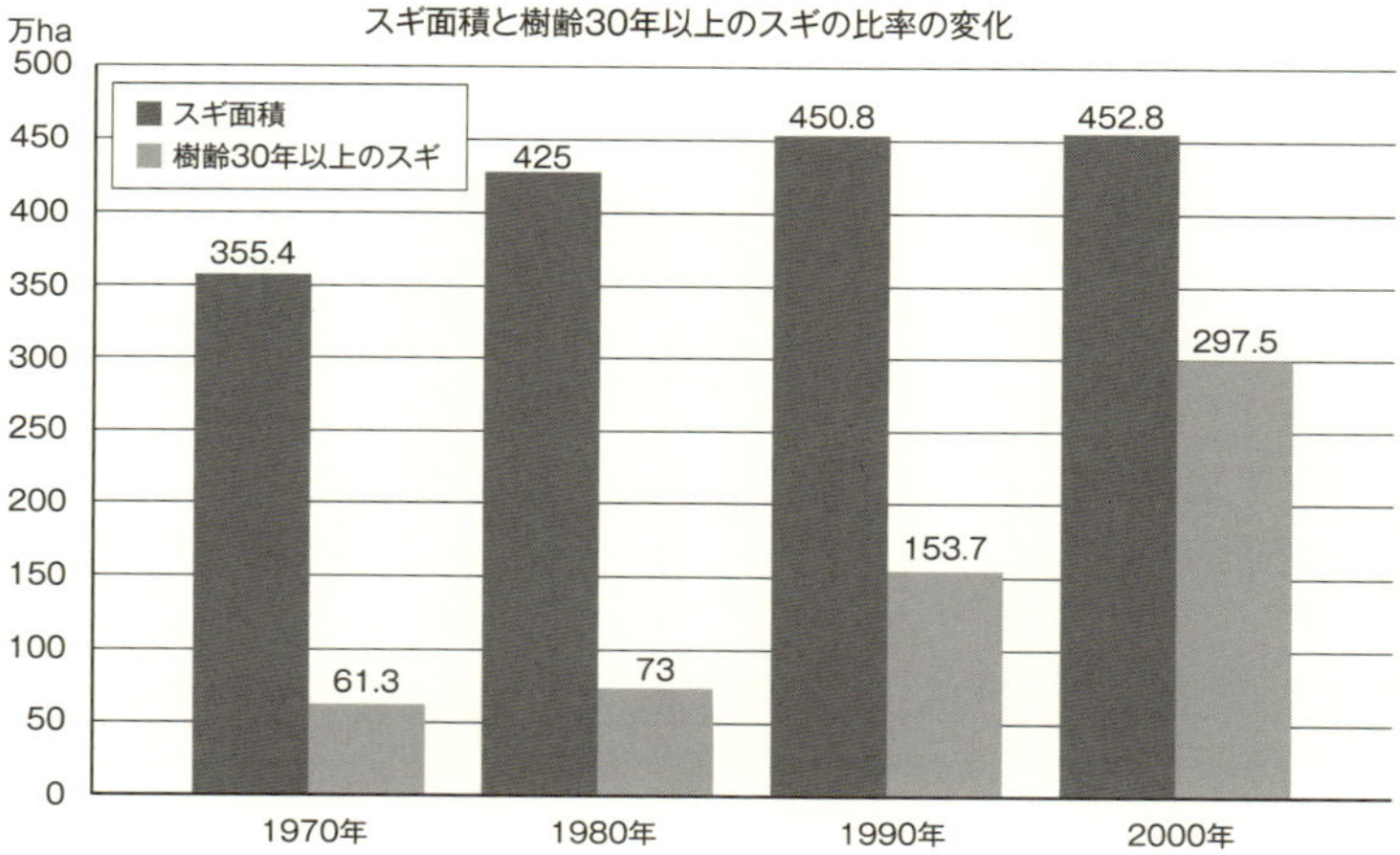

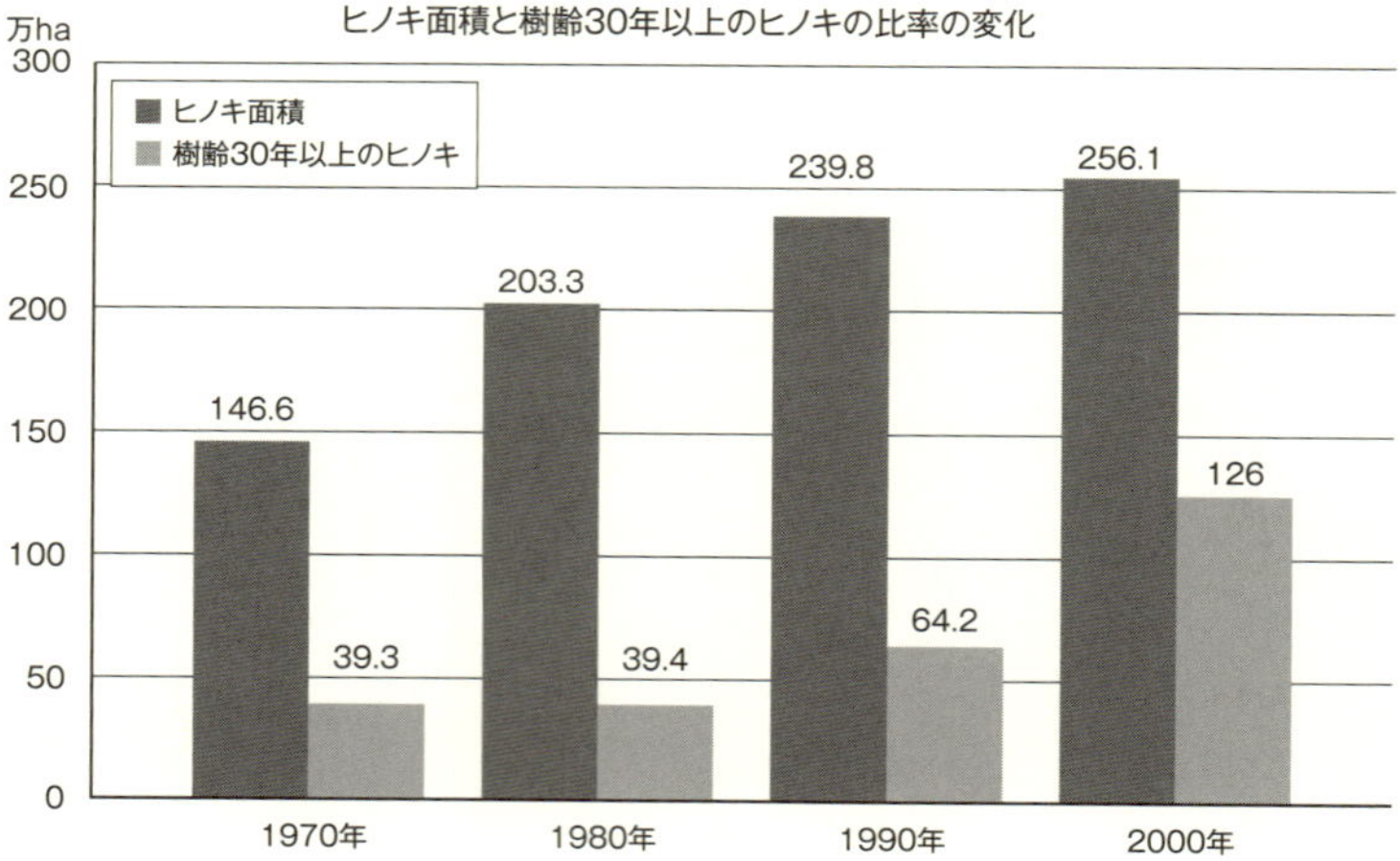

花粉症の患者は30年前には10人に1人といわれていましたが、現在は4人に1人となっています。このように花粉症患者が増加した原因として、戦後の食生活の変化によるアレルギー体質の増加、大気汚染の悪化による複合的な要因などがいわれています。しかし、もっとも大きな原因は花粉そのものが急激に増加したことでしょう。なぜ、花粉量が増加したのかは、**図66**をみるとよくわかります。図は1970年から2000年までの10年ごとのスギとヒノキの面積の変化、およびそのうちの樹齢30年以上のものの比率を示したものです。1970年に比べるとスギはおよそ100万ヘクタール、ヒノキは110万ヘクタールも増加しています。スギがもっとも多く植林されたのは1950年代から60年代前半ですが、過去30年の間にも依然として増加しています。また、ヒノキはスギよりも遅れて60年代の後半から70年代に多く植林されました。問題はそのうちに占める樹齢30年以上の割合です。スギやヒノキは樹齢が30年前後になるとたくさんの花粉を生産するようになります。50年代に多く植林されたスギは1980年代から樹齢が30年を越え、花粉量が多くなっています。また、ヒノキは90年代になって樹齢が30年を越えるものが多くなりました。この図を見るとこれから樹齢が30年を超えるものが、スギは30%ほど、ヒノキは50%近く残っていますから、今後もしばらくはスギやヒノキの花粉が増加すると予想されています。実際に各地で観測される花粉量が増加しています。観測開始当時の花粉量に比較す

図67　都道府県別スギ・ヒノキ人工林面積（林野庁資料による）（平成14年3月31日）

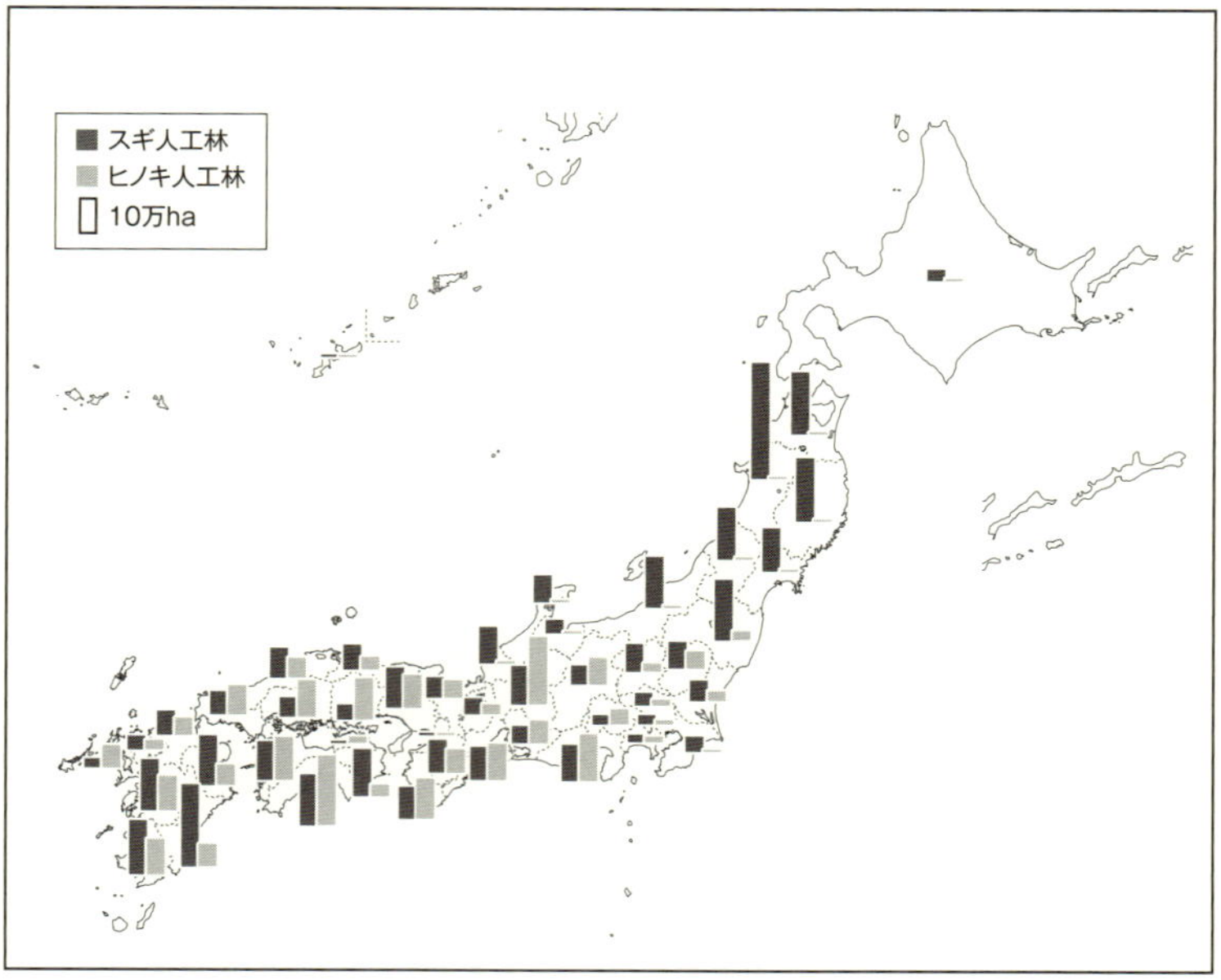

ると最近の花粉量は2倍から3倍に増加しています。花粉量の増加に伴って1980年頃から過ぎ花粉症の人が急激に増加しました。戦前は毎年植林されるスギと伐採されるスギの量がとともに4万ヘクタール前後で、釣り合いがとれており、飛散していた花粉量もあまり多くなかったと推定されています。最近は花粉症のシーズンになると北海道や沖縄に避難する人が出始めています。**図67**は都道府県別のスギ・ヒノキの人工林面積です。沖縄を除くすべての地域にスギやヒノキが植林されているのがわかります。関東から北の地方はほとんどがスギですが、東海地方

から西ではヒノキが多く、とくに東海地方や四国、山陽ではヒノキの植林面積が多くなっています。ヒノキはスギよりも遅く植林されたために、最近になって花粉量が増加しています。また、ヒノキの花粉はスギよりも1か月ほど遅れて飛散を始めるために、ヒノキ花粉が多い地方は花粉の飛散する期間が長くなるという問題もあります。

春に飛散する花粉量が増加したことで、花粉症を発症する年齢が低下するという問題も起きています。花粉症を発症するためにはある程度の花粉を吸い込んで、体内に花粉に対する抗体が蓄積する必要があります。たとえば、発症するのに必要な花粉が1万個だとすると、年間の平均花粉量が1000個の時代には10年かかりますが、2倍の2000個なら半分の5年で、3倍になれば3年程度で発症してしまいます。このために花粉症の低年齢化が急激に進んでいます。

多くの病気の中で花粉症ほど原因のはっきりしたものはありません。もちろん、発症や症状の悪化にはアレルギー体質の問題や大気汚染が関与している可能性が高いのですが、とにかく花粉が飛ばないシーズンにはまったく症状が出ないわけですから、春に症状を起こす原因が花粉であることは間違いないのです。花粉を身体に入れないことができれば花粉症は起きないことになります。一番簡単なのはスギやヒノキを全部切ってしまうことですが、**図66**でわかるようにスギとヒノキを合わせて700万ヘクタール以上もあり、これは日本の面積の18％以上にもなっていて現実的には不可能です。一方で、花粉症を含めたアレルギーを根本的に治す方法はまだありません。

それでは、花粉症対策はどうするのか、２つの方法を組み合わせて、毎年の発症時期を遅らせること、症状が軽くなるようにすることが大切です。花粉症はスギやヒノキの花粉が目や鼻の粘膜について起きるアレルギーですから、花粉を身体の中に入れない、付けないことが第一です。これには花粉が飛散する頃からマスクをしたり、メガネをかける、外出の際は、なるべく目の細かい繊維をつかった衣服にして花粉を身体に付けないこと、外出から戻ったときにはうがいや洗顔、手洗いをするなど、自分自身が身体に花粉を取り込まないようにすることです。

一方で、花粉が本格的に飛散する前、症状が

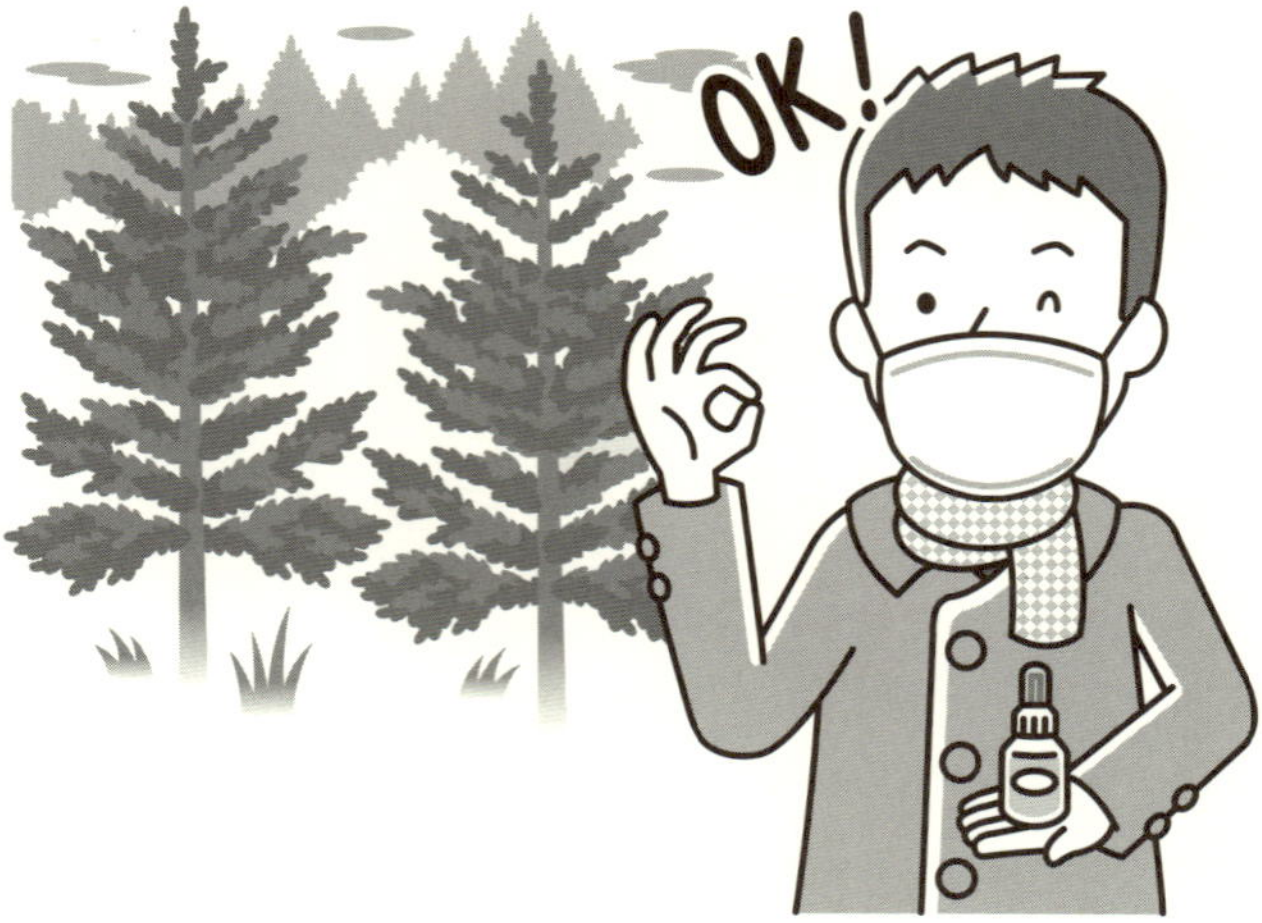

前年の夏の気候が、空梅雨、猛暑だった年はスギ花粉が増加するので、早めにしっかり対策を。

図68　スギ花粉の飛散開始日

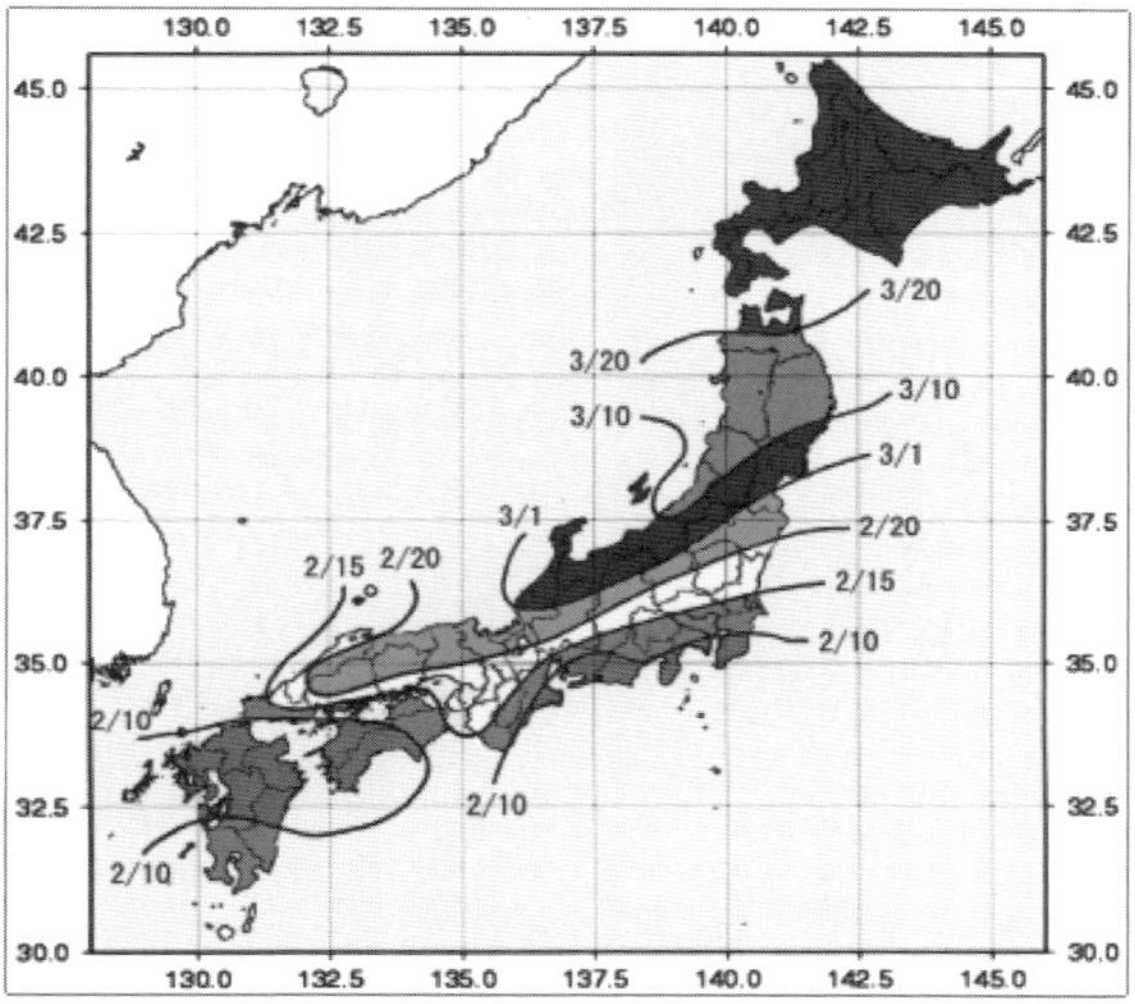

出る前、または軽いうちに医療機関からアレルギーを抑える薬を処方してもらうことです。前者をセルフケア、後者をメディカルケアといいますが、この2つを組み合わせることで花粉症の発症がだいぶ遅くなり、症状が出てもごく軽くてすみます。

これらの対策を行う前に、自分が花粉に対して非常に敏感なタイプか、それともある程度の花粉数が飛散しないと症状が出ないタイプかを知っておきましょう。

学会では1平方センチメートルあたりの花粉量が連続して1個以上になった場合を花粉の飛散開始と決めており、毎年飛散開始日の予想が発表されています。**図68**は飛散開始日の平均です。スギ花粉が一番早く飛び始めるのは関東から西の太平洋沿岸で2月上旬から中旬です。暖冬の場合は1月末から飛散を始める場合があります。1平方センチメートルに1個というと少ないような気がしますが、1平方メートルでは1万個にもなります。定義上の飛散開始日の前にも1平方センチメートルに換算して0.3個とか0.6個という日がありますす。この時点ですでに20%から30%の患者が発症しています。花粉情報では1平方センチメートルの花粉数が10個未満の場合を少ないと表現していますが、この時期に発症する患者は花粉に対して非常に敏感なタイプで、どんなに花粉が少ない年でも発症し、重症になりやすいのです。多くの患者は花粉数が10個から30個になって発症し、重症になります。花粉に敏感な人ほど早めに対策をとる必要があるわけです。目安としては飛散開始日の2週間前になります。

花粉症はスギやヒノキなどの花粉が原因ですから、花粉を体内に入れないことが一番の予防になります。症状の多くは鼻と眼ですから、外出の際にはマスクをする、眼鏡をかけるなどして花粉を予防します。もちろん、少量の花粉でも鼻水やくしゃみなどの症状が出てしまいますから、花粉症の薬を併用することでシーズンを楽に過ごすことができます。眼鏡も周囲の隙間から花粉が入ってきますが、50%以上の花粉を防ぐことができますし、女性の場合ならつばの広い帽子をかぶることでさらに花粉を減らすことができます。

花粉症の薬には主にくしゃみや鼻づまりを軽くするタイプと、鼻づまりに効くタイプがあります。自分が一番困っている症状を医師に説明し、もっとも効果のある薬を処方してもらうようにしてください。

旅と気象

時差ボケやエコノミー症候群は気象変化や機内環境にうまく適応して防ぐ

海外旅行での時差ボケはよく知られていますが、ほかにも長時間同じ姿勢でいるために起きるエコノミー症候群もあります。また、飛行機内での耳鳴り、肌の乾燥や喉の渇きを感じた人も多いでしょう。これらの多くは飛行機内の気象条件が地上と異なっていることが原因です。

同じ海外旅行でも日本からハワイやアメリカ本土に行く場合と、ヨーロッパや中東、アフリカにいく場合では時差ボケの程度が違います。また、時差ボケは日本との時差が4時間以内ではほとんど起きませんから、アジアの多くの国やグアム、サイパン、オーストラリアなどの国にいく場合はほとんど心配がありません。

人間の身体の器官、機能は毎日規則正しいリズムで働いており、同じ器官でも朝の機能、昼の機能、夜とそれぞれ異なった働きをしています。このリズムが海外との時差によって狂ってしまうのが時差ボケです。成田空港を夕方離陸して、アメリカの西海岸に着くのが現地時間の午後から夕方前になり、ここで乗り換えて中西部に行くと、また夜になってしまいます。多くの人は日本のリズムをもったまま飛行機に乗り、夜のリズムに変わって機内で寝るわけですが、アメリカの西海岸に着くと午後の3時前後、ホテルに入るとまた夜になってしまいます。機内で十分に睡眠をとっている上に、日本のリズムをそのまま持ち込むと体内時計は昼の働きをしていますから、外が暗くても寝ることができず、次の朝には明るくなったのに、身体は眠くなるという状態になってしまいます。成田を夜に出るニューヨーク直行便ですと現地は明け方の3時か4時で、飛行機に乗っている間の十数時間がずっと夜ということになります。

時差ボケは軽い人は単に眠いという程度ですが、人によっては頭痛や食欲不振、胃腸病、不快感などの症状を合併し、海外での仕事や観光がうまくいかないことになります。時差ぼけを完全に防ぐことは難しいのですが、なるべく日本のリズムを持ち込まないようにすることで、軽くすることができます。海外に出かける前から意識や生活をなるべく目的地の現地時間に合わせることです。日本からアメリカなど東回りで出かける場合は、寝る時間を少し早めにし、逆にヨーロッパに出かける場合には逆に遅らせるようにしておきます。

機内では時計を現地時間に合わせておき、意識も今アメリカでは昼の何時というように考え、日本での生活時間を考えないようにします。東に向かってアメリカなどに行く場合には機内で早めに寝てしまい、フライトの後半は外が暗くてもアメリカの昼の時間帯ですから、読書をするなどして起きているようにするとよいでしょう。逆に西回りでヨーロッパに行く場合にはフライトの前半はなるべく寝ないでおき、後半に寝るようにします。そうすれば目が覚め、着いたときが現地の朝になります。海外旅行ではアメリカの東海岸やヨーロッパが目的地だと現地に早朝に着くケースがあり、いったんホテルに入る場合もありますが、このときは眠くても我慢をして、周辺を散歩するなどして太陽の光を浴びるとよいでしょう。太陽の明るい光は私たちの体内時計を調整してくれる働きがあります。

海外旅行での時差ボケと同じ現象が国内で起きる場合があります。それは、深夜まで起きていて朝から午前中に寝ている人などです。人間の身体は１日の生活をきちんとしたリズムで動くようになっていますが、これには身体内部の体内時計が大きく影響しています。体内時計というと１日24時間のリズムになっているように思えますが、実は人間の体内時計の基本は25時間周期になっており、朝の太陽の光、明るさでこの体内時計を調節しているのです。朝の光を浴びない状態が続くと体内時計が狂って、昼間に眠気や疲労感などが多くなり、正常な生活ができなくなってしまいます。24時間の人間のリズムにはホルモンが大きく影響しています。血圧や体温を上昇させるコルチゾールというホルモン、逆に人間の覚醒を抑制するメラトニンというホルモンが主な働きをしますが、夜間は人間の覚醒を抑えるメラトニンが多く、活性化するコルチゾールは低いレベルになっています。この数値が朝になって逆転し、睡眠から目覚め、体温や血圧が上昇して人間活動のレベルが上がっていきます。この関係を維持し、体内時計を調整してくれるのが朝の光です。海外での時差ボケ防止だけではなく、国内でも健康に生活するためには朝の光を浴びることが大切です。浴びる時間は、短時間で十分で、空が暗い場合には人工的な明るさでも代用ができます。

時差ボケのほかにも旅行には気象や環境の変化にともなう特有の病気や症状があり、時差ボケを含めて4つのエアシック（air sick）といわれています。残りの3つは耳なりなどの耳の障害、乾燥による肌荒れと喉の渇き、長時間同じ姿勢でいることと水分不足による身体、とくに足のむくみです。最後の症状は放置すると血管がつまる血栓症状から死亡する場合もあり、いわゆるエコノミー症候群とよばれるものです。

最初の耳鳴りや耳の痛みなどの症状は、飛行機が離着陸する場合の急激な気圧変化に伴うもので、高速のエレベーター内と同じことです。飛行機は離陸する場合には地上から数分で1万メートル上空まで上昇します。機内の気圧は上昇に伴って急激に低下し、この気圧の変化が耳鳴りなどの原因です。ただし、気圧が低下するといっても、外部と同じ気圧になるわけではありません。1万メートルの気圧といえば地上の気圧が1000hPaのときにおよそ２７５ｈＰａであり、気温は氷点下50度前後になっています。この空気をそのまま機内に入れたのでは、酸素も少なく高山病と同じ症状を起こしてしまいますし、気温が低すぎて全員凍死してしまいます。このために機内の空気はエンジン付近から取り入れる際に圧縮し、さらにエンジンの熱で加温しています。機内では平均して地上の90％前後の気圧（密度）の空気にしているようです。映画にあるよう仮に機体に穴が開けば、外部に対して高圧になっている機内から外に向かって一気に飛び出してしまうことになります。気圧の低下は地上に対して10％という一見低い数値ですが、台風や竜巻が通過するときでもこのような大きな変化はありません。人間の身体はこの急激な気圧変化に対して、耳管を閉じて対応しようとします。耳管は耳の内部で身体の内外の気圧バランスを調整している器官です。耳管が閉じると耳がつーんという感じになり、声がよく聞き取れない、耳の内部に痛みを感じるような症状が起きます。ときには頭痛の原因にもなります。このような場合には、ツバを飲み込むような動作をする、水を飲む、あごを動かすなどするとたいがいは直りますが、ひどい場合には耳抜きを行うとよいでしょう。ダイビングではよくやるものですが、鼻をつまんで息を吸い込み、口を閉じた状態で息（空気）を耳に送ります。これらの症状は飛行機が離陸するときより着陸するときの方が、ひどい症状になりやすく、風邪などで鼻が詰まっているときはより強い症状になります。口を動かしていることも予防になり、アメやガムも有効ですから、離陸、着陸の前に鼻のとおりをよくしておく、機内に乗るときにアメをもらって直前になめるとよいでしょう。

飛行機の中は通常より乾燥しているために喉が渇いたり、長時間いると肌がかさかさになったりします。前述したように機内の空気はエンジン部分で圧縮、過熱して送られてきますが、その際に故意に乾燥させています。エンジンが作る圧縮した空気では温度が高すぎるために、この空気を急激に冷やして適度な温度に調整しています。ところが、空気を冷やすと中に含まれる水蒸気が水滴となって出てきます。この水滴が飛行機の機材につくと飛行に悪影響を与えることになります。このため、機内に送り出す前にエアコンで除湿を行い、かなり乾燥させた空気を送り込んでいます。喉が渇いて当然なのです。

狭い機内でトイレに行くのが面倒だからといって、あまり水分をとらない人がいますが、機内では、とくに長距離の空の旅では十分に水分をとることが必要です。水分不足は後で述べるエコノミー症候群の大きな原因にもなっています。離着陸時の耳鳴りを予防するためにも水分は有効ですが、飛行機内では適度な気温と低湿により肌からかなりの水分が奪われてしまいます。人間は意識していなくても通常皮膚の表面からかなりの汗が出ています。湿度の低い機内で、温度が少し上がるだけでも人によっては相当量の汗が出てしまいます。身体の水分が不足し、汗と一緒に身体の外にナトリウムなどの電解質が出てしまい、これを補給しないと脱水症状になります。血液の濃度というより粘度が高くなり、血管が詰まりやすくなります。これを防ぐためにも十分な水分をとり、汗をかいている場合には、機内食のうちでも多少塩分のあるものでも積極的に食べた方がよいでしょう。

皮膚からの水分の蒸発は肌に対するダメージになります。身体が汗ばんでいなくても皮膚の表面からは常に水分が蒸発しています。通常より乾燥している機内ではとくに肌の保湿を考えてください。スキンクリームは普段より多めにし、トイレに行くときには顔に水をかけるくらいの気持ちが必要です。冬に唇が荒れやすい人はリップクリームも持参した方がよいでしょう。

なお、喘息や気管支炎など呼吸器系に持病がある人は、乾燥した空気が鼻や喉の粘膜を痛めて、持病が悪化する場合があります。その場合はマスクをする、こまめに水を飲むなどして乾いた空気が直接鼻や喉の粘膜を刺激しないように注意してください。

エコノミー症候群は主に長時間同じ姿勢をとること、水分不足による脱水症状、それが進行した血栓によって起きる病気で、死亡する例がかなり報告されています。機内の座席が狭く、身体を動かしにくいエコノミークラスの乗客に多く発生したことから、エコノミー症候群と名づけられていますが、身体を動かさないでいればビジネスクラスやファーストクラスでも発生します。また、飛行機でなくても鉄道や車での長距離旅行で発生することもあります。狭い機内で同じ姿勢を長時間続けていると血液の流れが悪くなり、とくに下半身の血行不良から足のむくみや痛みが出てきます。このような症状が出たらエコノミー症候群の始まりと考えてください。一方で、乾燥した機内では十分に水分を補給しないと体内の脱水が進み、血液がどろどろになってしまいます。粘度の増した血液が血栓を作り、最悪の場合にはその血栓の一部が肺の血管を詰まらせて呼吸困難になり、死亡にいたるケースもあります。エコノミー症候群の原因は運動不足と水分不足ですから、この2つを解消することによって防止できます。飛行中はトイレに行くことを気にせず、むしろ積極的に水分をとってください。トイレに行くのは身体を伸ばすチャンスなのです。遠くのトイレを選び、手足の屈伸をしながら用を済ませに行ってください。座席に座っているときにも意識的に手足を伸ばしたり、縮めたりして血行をよくすることが大切です。

なお、機内では食事の際にアルコールが出ますが、気圧の低い機内は通常より酔いが回りやすく、アルコールは身体の脱水症状を助長しますので、なるべく控えめにした方がよいでしょう。

2月のまとめ

①前年夏の日射量が多いと、翌年春の花粉量が増加する

②時差ボケを予防するには、海外に出かける前から目的地の現地時間に身体のリズムを合わせる

③飛行機の離着陸時による急激な気圧変化は耳鳴りや耳の痛みの原因になる

マスクの効用

column

花粉症の季節になると街中でマスクをしている人をよく見かけます。一般のマスクもあれば、花粉症用のマスク、立体型、プリーツ型などさまざまですが、マスクを購入するときにもっとも気をつけていただきたいのが、値段にかかわらず自分の顔にフィットするものを選ぶということです。マスクはどうしても隙間から花粉が入ってしまいます。このために顔とマスクの間に隙間ができにくいものを選ぶことが大切です。もうひとつは呼吸が楽にできることです。いくら高価なマスクでも顔にフィットしない、呼吸が苦しいものでは何のためにマスクをしているのかわかりません。顔にフィットするマスクでも、どうしても少量の花粉は入ってしまいます。その花粉を鼻に入れないためには、マスクの内側に別のガーゼを当てると効果が上がります。さらに化粧用のコットンを半分の薄さにして丸め、ガーゼでくるんだものを鼻の前においてからマスクをつけると 90%以上の花粉を防ぐことができます。

ここで鼻の仕事について考えてみましょう。鼻の穴の中は体温と呼吸で暖かく湿っています。外からの冷たい空気が鼻を通過するときにまず鼻毛がごみを除去してくれます。そして空気が鼻に入ると加湿され、加温されます。冬から春にかけての冷たく乾いた空気は粘膜を乾燥させて粘膜の働きを鈍くし、場合によっては軽い炎症を起こしてしまいます。風邪のウィルスが侵入しやすくなり、花粉症や喘息の症状が悪化します。マスクをつけることによって本来の鼻の機能が増加します。空気が呼吸で湿ったマスクを通過するときにさらに加湿され、マスクと鼻の間の暖かい空気で加温されるのです。マスクは花粉症予防のためにも非常に有効ですが、インフルエンザや風邪、呼吸器の病気の予防にも役立ちます。２月はインフルエンザがもっとも流行する時期にあたっていますので、この時期にマスクを着用することは健康を守るために非常に役立ちます。

〈著者略歴〉

村山貢司（むらやまこうじ）

東京都出身。東京都立立川高等学校、東京教育大学農学部卒業。1972年、財団法人日本気象協会入社、1996年に気象予報士資格を取得。2003年に日本気象協会を退社して気象業務支援センターに移籍。

気象、生気象、地球環境が専門分野で、特に花粉症や熱中症の専門家として著名。東京都花粉症対策検討委員会委員、環境省熱中症委員会委員、花粉学会評議員等を務める。

1980年代よりNHKニュース7をはじめNHKの主要なニュース番組のキャスターを歴任し、2000年～2007年まで、「NHKニュースおはよう日本」や「NHK週刊ニュース」の気象キャスターを担当していた。また花粉や地球環境の専門家としてテレビ、新聞など数多くのメディアに出演している。

著書に『スギ花粉のすべて』（メディカル・ジャーナル社、1995年）、『異常気象―多発する裏に何があるのか』（KKベストセラーズ、1999年）、『山歩きはじめの一歩（5）山の天気』（山と渓谷社、2001年）、『そこが知りたい！気象の不思議』（かんき出版、2001年）、『病は気象から―天気予報で病気予防』（実業之日本社、2003年）などがある。


体調管理は天気予報で!!　村山貢司の健康気象学

2012年6月30日　初版印刷
2012年7月20日　初版発行

著　者　村山貢司
印刷所　図書印刷株式会社
製本所　図書印刷株式会社
編集協力　松澤志保
発行者　皆木和義
発行所　株式会社 東京堂出版
http://www.tokyodoshuppan.com/
〒101-0051
東京都千代田区神田神保町 1-17
電話　03-3233-3741
振替　00130-7-270

ISBN978-4-490-20793-4 C0077

〈本文デザイン〉伊藤貴広
〈イラスト〉スタジオ モーニートレイン